NATASCHA
SAGORSKI

JEDE 3. FRAU

25 Frauen erzählen von ihren Schwangerschaften ohne Happy End – und wie sie danach trotzdem ihren Weg gefunden haben

scholo

FSC www.fsc.org MIX Papier | Fördert gute Waldnutzung FSC® C100431

Originalausgabe
5. Auflage 2026
scholo Verlag
Komplett-Media GmbH
Corneliusstraße 28
80469 München
+49 (89) 69989435-0
info@scholo-verlag.de
www.scholo-verlag.de
ISBN: 978-3-8312-0595-0

Auch als E-Book erhältlich
Lektorat: Redaktionsbüro Diana Napolitano, Augsburg
Korrektorat: Kirsten Krebber
Umschlaggestaltung: FAVORITBUERO, München
Satz und Layout: Buch-Werkstatt GmbH, Bad Aibling
Druck & Bindung: MultiPrint Ltd.,10A Slavyanska str., 2230 Kostinbrod, Bulgaria
Fotocredit: Ansgar Wörner, newtmrrw.de

Gedruckt in der EU

Für alle Sternenkinder und Sterneneltern.
Und ganz besonders für Sonja.

Inhaltsverzeichnis

Vorwort

»Man hat das Gefühl, Natascha Sagorski ist in ihrem Leben bisher nie etwas Schlimmes widerfahren.«

Diesen Satz hatte eine Redakteurin der Süddeutschen Zeitung, die mich und meinen damals neu erschienenen Roman vorstellte, über mich geschrieben und damit eine Heidenangst in mir ausgelöst. Denn sie hatte recht, so etwas richtig Schlimmes war mir bis dato nicht widerfahren in meinem Leben, es lief eher ziemlich glatt. Ich glaube, deswegen erwischte mich der Satz so eiskalt. Glück soll man nicht beschreien. Und hier wurde das Glück nicht nur niedergeschrieben und an Tausende Münchner Haushalte gestreut, für mich fühlte es sich so an, als würde dieser Satz mein Glück herausfordern.

In den kommenden Monaten hatte ich bei jeder noch so harmlosen Flugturbulenz feuchte Hände, bekam Herzrasen, wenn meine Eltern mich einmal zu ungewöhnlichen Uhrzeiten anriefen oder Schnappatmung bei der Hautkrebsvorsorgeuntersuchung. Doch alles war gut, blieb gut, und so begann ich den verhängnisvollen Satz mehr und mehr zu vergessen. Bis zu dem Zeitpunkt, als ich mich entschloss, Kinder zu bekommen.

Das klingt jetzt sehr dramatisch. Vorneweg, Kinder sind das Größte auf der Welt, und ja, ich liebe meine Kinder abgöttisch. Sie waren alles wert. Und ja, ich kenne viele Frauen, die beschlossen haben, Nachwuchs zu bekommen, Sex hatten, zehn Monate schwanger waren, ein entzückendes Kind geboren haben, und alles war gut. Ich kenne aber eben mittlerweile ebenso viele Frauen, bei denen es nicht so glatt lief. Frauen, die nicht schwanger werden konnten, Frauen, die ihr Kind verloren haben oder eine Frühgeburt hatten.

Heute gehöre auch ich zu diesen Frauen.

Und von uns gibt es verdammt viele. Nur leider erfährt man das erst, wenn man selbst Mitglied in diesem fragwürdigen Club ist. Denn auch heute noch, während wir bereits unser Frühstück mit unseren Freunden auf Instagram teilen und uns Lebenspartner suchen, in dem wir Fotos zur Seite wischen, sind die Themen Fehlgeburt und Co. gesellschaftlich unerwünscht. Da redet man eben nicht drüber.

Und so dachte auch ich lange Zeit, die größte Hürde am Kinderkriegen sei das Schwangerwerden. Bist du einmal schwanger, geht schon alles gut. War ja immer so. Hätte ich damals schon gewusst, wie wenig wahr das ist, hätte mich das, was dann kam, wahrscheinlich etwas weniger hart erwischt. Und damit es anderen Frauen in Zukunft besser geht, und damit alle, die Ähnliches erlebt haben wie ich, wissen, dass sie nicht allein sind und alles Schlimme vorübergeht, schreibe ich nun dieses Buch.

Ich teile nicht nur meine eigene Geschichte, sondern hatte das Privileg, mit vielen weiteren Frauen sprechen zu dürfen, die ihre ungeborenen Kinder verloren haben und nicht mehr darüber schweigen wollen.

Wir alle erzählen in diesem Buch davon, was uns passiert ist und wie wir mit diesen Verlusten umzugehen lernten. Denn, und das ist vielleicht das Wichtigste, was wir mit unseren Geschichten vermitteln wollen, ein Kind im Bauch zu verlieren ist furchtbar. Es tut so sehr weh, dass man das Gefühl hat, innerlich zu zerreißen. Aber man zerreißt nicht.

Jede von uns hat ihren persönlichen Weg gefunden, den Schmerz zu verarbeiten und ihren eigenen Weg weiterzugehen. Und das wünschen wir uns auch für all die Frauen, die unser Schicksal teilen. Denn keine von uns ist allein, und Fehlgeburten gehören leider zum Kinderkriegen dazu. Das war immer so und wird wahrscheinlich auch immer so sein. Und darüber darf, nein, darüber muss man auch sprechen.

Erweitertes Vorwort der zweiten Auflage

7. November 2022

Heute werde ich nicht nur 38 Jahre alt, heute habe ich auch einen Instagram-Post der Bundestagsabgeordneten der Grünen Nina Stahr geteilt und eines von vielen Gesprächen mit Leni Breymaier von der SPD, die zugleich Obfrau des Familienausschusses des Bundes ist, geführt. Was Post und Gespräch gemeinsam haben, ist die Info, dass die Bundesregierung plant, 2023 den Mutterschutz nach Fehl- und Totgeburten auszuweiten. Eine simple Aussage, der so wahnsinnig viel vorangegangen ist und für deren Realisierung noch wahnsinnig viel folgen muss. Aber ich fange am besten weiter vorn an.

Als ich das obenstehende Vorwort formuliert habe, stand ich noch ziemlich am Anfang des Weges, den ich seitdem gegangen bin. Dass eine Ärztin nach meiner Ausschabung noch am Klinikbett zu mir sagte, ich würde keine Krankschreibung benötigen und ich könne morgen wieder arbeiten gehen, hielt ich erst für einen Einzelfall. Ich hatte wohl einfach

Pech mit der Ärztin gehabt. Doch dann fing ich an, Interviews mit anderen betroffenen Frauen zu führen. Sehr viele Interviews und Gespräche und weitaus mehr, als in diesem Buch Platz finden konnten. Und immer mehr wurde mir klar, dass ich mitnichten Pech gehabt hatte, sondern dass hier ein strukturelles Problem vorliegt. Dass Mütter in Deutschland nur dann als schützenswert gelten, wenn sie ein Kind lebend oder nach der 24. Schwangerschaftswoche bzw. mit einem Gewicht von mindestens 500 Gramm gebären. Eine Frau, deren Baby im Bauch Ende der 23. Schwangerschaftswoche stirbt, erhält null Tage Mutterschutz. Eine Frau, die ihr Kind nur 24 Stunden später, am ersten Tag der 24. Schwangerschaftswoche verliert, erhält dagegen 18 Wochen Mutterschutz. Diese harte und absurd klingende Grenze ist fast niemandem bewusst, zumindest niemandem, der sein Kind nicht bei einer Fehlgeburt verloren hat. »Sollen sie sich doch krankschreiben lassen!« ist ein Satz, den ich sehr oft gelesen habe. Nur leider geht es erschreckend vielen Frauen wie mir. Sie erhalten keine Krankschreibung, nur eine zu kurze oder müssen regelrecht darum betteln. Das hat mit Menschenwürde nicht viel zu tun. Solange das Kind im Bauch einer Frau lebt und sie offiziell schwanger ist, steht ihr jede Menge staatlicher Schutz zu, was auch gut und richtig ist. Was aber nicht richtig sein kann, ist, dass diese Frau, sobald sie »im reproduktiven Sinne nicht funktioniert« auf einmal fast völlig schutzlos dasteht und im schlechtesten Fall am Tag nach einer Fehlgeburt wieder an den Arbeitsplatz zurückkehren muss, als wäre nichts passiert. Denn ob und wie lange eine Betroffene krankgeschrieben wird, unterliegt allein der subjektiven Einschätzung des behandelnden Arztes oder der Ärztin. Und da heißt es für viele Frauen leider Pech gehabt. Arbeitsunfähigkeitsbescheinigungen gibt es zwar für jede Grippe, nicht aber für Fehlgeburten.

Mit je mehr Frauen ich gesprochen habe, desto klarer wurde mir, dass ich daran etwas ändern möchte. Bei meiner Recherche bin ich auf Daniela Nuber-Fischer von der Sternenkindersprechstunde München gestoßen, die mir vom Konzept des Gestaffelten Mutterschutzes berichtet hat. Und sofort dachte ich mir, das ist es! Ein Mutterschutz, der schon früh ansetzt und sich mit dem Fortlaufen der Schwangerschaft steigert. Ein System ohne harte Nullgrenze und doch im Ansatz fair. Auch wenn eine hundertprozentige Fairness bei einem so komplexen und sensiblen Thema wohl niemals erreicht werden kann.

Da das Thema in der Politik keine Beachtung fand, beschloss ich, die Grundkenntnisse meines Politikstudiums herauszukramen und eine Petition zu starten. In den folgenden Wochen und Monaten kämpfte ich, gemeinsam mit vielen tollen Unterstützerinnen aus dem ganzen Land um jede Unterschrift, sprach mit JournalistInnen, machte bei Stern TV oder im Frühstücksfernsehen auf die Petition aufmerksam. Leitmedien wie spiegel online, die Süddeutsche Zeitung oder der Stern berichteten. Und irgendwann war es so weit, wir knackten auf der Seite von openpetition (www.openpetition.de/!mutterschutz) die Marke von 50.000 Unterschriften und konnten auf der Seite des Bundestags noch mal mehr als 20.000 erreichen.

Es war ein riesiger Erfolg, und doch blieb die Bundespolitik erst einmal unbeeindruckt. Die Wende brachte ein Hintergrundgespräch mit Leni Breymaier, die mich laut eigener Aussage erst einmal nur aus Höflichkeit empfing. Doch unser Treffen überzeugte sie schließlich, dass hier tatsächlich eine große Ungerechtigkeit vorliegt und dies dringend geändert werden muss. Ganz ähnlich verlief ein Treffen mit Nina Stahr von den Grünen, und das Thema Gestaffelter Mutterschutz nach Fehlgeburt liegt nun auf dem Tisch der Bundesregierung. Das allein ist noch kein Garant für ein dementsprechendes Gesetz, aber es ist eine sehr gute Voraussetzung dafür.

Wenn dieses Vorwort gedruckt sein wird, liegt außerdem unsere Verfassungsbeschwerde für Mutterschutz nach Fehlgeburten beim Bundesverfassungsgericht in Karlsruhe. Denn war es erst nur ein reines Empfinden, dass eine so harte Grenze nicht menschenwürdig sein kann, so ergab eine Prüfung unseres Anwalts, Prof. Dr. Remo Klinger, einer der besten Verfassungsrechtler unseres Landes, dass sie auch verfassungswidrig ist. Und wenn ich inzwischen von »uns« schreibe, so macht mich das besonders glücklich. Denn mit einigen der wunderbaren Unterstützerinnen der Petition habe ich inzwischen einen Verein, den Verein für Feministische Innenpolitik e. V. gründen können. Neben der Ideengeberin für den Gestaffelten Mutterschutz, Daniela Nuber-Fischer, sind auch die Verlegerinnen von Komplett Media, Julia Loschelder und Verena Schörner dabei (ohne die es dieses Buch gar nicht geben würde), genau wie zwei Frauen aus dem Buch, die so mutige und bezaubernde Maria, und Kathrin, eine Gynäkologin, wie sie sich jede von uns nur wünschen kann. Auch die liebe Nadija Frank, Gründerin der fabelhaften Initiative Sternenband kämpft mit uns für mehr Feminismus in der Innenpolitik. Die Idee zu diesem Verein hatten meine Mitvorständin, Autorin und Coach Isa Grütering und ich gemeinsam, denn zusammen mit vielen tollen und starken Frauen wollen wir etwas verändern und eine Lobby sein für diejenigen, die keine haben. Zum Beispiel für Frauen nach Fehlgeburten.

Wir haben noch vieles vor, und wir werden noch viel Atem brauchen. Ich freue mich darauf und bin dankbar, dass dieses Buch, die Gespräche dafür, so vieles in Gang gesetzt haben und hoffentlich noch sehr vieles bewegen werden. Doch nicht nur in Berlin hat sich einiges verändert, auch im Bewusstsein vieler Frauen. Denn so viele LeserInnen schreiben mir, was das Wichtigste ist, das sie aus diesem Buch mitgenommen haben: das Wissen, dass keine von uns allein ist. Und wie stark wir alle gemeinsam sein können, das macht mich jeden Tag aufs Neue glücklich. Danke dafür.

Natascha Sagorski
www.feministische-innenpolitik.de

Erweitertes Vorwort zur dritten Auflage

14. Oktober 2024

Letzten Mittwoch stand eine zweieinhalb Meter hohe leere weiße Wiege vor dem Bundestag. Mit diesem starken Symbol haben wir einem weitestgehend unsichtbaren Thema Sichtbarkeit verliehen, und zwar mitten im Zentrum der politischen Macht im Berliner Regierungsviertel. Im Rahmen unserer Kampagne LEERE WIEGE = VOLLE ARBEITSKRAFT (ein Bild davon haben wir am Ende des Buches eingefügt) haben wir außerdem um die 60 Abgeordnete zu einem parlamentarischen Frühstück im Paul-Löbe-Haus des Bundestags begrüßt und mit Prominenten wie Marie Nasemann, Collien Ulmen-Fernandes, Sebastian Tigges, Prof. Dr. Mandy Mangler, Arne Friedrich, Lars Klingbeil und vielen weiteren im Rahmen einer deutschlandweiten Kampagne Aufmerksamkeit auf das Thema Fehlgeburten und den gestaffelten

Mutterschutz gelenkt. Wir hoffen stark, dass das Gesetz noch in dieser Legislaturperiode verabschiedet wird, und die Entscheidung wird in den nächsten Wochen fallen. Aktuell sieht es gut aus, aber in der Politik kann vieles passieren.

Bitte drückt uns weiterhin die Daumen. Denn eines ist klar, Aufgeben ist keine Option.

Meine Fehlgeburt hat mich erstmal umgehauen, sprachlos gemacht. Doch aus dieser Sprachlosigkeit heraus hat sich eine Bewegung mit unglaublicher Kraft entwickelt. Eine Bewegung, die weiter wächst und die Frauen nach Fehlgeburten eine Stimme verleiht. Denn wir brauchen nicht nur Gesetze, die unsere Lage verbessern, sondern auch weiterhin das Brechen des großen Tabus, das nach wie vor rund um das Thema Fehlgeburten existiert. Und das schaffen wir nur gemeinsam.

Herzlich
Eure Natascha Sagorski

Auszug Rede Natascha Sagorski, parlamentarisches Frühstück zum gestaffelten Mutterschutz, Paul-Löbe-Haus, Deutscher Bundestag, 9. Oktober 2024

Wir stehen heute hier hauptsächlich wegen einer Frau.

Und zwar wegen einer Ärztin, die zu einer anderen Frau, die gerade ihr Baby verloren und eine Operation unter Vollnarkose hinter sich hatte, sagte:

»Eine Krankschreibung brauchen Sie nicht. Sie können morgen wieder arbeiten gehen.«

Die Frau, das war eine Ärztin in einem Krankenhaus in München. Und diese andere Frau, die ihr Baby verloren hatte, das war ich.

Ganz lange dachte ich, dass ich mit dieser einen Ärztin einfach Pech gehabt hatte. Dass sich ein Einzelfall bin. Ich konnte mir nicht vorstellen, dass es in Deutschland nicht selbstverständlich ist, dass eine Frau nach einer Fehlgeburt proaktiv eine angemessene Krankschreibung angeboten bekommt und dass sie sich von ihrer Schwangerschaft, der Fehlgeburt und dem Verlust erholen kann.

Weil ich nun zufällig Autorin bin und sehr viele Frauen, die Fehlgeburten hatten, interviewt habe – stellte ich dann fest, dass ich doch kein Einzelfall bin.

Es hängt im Moment von Glück oder Pech ab, wo man wohnt und welche Ärztin oder welchen Arzt man antrifft – wie eine Frau nach einer Fehlgeburt betreut wird und ob sie am nächsten Tag wieder arbeiten muss oder nicht.

Eins steht ihr auf jeden Fall nicht zu: Mutterschutz!

Genau das wollen wir mit unserer Gesetzesinitiative für einen gestaffelten Mutterschutz, also einen, der sich entsprechend der Schwangerschaftswochen aufbaut, erreichen.

Warum? Weil die aktuelle gesetzliche Regelung unzureichend ist und nach dem Fallbeilprinzip verfährt:

Fallbeilprinzip, kurz zur Erklärung: Vor der 24. Woche bekommen Frauen, die ihr Kind verlieren, keinen einzigen Tag Mutterschutz. Obwohl sie teils sechs Monate lang schwanger waren, Milcheinschuss haben und noch wochenlang bluten. Verlieren sie ihr Kind einen Tag später, am ersten Tag der 24. Woche, dann haben sie Anspruch auf 18 Wochen Mutterschutz. Klingt nicht nur ungerecht und absurd – ist es auch.

In den letzten Jahren und Monaten haben wir als Initiatorinnen und Aktivistinnen für den gestaffelten Mutterschutz viel Rückenwind bekommen:

Dass der Mutterschutz bei Fehl- und Totgeburten vorgezogen und gestaffelt werden muss, sehen nicht nur wir so:

Das sieht eine sehr breite Mehrheit in der Bevölkerung so.

- Der Bundesrat, der die Regierung im Juli aufgefordert hat, endlich tätig zu werden und den gestaffelten Mutterschutz umzusetzen.
- Und das Bundesverfassungsgericht, das im September gerügt hat, dass Frauen nach Fehlgeburten kein Mutterschutz zugesprochen wird und uns Betroffene mehr oder weniger aufgefordert hat, ihn bei Krankenkassen und Arbeitgebern einzuklagen.

Einerseits ist es gut, dass das Bundesverfassungsgericht die aktuelle Regelung als Problem benennt. Andererseits, wenn ich an meine eigene Fehlgeburt zurückdenke: Ich hatte in den Wochen, nachdem ich unser Baby verloren hatte, mit vielem zu kämpfen. Wenn mir nach einem ganz sicher nicht der Sinn stand, dann vors Arbeitsgericht zu ziehen, um mir dort juristisch ein kleines Wochenbett zu erstreiten.

Es kann nicht die Lösung sein, dass wir jetzt Hunderttausende von Frauen in einer absoluten Ausnahmesituation auffordern, vor Gericht zu ziehen. Denn, ich bitte Sie, sich die Dimensionen vorzustellen: Jede 3. Frau erleidet laut Schätzungen eine Fehlgeburt. Sollen die jetzt alle klagen? Oder nur die mit einer Rechtsschutzversicherung? Das will niemand von uns. Wir wollen eines.

Rechtssicherheit.
Und diese kann nur der Bundestag, diese können nur Sie, liebe Abgeordnete, schaffen. Und zwar mit einem gestaffelten Mutterschutz nach Fehlgeburten. Noch in dieser Legislaturperiode. Denn, und das ist das Erstaunliche: Liest man in der Presse nach, oder wenn ich Gespräche hier im Bundestag führe, dann lese und höre ich vor allem eines:

Sie alle wollen den gestaffelten Mutterschutz.

Aber seit 3 Jahren kommt er nicht wirklich voran. Wie kann das denn sein?

Meine These ist, dass die Tatsache, dass ihn eigentlich alle wollen, ihn zum politischen Spielball macht. Und das ist das, was gerade passiert.

Der gestaffelte Mutterschutz soll mit anderen familienpolitischen Initiativen verbunden werden, die aber parlamentarisch oder in der Regierung nicht vorankommen.

Ich weiß, dass Kuhhandel im parlamentarischen Geschäft normal ist.

Der gestaffelte Mutterschutz wäre nicht das erste wichtige und richtige Gesetz, das im politischen Gerangel unter die Räder gerät.

Aber ich sage Ihnen ganz deutlich, als Betroffene, als Frau, Mutter, Familien-Aktivistin und Bürgerin dieses Landes, eine so günstige und einfache Änderung, die alle wollen, darf nicht scheitern.

Sie muss jetzt in den nächsten Wochen kommen.

Denken Sie, liebe Abgeordneten, immer wieder an die Frauen, die Fehlgeburten hatten. Frauen, die ihre Babys verloren haben. Frauen, die seelisch und körperlich darunter leiden.

Als überzeugte Demokratin glaube ich daran, dass Sie und Ihre Abgeordnetenkolleginnen und Kollegen es schaffen werden, endlich dieses logische und überfällige Gesetz für einen gestaffelten Mutterschutz umzusetzen.

Ich sage es Ihnen ehrlich, dass Zeitfenster für moderne Frauenpolitik schließt sich:

Wir haben heute Abgeordnete aller demokratischen Parteien eingeladen. Aber eine Partei, die im Bundestag sitzt, die haben wir ganz bewusst nicht eingeladen.

Und diese Partei wird immer stärker werden, je weniger gut demokratische Parteien zusammenarbeiten.

Das heißt nichts Gutes, nicht nur, aber besonders für Frauenrechte, das wissen wir alle.

Und deswegen nochmal, ich glaube daran, dass Sie es schaffen, den gestaffelten Mutterschutz umzusetzen. Ich habe vor inzwischen fast drei Jahren daran geglaubt, als ich meine Petition gestartet habe. Und ich glaube immer noch daran.

Und damit bin ich nicht alleine.

Von den Kassen über Verbände, Unternehmerinnen wie Kati Ernst von Oiia, Natascha Hoffner von der herCareer, prominente Stimmen wie Collien Ulmen-Fernandes, Arne Friedrich, Philipp Grütering von Deichkind, Marie Nasemann, Sebastian Tigges und viele mehr ...

Wir glauben an die Demokratie und wir glauben daran, dass ein demokratisch gewähltes Parlament dazu in der Lage ist, Gesetze zu machen, die uns schützen. Die Frauen nach Fehlgeburten Schutz ermöglichen.

Während wir hier stehen, haben Frauen da draußen Fehlgeburten. Und manche von ihnen müssen morgen wieder arbeiten. Bitte ändern Sie das endlich und sorgen Sie dafür, dass es Frauen, die eine Fehl- und Totgeburt erleiden, 2025 besser geht als heute!

Vielen Dank.

Erweitertes Vorwort zur fünften Auflage

September 2026

Ich sitze in einem Hotelzimmer mitten im tiefsten Rheinland, hatte gerade eine tolle Lesung zu meinem Buch „Wie wir mit unseren Kindern die Demokratie verteidigen“ und kann kaum glauben, dass ich ein erweitertes Vorwort zur mittlerweile 5. Auflage von Jede 3. Frau schreiben darf.

Wir haben das Jahr 2026 und Frauen haben nach einer Fehlgeburt ab der 13. Woche das Recht auf Mutterschutz. Unsere Gesetzesinitiative war erfolgreich – was mit der Petition einer Einzelnen startete wurde eine Bewegung und wir haben es wirklich geschafft. Es war ein langer Weg, der Bundestag hat Ende Januar 2025 den gestaffelten Mutterschutz beschlossen – ziemlich genau drei Jahre nach dem Start meiner Petition.

Wie genau der neue Mutterschutz aussieht und wie ihr ihn in Anspruch nehmt, könnt ihr in diesen Service-Posts nachlesen:

Den Moment der Verabschiedung des Gesetzes könnt ihr auch online nachschauen. Ich werde diesen Tag niemals vergessen.

Also Ende gut, alles gut? Nein, das nun auch wieder nicht. Ich hoffe sehr, dass auch Frauen, die eine Fehlgeburt im ersten Trimester erleiden, künftig besser geschützt werden. Momentan gibt es hierfür keine politische Mehrheit, aber die gab es am Anfang für den gestaffelten Mutterschutz insgesamt ja auch nicht. Also besteht auch hier Hoffnung.

Es kennen auch immer noch viel zu wenige Frauen ihre Rechte in Bezug auf Fehlgeburten. Sei es der Anspruch auf Hebammenbegleitung, der Aufklärung, dass eben nicht immer eine Operation unter Vollnarkose stattfinden muss oder wie der gestaffelte Mutterschutz genau aussieht. Deswegen wollen wir eine große Aufklärungskampagne zu Fehlgeburten starten.

Wir, das sind viele Verbündete und das Team der gemeinnützigen NGO, die ich mittlerweile gegründet habe: Familie sind alle. Noch fehlt uns die Finanzierung für eine wirklich große Kampagne, aber wir arbeiten daran. Auf unserer Seite www.familiesindalle.de findet ihr mehr Infos und unser Spendenkonto. Und falls ihr Stiftungen, Unternehmen oder andere kennt, die Interesse und Mittel hätten eine solche Aufklärungskampagne zu Fehlgeburten zu unterstützen – wir freuen uns über eure Unterstützung.

Denn auch wenn es noch viel zu tun gibt. Wir haben schon Großes erreicht, wenn es um die Rechte von Frauen und Fehlgeburten geht. Und eines galt schon bei Auflage eins und heute nach wie vor: Wir sind viele und keine von uns ist alleine. Gemeinsam sind wir stark und wenn wir uns gegenseitig unterstützen, können wir die Welt verändern. Und unseren eigenen Verlust betrauern, aber zusammen auch wieder nach vorne schauen. Auch wenn das schwerfällt. Wir schaffen das.

Natascha, 36

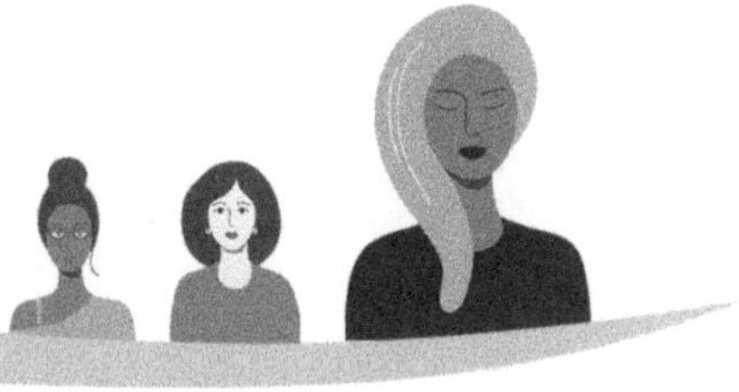

München

#Fehlgeburt
#Ausschabung

Ich weiß noch genau, wie ich an der Ampel Richtung Ludwigstraße in München stand und parallel über die Freisprechanlage mit meiner Kollegin telefonierte. Ich war auf dem Weg zum Gynäkologen für einen Kontrollultraschall und wollte danach wieder ins Büro. Die To-do-Liste war wie immer lang. In der Woche zuvor hatte ich für einen Kunden ein Event in einem großen Hotel umgesetzt, und im Rahmen der Eventplanung war einiges andere liegen geblieben, das ich nun aufarbeitete.

Ich war gerade in der zehnten Schwangerschaftswoche, glaubte zu bemerken, wie mein Bauch sich langsam ein kleines bisschen wölbte, hatte Heißhunger auf Käse, und morgens drehte sich mein Magen regelmäßig um. Alles ganz normal für eine Frühschwangerschaft.

Beim Arzt angekommen, musste ich wie immer recht lange warten, bekam Blut abgenommen, wurde gewogen, musste in den berühmten Becher pieseln, und mein Blutdruck wurde gemessen. Und dann überreichte mir die Sprechstundenhilfe endlich das lange ersehnte Dokument: den Mutterpass! Was war ich stolz, diesen endlich in den Händen zu halten.

»Du wirst wirklich eine Mama.«

Mit diesem unglaublichen, aber wunderschönen Gedanken im Kopf betrat ich das Arztzimmer. Mein Gynäkologe fragte mich erst mal Allgemeines. Ob ich eine Hebamme gefunden, mich schon bei einem Krankenhaus zur Geburt angemeldet hätte und so weiter.

»Nun haben wir die kritische Zeit ja fast schon hinter uns. Aber jetzt schauen wir erst mal drauf ...«, meinte er schließlich, und ich nahm auf dem Stuhl, den sicher keine von uns liebt, Platz.

Zuerst tastete er nur.

»Schon ganz schön gewachsen die Gebärmutter ...«, freute er sich, und ich begann, mich etwas zu entspannen.

Bereits beim letzten Termin hatte der Arzt mir eröffnet, dass viele Frauen in ihrer ersten Schwangerschaft das Kind in den ersten zwölf Wochen verlieren. Ich war damals etwas vor den Kopf gestoßen, da er mir diese Information in den zehn Jahren zuvor noch nie mitgeteilt hatte und ich bei meinem ersten Ultraschalltermin voller Faszination das kleine Herz hatte schlagen sehen und an Kinderzimmer, Babyschuhe und alles Mögliche gedacht hatte, aber sicher nicht an Fehlgeburten. Doch das daraufhin aufkommende mulmige Gefühl hatte sich in den letzten Wochen abgeflacht, und die Vorfreude war immer größer geworden. Umso aufgeregter war ich nun, zum zweiten Mal mein Baby zu sehen.

Der Arzt setzte den Ultraschallstab an und begann zu schallen.

Es dauerte keine zehn Sekunden, da fiel der eine Satz, der alles veränderte.

»Uh, das sieht nicht gut aus.«

Ich hielt unwillkürlich die Luft an und wartete auf ein Lächeln und eine Richtigstellung. Irgendwas in der Art. »Ach nein, entschuldigen Sie, ich habe mich vertan. Scheint natürlich alles in Ordnung zu sein.«

Aber so ein Satz kam nicht.

Stattdessen nur Stirnrunzeln und weiteres Schallen. Ich wollte es nicht, aber ich spürte die ersten Tränen in meinen Augen aufsteigen. Einerseits war dies unvorstellbar, andererseits hatte ich schon realisiert, dass keine guten Nachrichten mehr kommen würden.

»Ich kann leider keinen Herzschlag mehr finden. Und der Embryo ist viel zu klein für die zehnte Woche. Es tut mir wirklich leid.«

Ich starrte durch meinen Tränenschleier auf den schwarz-weißen Bildschirm.

»Aber das sieht doch viel größer aus als beim letzten Mal«, wisperte ich.

Leider war das, was ich da vermeintlich als mein gewachsenes Baby identifizierte, nur der Dottersack.

Alles Weitere nahm ich nur noch dumpf wahr und verfiel in meinen Organisationsmodus. Nicht umsonst arbeite ich in der PR. In Stresssituationen funktioniere ich, egal, welche Welt gerade um mich herum zusammenbricht.

Auch wenn es meine eigene ist.

Abtreibungstabletten kamen für mich nicht infrage. Einfach abwarten auch nicht. Mein Körper hatte noch nicht verstanden, dass das kleine Wesen in uns tot war und produzierte fleißig weiter Schwangerschaftshormone. Aber ich war nicht mehr schwanger, alles fühlte sich plötzlich falsch an, und ich wollte diesen Schwebezustand so schnell wie möglich beenden. Deswegen entschied ich mich für eine Ausschabung.

Am liebsten. Jetzt. Sofort.

Mein Gynäkologe hätte mich erst in der Woche darauf operieren können, und so empfahl er mir, direkt in ein nahe gelegenes Krankenhaus zu fahren.

Die standesamtliche Hochzeit meiner besten Freundin sollte drei

Tage später stattfinden, und ich hatte den irrwitzigen Gedanken, dass ich bis dahin wieder fit sein müsse.

Noch im Arztzimmer schrieb ich meinem Mann eine Whatsapp. Nicht sehr sensibel, aber ich hätte es nicht ertragen, ihn anzurufen und ihn vielleicht erst noch überzeugen zu müssen, dass diese Nachricht real war. Denn wer wollte und konnte eine solche Katastrophe am Telefon realisieren, vor allem wenn er nicht, wie ich kurz zuvor, das stumme Ultraschallbild ohne blinkendes Pünktchen gesehen hatte.

Als ich ihn dann vom Auto aus anrief, war er so gefasst wie möglich und fuhr sofort vom Büro aus nach Hause, um mit mir in die Klinik zu fahren. Ich rief noch meine Kollegin an, mit der ich kurz zuvor so unbeschwert telefoniert hatte, um ihr mitzuteilen, dass ich nicht mehr ins Büro käme. Allerdings lief das nicht so gefasst ab, wie es jetzt vielleicht klingt. Vielmehr konnte sie mich vor lauter Weinen kaum verstehen. Auch an meine Chefin sendete ich noch eine Sprachnachricht, und dann versuchte ich, mich innerlich abzuschotten und für das zu wappnen, was da auf mich zukam.

Mein Mann hatte bereits meine Mutter informiert, die wir vor wenigen Wochen mit einem positiven Schwangerschaftstest in einer Geschenkschachtel überrascht hatten. Ich war meinem Mann dankbar dafür, denn ich hätte es nicht geschafft, ihr Bescheid zu geben. Wusste ich doch, dass die Nachricht meine Mutter fast so sehr zerreißen würde, wie mich selbst.

In der Klinik angekommen, blieb mir bei der Anmeldung die Stimme weg. Ich weiß noch genau, wie ich vor der Dame hinter der Glasscheibe stand und ihr mitteilen wollte, dass wir in die gynäkologische Notaufnahme müssten. Schon von Berufs wegen rede ich sehr viel und frei, auch wenn ich aufgeregt bin, weil ich vor vielen Menschen sprechen muss. Aber dieses Gefühl, den Mund aufzumachen und einfach keinen

Ton herauszubekommen – das hatte ich so noch nie gespürt. Mir fehlten die Worte sogar körperlich.

Mein Mann sprang ein, und schließlich steuerten wir die Station an. Das Problem in einer solchen Situation ist, dass man in fast allen Kliniken zu einer Ausschabung auf die gleiche Station muss, auf der andere Frauen liegen, wenn sie gerade ihre Kinder bekommen haben. Wir liefen also ein Treppenhaus nach oben, begleitet von riesigen Schwarzweiß-Fotografien von Neugeborenen. Mir fällt kein anderes Wort als »Spießrutenlauf« ein.

Nach der Anmeldung warteten wir mit einer hochschwangeren Frau und ihrem Mann in einem Wartezimmer. Ich dachte immer, solche klischeeartigen Situationen findet man nur in Filmen, doch da hatte ich mich getäuscht.

Als ich schließlich drankam, begleitete ich eine junge Assistenzärztin in einen kleinen Untersuchungsraum mit gynäkologischem Stuhl. Ich nahm Platz, und sie begann zu schallen und den Herzschlag zu suchen, den sie erwartungsgemäß nicht finden konnte. Da es sich um ein Lehrkrankenhaus handelte, musste dann noch mal ein weiterer Arzt draufschauen, und ich wartete eine halbe Stunde in diesem Stuhl mit gespreizten Beinen, bis mir schließlich ein dritter Arzt an diesem Tag erklärte, dass mein Baby tatsächlich tot war.

Beide Klinikärzte versicherten mir, dass sie jeden Tag etliche Frauen mit derselben Diagnose auf Station hätten und dies nicht außergewöhnlich sei und nicht bedeuten würde, dass ich keine Kinder mehr bekommen könne. Auch wenn sie natürlich verstehen würden, dass mir das jetzt nicht helfe. Ich habe das in meinem Nebel alles nur abgenickt und mich über die Ausschabung, die sie für den nächsten Tag einschieben konnten, aufklären lassen.

Es ging darum, dass ich mich einverstanden erklärte, dass es in sehr seltenen Fällen bei sehr selten notwendigen Blutkonserven zur Ansteckung mit HIV kommen könnte oder dass in sehr seltenen Fällen beim Eingriff die Gebärmutter durchstoßen werden kann und vor der Ausschabung ein Medikament eingesetzt wird, das in sehr seltenen Fällen zu Nebenwirkungen führen kann und eigentlich für etwas komplett anderes entwickelt wurde. Ich habe keine Ahnung mehr für was. Ich weiß nur noch, dass alles angeblich »sehr selten« war, außer den Fehlgeburten selbst und wie ironisch mir das vorkam. Ich unterschrieb einfach alles, was ich sollte und wollte es nur hinter mich bringen. Inzwischen war es spätabends, und ich sollte am nächsten Morgen nüchtern um sieben Uhr wieder in der Klinik sein.

An die Nacht habe ich keine große Erinnerung. Ich weiß nur noch, dass ich mir jede Menge südfranzösische Krimis auf meinen Kindle geladen habe, um so gut wie möglich in eine andere Welt abtauchen zu können. Und das hat mich über den nächsten Tag, oder besser gesagt, über die nächsten Wochen gebracht.

Mein Mann hatte sich den Tag freigenommen und ist mit mir morgens ins Krankenhaus gefahren, zurück auf die Station mit den ganzen Babybildern an der Wand. Ich hatte in meinem tunnelartigen Zustand meine private Zusatzversicherung einfach vergessen und lag in einem Dreibettzimmer mit zwei weiteren Frauen. Beide erstaunlich gut gelaunte Brustkrebspatientinnen und sicher sehr nett. Doch ich war entgegen meiner sonstigen Gewohnheiten zu keinerlei Small Talk fähig. Und als eine junge Ärztin zu einer Untersuchung an mein Bett kam und mich mit den Worten »Es tut mir sehr leid, was Ihnen passiert ist« begrüßte, war meinen Zimmergenossinnen sicher auch klar, weshalb ich so still war.

Eine der beiden Patientinnen kannte das Klinikpersonal sehr gut und wurde von den Schwestern immer wieder auf dem Laufenden gehalten, wie viele Kaiserschnitte heute im OP durchgeführt wurden und wie viele Babys im Laufe des Tages das Licht der Welt erblickten. Immer wieder hörte man auch Babygeschrei.

Ich tauchte angestrengt ganz tief ab in die Welten, die ich auf meinen Kindle geladen hatte, und versuchte, möglichst nicht aufzuhören zu lesen. Denn immer, wenn ich das kurz einmal nicht schaffte, liefen mir sofort die Tränen übers Gesicht. Gefühlt war es der wohl längste Tag meines Lebens. Es wollten einfach eine Menge Babys auf die Welt kommen an diesem Tag, und so konnte meines nicht ausgeschabt werden. So bitter das klingt, genauso fühlte es sich in diesem Moment für mich an.

Ich weiß noch, dass ich irgendwann mittags meinen Mann gebeten habe, nach Hause zu gehen. Da ich sowieso nur mit Abtauchen beschäftigt war und die ganze Situation meinen Mann genauso belastete, war es das Beste für uns beide.

Abends gegen 19 Uhr kam dann endlich eine der jungen Ärztinnen zu mir und wollte mir das besagte Medikament zur Vorbereitung auf den Eingriff verabreichen. Da ich den ganzen Tag nichts trinken durfte, freute ich mich fast schon darauf, rechnete ich doch damit, gleich einen Schluck Wasser für die Pillen zu erhalten. Nur hatte die Ärztin leider keine Pillen, sondern zwei Zäpfchen in der Hand und sah mich bzw. meine Bettdecke auffordernd an. Erst verstand ich nicht, was sie wollte. Als sie mich schließlich bat, mich auf die Seite zu legen und die Bettdecke anzuheben, war mir klar, dass das Medikament vaginal verabreicht werden sollte. Irgendwie hat mich das total geschockt, ich habe es aber einfach geschehen lassen. Nachdem sie mir recht unsanft die Zäpfchen verabreicht hatte, hieß es, dass ich in zwanzig Minuten zum

OP geschoben werde, da das Medikament schnell wirkt und dass ich mich nicht wundern solle, wenn es sich in meinem Unterleib gleich heiß anfühle. Ich habe dann nur noch schnell meinem Mann eine Nachricht geschickt, dass es jetzt losgeht und meine Sachen in den Spind gesperrt. Dann wartete ich darauf, dass es auch tatsächlich losging.

Allerdings dauerte es deutlich länger als zwanzig Minuten, und so ganz ohne Ablenkung traf mich die Realität wieder mit voller Wucht. Ich wollte nicht weinen, ich wollte tapfer in den OP einfahren, aber ich konnte nichts tun, die Tränen rannen mir einfach über das Gesicht. Als ich endlich abgeholt wurde, hatte ich das Gefühl, Feuer zwischen den Beinen zu haben und wollte es wieder mal einfach nur hinter mich bringen.

Doch vor dem OP musste ich ewig warten, bevor ich dann in einen Vorbereitungsraum geschoben wurde und in einen fahrbaren gynäkologischen Stuhl umziehen musste. Dann gab es plötzlich ein riesiges bürokratisches Heckmeck, weil meine private Zusatzversicherung wohl doch in einem Computer aufgetaucht war und dadurch mehrere Unterschriften vor der Narkose von Nöten waren. Das war das Letzte, für das ich in dieser Situation und mit gespreizten feuerspeienden Beinen noch Nerven hatte.

Nach einer nicht nur gefühlt langen Zeit, etlichen Anrufen in diversen Sekretariaten einer zunehmend genervten Anästhesistin und jeder Menge stiller Tränen wurde ich dann doch endlich in den OP geschoben. Das Mitgefühl einer Schwester (»Ich weiß, das ist heute kein schöner Anlass für einen Eingriff«) ließ dann unvermittelt alle Dämme bei mir brechen. Ich blickte in ein grelles Neonlicht über mir, um mich herum lauter fremde, vermummte Menschen in OP-Kleidung und meine gespreizten Beine mittlerweile ganz entblößt auf dem Stuhl. Zudem die Gewissheit, dass diese Menschen gleich das aus mir schaben würden, was eigentlich mein Baby hätte werden sollen. Ich begann laut zu schluchzen.

Ich hasste es, meine Emotionen nicht weiter unterdrücken zu können, aber es ging nicht. Ich sehnte nur noch das friedliche Dunkel der Narkose herbei, doch meine Venen spielten nicht mit, und der Zugang war plötzlich dicht, was mich noch panischer aufschluchzen ließ. Ich weiß noch, dass mich jemand bat, mich zu beruhigen und mir eine Sauerstoffmaske ins Gesicht drückte. In dem Moment habe ich meine ganze Gedankenkraft zusammengenommen und mich auf das Deck eines Kreuzfahrtschiffs, das ich sehr gern habe, konzentriert. Habe versucht, in mir das Gefühl wachzurufen, wie es sich anfühlt, beim Auslaufen an der Reling zu stehen. Ein Glas Champagner in der Hand und auf die immer kleiner werdende Silhouette des Ufers zu blicken. Habe mir das Rauschen der Wellen vorgestellt, den blauen Dunst, welcher das Meer gegen Abend in ein ganz besonderes Licht taucht und wie dieses Schiff mich ganz weit weg von allem bringt, immer weiter aufs Meer hinaus und in die Freiheit.

Dann wurde es endlich schwarz um mich.

Ich wachte auf und hörte eine Frau neben mir rufen, dass sie nichts sehen könne. Pochende Schmerzen in meinem Unterleib erinnerten mich daran, woraus ich gerade erwacht war. Es tat wirklich höllisch weh, viel mehr, als ich mir das vorher vorgestellt hatte. Vielleicht hatte ich mir auch nichts vorgestellt und war deswegen so überrascht.

Irgendwann kam eine Frau, die die laut rufende Patientin, sie lag nach einer Augenoperation neben mir im Aufwachraum, beruhigte. Ich fragte nach Schmerzmitteln und bekam eine Tablette. Ungefähr vier Stunden später durfte mein Mann mich abholen. Ich blutete stark und war von den Erlebnissen wie paralysiert. Trotzdem war ich dankbar, dass es vorbei und froh, als ich endlich zu Hause war.

Seit dem Aufwachen hatte ich nicht mehr geweint, erst als ich daheim im Wohnzimmer meinen Hund in die Arme schloss, liefen die Tränen.

Ich weiß nicht mehr viel von den darauffolgenden Tagen. Zur Hochzeit meiner Freundin bin ich nicht gegangen, auch die Reise zur Hochzeit einer weiteren Freundin eine Woche später habe ich abgesagt. Mein Mann hatte mir von unserem Hausarzt eine Krankschreibung besorgt, denn die Ärztin im Krankenhaus selbst meinte zu mir, ich würde keine benötigen und könne am nächsten Tag wieder arbeiten gehen. Aber dazu war ich gar nicht in der Lage, sondern verbrachte den Großteil der Tage still und wund draußen im Garten auf einer Liege und habe meine französischen Krimis gelesen. Ich war noch nicht bereit mich mit dem Erlebten und dem Verlust auseinanderzusetzen. Der Schmerz war einfach zu groß für mich.

Dazu muss ich sagen, dass ich vorher eigentlich keine großen Schicksalsschläge kannte. Natürlich war nicht immer alles eitel Sonnenschein in meinem Leben, ich hatte Liebeskummer erlebt, wurde betrogen, habe Großeltern verloren und die Scheidung meiner Eltern durchlitten. Aber an sich war mein Leben recht dramafrei. Dieser tiefe, bohrende Schmerz, dass ein kleines Wesen, das in mir gewachsen war, dessen Herz ich hatte schlagen sehen und das ich bereits nach zehn Wochen zu lieben begonnen hatte, einfach gestorben war, dieser Schmerz war so neu für mich und kam mit solch einer Wucht, dass ich nicht bereit war, mich ihm zu öffnen.

Zusätzlich zu diesem tiefen Schmerz und der Endgültigkeit der Ausschabung kam das Gefühl, dass ich gar nicht trauern dürfe. Das Gefühl, das ich im Krankenhaus gespürt hatte, als ich die anderen, »richtig Schwangeren« gesehen hatte. Ich war ja erst zehn Wochen schwanger. Ich hatte noch keinen großen Babybauch gehabt, und mein Baby war offiziell auch kein Baby, sondern ein Fötus.

»Das Gute ist, wir wissen jetzt, SIE KÖNNEN BABY. Sie können schwanger werden!«, hatte mein Gynäkologe gesagt, und natürlich hatte er recht. Viele Frauen werden nie auf natürlichem Weg schwanger, und aus medizinischer Sicht war meine Fehlgeburt kein großes Ding.

Nur für mich war sie eine Katastrophe. Eine Begegnung mit dem Tod, die ich so noch nie gemacht hatte. Ich habe nie ernsthaft damit gerechnet, dass meine Schwangerschaft so schnell enden würde. Selbst nachdem mein Arzt mich nach dem ersten Ultraschall vorgewarnt hatte, dass sehr viele Frauen bei der ersten Schwangerschaft eine Fehlgeburt in den ersten zwölf Wochen erleiden, habe ich diese Möglichkeit zwar wahrgenommen, aber nicht wirklich erwartet, dass es tatsächlich mich treffen würde. Ich denke, ich bin ein sehr positiv denkender Mensch und hoffe immer erst einmal auf das Beste. Das tue ich immer noch, und damit dies noch so ist, war in dieser Situation viel Arbeit an mir selbst nötig.

Ich glaube, das fast exzessive Lesen und Abtauchen in den ersten Tagen war wichtig, um meine Seele zu schützen und um ihr Zeit zum Heilen zu geben. Sehr untypisch für mich, habe ich in dieser Zeit mit niemandem gesprochen, außer mit meinem Mann. Nicht einmal mit meiner Mutter oder meiner engsten Freundin. Ich habe mir die Zeit mit mir selbst gegeben, die ich gebraucht habe. Und das war so wichtig.

Erst einige Tage später habe ich angefangen nach Berichten von anderen Frauen, die auch eine Fehlgeburt hatten, zu recherchieren. Und ich bin fündig geworden. Ich hätte gern noch mehr gelesen, aber die, die ich gelesen habe, haben mir sehr geholfen. Und zwar weil diese Berichte von ganz normalen Frauen waren. Frauen, die trotzdem irgendwann wieder fröhlich waren, deren Leben weiterging und die nicht an ihren Fehlgeburten zerbrochen waren. Und auch diese Frauen hatten wie ich um ihre Babys getrauert und das, obwohl sie keinen

Babybauch gehabt hatten. Auch das gab mir das Gefühl, dass es okay war, traurig zu sein und dass ich trotz der kurzen Zeit das Recht hatte, meiner Schwangerschaft, meinem ungeborenen Kind nachzutrauern.

Das half. Jeden Tag ein Stückchen mehr.

Auch das Glück, mich mit meinem Mann austauschen zu können, bei langen Spaziergängen an der Isar über das Erlebte zu sprechen, gemeinsam zu weinen und irgendwann auch wieder gemeinsam zu lachen.

Nach zweieinhalb Wochen ging ich wieder arbeiten und habe zumindest meine engsten Kolleginnen ins Vertrauen gezogen. Am nächsten Tag stand eine weiße Lilie auf meinem Schreibtisch. Eine schlichte Geste, die mir Kraft und das Gefühl gegeben hat, dass mich jemand verstand.

Und so kam ein Sommertag nach dem anderen und auch die nächsten Hochzeiten von Freunden. Diese sagten wir nicht mehr ab, sondern feierten mit. Und weil eine davon am Comer See stattfand, verlängerten wir und machten uns ein paar schöne Tage in Italien, tranken jede Menge Wein und tankten Sonne.

Je mehr der Sommer sich seinem Ende neigte, desto mehr ließen wir den Gedanken zu, dass unser Kinderwunsch noch da war. Ja, vielmehr nach der Fehlgeburt sogar stärker und bewusster geworden war. Und nachdem langsam auch mein Zyklus wieder einsetzte, verhüteten wir nicht.

Ich stellte es mir so vor, dass dort oben eine Seele schwebte, die im ersten Anlauf noch nicht bereit gewesen war, zu uns nach unten auf die Erde zu kommen. Muss ja sicher auch schön sein, so über den Wolken. Doch sie war da und wartete nur darauf, zu uns zu kommen.

Mit einer Freundin beschloss ich, spontan dem Herbst noch ein paar Tage zu entfliehen und letzte Sommersonnenstrahlen auf Mallorca zu sammeln. Wir verbrachten traumhafte Tage in einem kleinen Finca-hotel, mieteten uns ein Cabrio und düsten mit Leopardenkopftüchern und Audrey-Hepburn-Sonnenbrillen durchs Tramuntanagebirge. Es war herrlich. Doch trotz all dieser Herrlichkeit verzichtete ich in diesem Urlaub auf den obligatorischen Cava und blieb, sehr entgegen meiner sonstigen Urlaubsgewohnheiten, abstinent.

Denn da war auf einmal so ein Bauchgefühl ... Noch am Tag des Rückflugs machte ich mit meinem Mann an meiner Seite einen Schwangerschaftstest.

Und da war er: der zarte blaue zweite Streifen. Noch dünn und blass, aber unverkennbar da.

Wir weinten beide.

Das Ergebnis dieser zweiten Schwangerschaft ist unser wunderschöner und mein Herz jeden Tag zum Überlaufen bringender Sohn Finn. Auch diese Schwangerschaft war alles andere als komplikationsfrei und sein zu früher Start ins Leben das Gegenteil von entspannt. Aber das ist eine andere Geschichte.

Auch wenn ich jede einzelne geweinte Träne schon vor meinem Kinderwunsch hätte voraussehen können, nichts in meinem Leben war es mehr wert, einen so steinigen Weg zu gehen. Ich würde ihn immer wieder gehen, denn das Gefühl der Liebe, das ich heute in meinem Herzen habe, ist von einer Tiefe, die ich zuvor nicht einmal erahnen konnte. Natürlich hätte ich mir trotzdem ganz unaufgeregte und normale Schwangerschaften gewünscht, aber so läuft es im Leben eben nicht immer. Ich glaube, das Wichtigste ist, sich selbst trotz aller Steine und Schicksalsschläge nicht zu verlieren und den Glauben zu bewahren. Und dabei ist keine von uns allein, denn das Leben ist es wert, dass wir gemeinsam darum kämpfen.

Cathy, 31

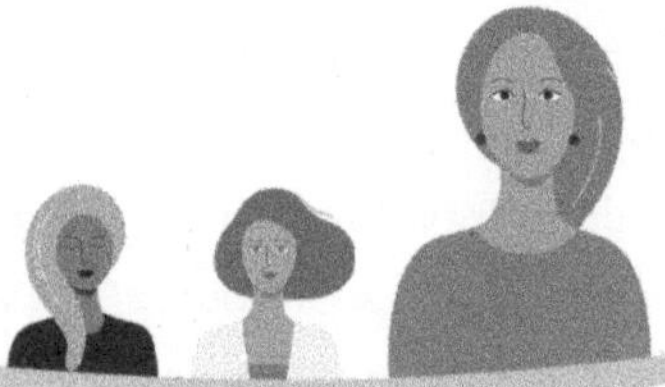

Landsberg am Lech

#Fehlgeburten
#Kinderwunsch

Ich wusste schon immer, dass ich einmal Mama werden wollte. Und zwar am liebsten ganz jung. Meine Mutter war 23, als sie mich bekam, und auch heute noch haben wir eine wahnsinnig enge Verbindung, fast wie Freundinnen. Das wünsche ich mir für meine Kinder auch. Deswegen habe ich schon beim Kennenlernen meines jetzigen Verlobten auch kein Geheimnis um meinen Kinderwunsch gemacht und bereits bei einem der ersten Dates abgeklopft, wie offen er dem Thema gegenübersteht.

Nun ja, in ein paar Monaten werden wir heiraten, ganz offensichtlich hatte er also damals kein Problem mit diesem Wunsch. Das war mir sehr wichtig, denn ich würde niemals einen Mann dazu drängen, eine Familie zu gründen, wenn er selbst das gar nicht wirklich möchte. Umso offener haben wir das Thema immer besprochen. Allerdings war es nicht so, dass ich sofort den Turbo angeschaltet hätte. Wir sind 2015 zusammengekommen und haben dann Mitte 2019 darüber geredet, dass der Wunsch nun langsam konkreter wird. Ich hatte mir damals gewünscht, dass wir Anfang 2020 aufhören zu verhüten und bei einem Spaziergang im Februar 2020 hat er mir dann schließlich gesagt, dass er nun so weit ist, und ich anfangen kann, Folsäure zu nehmen. Da wir die ganze Zeit bereits natürlich verhütet hatten und ich das große Glück habe, dass ich nach meinem Zyklus die Uhr stellen kann, sind wir mit einem sehr guten Gefühl in diese spannende Zeit gestartet.

Nun muss ich sagen, dass ich sicher nicht der geduldigste Mensch auf dieser Erde bin, und als sich nach vier Monaten trotz perfektem 28-Tage-Zyklus immer noch keine Schwangerschaft eingestellt hatte, bin ich noch mal zum Gynäkologen gegangen. Dieser war jetzt von unserer Viermonats-Übungszeit noch nicht sonderlich beeindruckt und meinte, dass es im Schnitt eher sechs Monate dauern würde, bis es mit einer Schwangerschaft klappen würde. Aber mir war es einfach wichtig zu wissen, dass alles gut ist, und so habe ich die Kosten für den Ultraschall eben selbst getragen und meinen Mann außerdem gebeten, dass er ein Spermiogramm erstellen lässt. Da er Epileptiker ist, wollten wir hier auch auf Nummer sichergehen. Es war alles tiptop, sowohl bei ihm als auch bei mir, und dieses Wissen hat mir einfach eine gewisse Entspanntheit gegeben. Um unserem Glück nun etwas auf die Sprünge zu helfen, habe ich dann angefangen, meine Basaltemperatur zu messen und Ovulationstests zu machen. Ich weiß von Freundinnen, dass sie sich durch das ganze Messen selbst unter Druck gesetzt haben, aber bei mir war es anders. Ich hatte dadurch irgendwie das Gefühl, dass ich Kontrolle über meinen Körper bekomme, auch wenn mir inzwischen klar geworden ist, dass es in Wirklichkeit eher umgekehrt ist.

Also habe ich dann einen Monat lang fleißig gemessen und mich wirklich gut dabei gefühlt. Kurz darauf hatten wir Urlaub und sind baden gefahren. Wir waren vielleicht anderthalb Stunden da, als mir plötzlich einfiel, dass meine Tage ja heute kommen sollten. Eigentlich kamen sie immer direkt morgens, doch bis jetzt war noch nichts in Sicht. Mein erster Gedanke war, dass ich gar keine Tampons dabei hatte, mein zweiter Gedanke, dass ich vielleicht mal einen Schwangerschaftstest machen sollte.

»Wir müssen jetzt zum Rossmann!«, erklärte ich daraufhin kurzerhand meinem verdutzten Freund, der mich erst mal ansah, als ob ich verrückt geworden wäre.

»Aber wir sind doch gerade erst angekommen«, entgegnete er wenig begeistert, doch als ich ihm eröffnete, dass wir uns einen Schwangerschaftstest besorgen sollten, ließ er sich schnell überzeugen.

Eigentlich wollte ich ja nur einen Test kaufen, aber wie das so ist, bin ich dann mit drei Tests aus dem Markt rausmarschiert. Als ich zu Hause getestet habe und sogar nachmittags ohne den berühmten Morgenurin dreimal einen zweiten Strich gesehen habe, schwebte ich auf Wolke sieben. Für mich war klar, mein Wunsch war in Erfüllung gegangen. Ich war schwanger, jetzt war alles geritzt, und in neun Monaten würden wir unser Kind im Arm halten. Was war das für ein wunderbares und unbeschwertes Gefühl. Dass nicht jede Schwangerschaft gut ausgeht, hatte ich natürlich schon mal gehört. Ich war aber selbst im Freundeskreis nie damit konfrontiert worden und hatte auch von meinem Arzt nie irgendwelche Vorwarnungen erhalten, als wir über meinen Kinderwunsch gesprochen haben. Es ging nur ums Schwangerwerden. Das war ich schließlich jetzt und dass es zu Komplikationen kommen könnte, wollte ich sicher auch nicht wahrhaben. Ich war einfach nur glücklich.

Den positiven Test hatte ich am 29. Juli gemacht und gleich am nächsten Tag in der Praxis meines Gynäkologen angerufen, um einen Termin zu vereinbaren. Allerdings wurde mir von der Sprechstundenhilfe mitgeteilt, dass die Praxis wegen Urlaubs schließen würde, und ich bekam den ersten Termin zum Ultraschall erst in der neunten

Schwangerschaftswoche. Klar war das für mich nicht so einfach, aber mein Glück konnte die lange Wartezeit trotzdem nicht aus der Bahn werfen.

Außerdem tauchten langsam die ersten Schwangerschaftssymptome auf. Ich konnte plötzlich schlafen ohne Ende, jeder Spaziergang fühlte sich an wie ein Marathon, und mein Puls erhöhte sich. Übel war mir nur ein einziges Mal, aber da auch meine Mutter in ihrer Schwangerschaft keinerlei Übelkeit verspürt hatte, war ich für diesen Umstand einfach nur dankbar.

Dann kam der 10. August. Ich war ganz normal arbeiten, als ich mittags aus dem Nichts heraus einen heftigen Krampf spürte. Er ging gar nicht lange, vielleicht so vier Sekunden, aber er war so extrem, dass er mir die Luft zum Atmen nahm. Danach war sofort alles wieder, als ob nichts gewesen wäre. Ich wunderte mich zwar, aber da der Schmerz nicht zurückkam, war ich einigermaßen beruhigt. Abends fühlte ich mich nicht ganz wohl. Statt zu kochen, bestellten wir etwas zu Essen, und ich legte mich auf die Couch. Auf einmal musste ich wahnsinnig dringend zur Toilette und traute dort meinen Augen kaum. Ich blutete!

Augenblicklich erwachte die Panik in mir. Was sollte ich jetzt machen? Zum Arzt fahren? Mich einfach wieder hinlegen? Ins Krankenhaus fahren? Ich hatte keine Ahnung, wie man in so einer Situation reagieren soll. Ich meine, woher auch?

Wir haben uns dann dazu entschieden, ins Krankenhaus zu fahren, wo auch gleich ein Ultraschall gemacht wurde. Zu erkennen war eine Fruchthöhle, die eigentlich auch zur Woche passte. Was ja erst mal eine gute Nachricht war. Viel mehr machen konnte die nette Ärztin dort aber auch nicht, da sie die Blutung nicht einordnen konnte. Ich sollte mich schonen und vom Hausarzt krankschreiben lassen.

Einigermaßen beruhigt ging ich dann am nächsten Morgen zu meinem Hausarzt, erzählte ihm von dem Krankenhausbesuch in der Nacht und bat ihn um eine Krankschreibung bis zum Wochenende. Woraufhin mein Arzt mir fast schon mit väterlicher Strenge empfahl, mich sofort wieder nach Hause und ins Bett zu begeben und mich erst mal die nächsten anderthalb Wochen krank schrieb. Ich war etwas erstaunt, war ich doch davon ausgegangen, dass bis Montag wieder alles gut sein würde, aber habe dann genau das getan, was er gesagt hat und gelegen, gelegen, gelegen. Ich bin nur aufgestanden, um zur Toilette zu gehen. Sogar geschlafen habe ich auf der Couch und im Liegen das gegessen und getrunken, was mein Freund mir morgens vor der Arbeit an die Couch gestellt hatte. Die Blutungen hatten in der Zwischenzeit auch komplett aufgehört, und ich hatte wieder das Gefühl, dass alles gut werden würde.

Freitag in der Früh um sechs Uhr bin ich plötzlich aufgewacht, weil ich wieder so dringend auf Toilette musste. Dann kam der Schock. Alles war voller Blut. Nun war es allerdings so viel Blut, dass in mir das erste Mal das sichere Gefühl aufkam »jetzt stimmt was nicht mehr«.

Wie ferngesteuert habe ich meine Tasche geschnappt, meinem schlafenden Freund kurz Bescheid gegeben, dass ich ins Krankenhaus fahre und bin losgestürmt. Ich musste einfach sofort handeln, ich hätte nicht warten können, bis mein Freund wach geworden wäre. Nach einer halben Stunde Fahrt kam ich im Krankenhaus an und begegnete schon auf dem Flur der netten Ärztin, bei der ich ein paar Tage zuvor in Behandlung gewesen war.

»Wieder Blutungen?«, fragte sie mich und als ich nur weinend nickte, brachte sie mich direkt in ein Untersuchungszimmer. Dieses Mal konnte sie die Blutung auch auf dem Ultraschall sehen. Zwar war die Fruchthöhle noch da, aber sie machte mir keine großen Hoffnungen mehr. Zur Sicherheit ließ sie meinen HCG-Wert testen, und das Ergebnis brachte die nächste große Ernüchterung: Der Wert hatte sich mehr als halbiert. Ich weinte und weinte die ganze Zeit.

Ich glaube, deswegen dachte die Ärztin, dass ich große Schmerzen hätte, und versprach mir, dass sie mich davon befreien würde. Tatsächlich hatte ich aber gar keine Schmerzen, nur das Gefühl, dass ich wahnsinnig viel Blut verlieren würde, obwohl nun wieder gar nichts mehr kam. Dieses Mal blieb ich die Nacht über im Krankenhaus. Eigentlich war wegen Corona Besuch strengstens verboten, aber mein Freund durfte mir trotzdem meine Tasche bringen und ein wenig bei mir bleiben. Dann war ich wieder allein.

Ich habe versucht, mich mit allerlei Blödsinn im Fernsehen abzulenken. »Simpsons«, »Eine schrecklich nette Familie« – egal was kam, ich wollte einfach nur am Nachdenken gehindert werden. Aber natürlich ist mir das nicht wirklich gut gelungen. Ein besonders schlimmer Moment war, als ich mit meiner Mutter telefoniert habe. Ich weiß noch genau, was ich zu ihr gesagt habe. »Mama, ich bin im Krankenhaus, und ich verliere gerade mein Kind«. In dem Moment ist es mir erst richtig bewusst geworden. Dass es keine Hoffnung mehr gab und dass es vorbei war.

Nur war es natürlich noch nicht vorbei, denn am nächsten Morgen war klar, dass die Fehlgeburt nicht von allein abgehen würde. Die Blutungen waren weg und so musste ich für eine Ausschabung in den OP.

Am Tag zuvor dachte ich noch, dass das Ganze mit der Periode meines Lebens enden würde und hatte mir aus dem Krankenhausbett heraus bei Amazon Unmengen an Binden und Baumwollhöschen bestellt. Nun war ich einfach nur geschockt, dass ich gleich operiert werden würde und hatte außerdem Angst vor der Vollnarkose.

Doch ich hatte wirklich Glück mit den Ärzten. Ein sehr netter Anästhesist hat mir mit total beruhigender Stimme erklärt, dass die Autofahrt ins Krankenhaus gefährlicher gewesen sei als die Narkose, die ich gleich erhalten würde und irgendwie hat mich das total beruhigt.

Als ich nach der Ausschabung aufgewacht bin, habe ich mich dann irgendwie auch erleichtert gefühlt. Es hat sich wie ein Endpunkt angefühlt: »Es ist vorbei«.

Und plötzlich kam auch mein Hungergefühl zurück. Ich hatte ja ewig nichts gegessen, hing bis dahin nur am Tropf. Jetzt hatte ich Heißhunger auf ein Käsebrötchen, und das bekam ich auch. Mit dem Brötchen kam auch meine Energie wieder, ich konnte kurz darauf wieder aufstehen, hatte nur leichte Blutungen und habe kurz darauf in einer besonders weiten Jogginghose meines Freundes an seinem Arm die Klinik verlassen können. Ich war einfach nur froh, wieder nach Hause zu dürfen.

Dort war es dann schön und komisch zugleich. Schön, weil ich daheim war bei meinem Freund, unserem Hund und unserer Katze. Und traurig, weil unser Leben vor ein paar Tagen noch so toll und voller Vorfreude gewesen war. Jetzt war alles anders. Ich habe mich die folgenden Tage ziemlich zurückgezogen, bin immer sehr früh ins Bett gegangen und habe dort geweint, weil ich nicht wollte, dass mein Freund sieht, wie schlecht es mir geht. Einmal habe ich mich bei ihm entschuldigt, dass ich unser Kind verloren habe, dass ich es nicht halten konnte. Natürlich hat er mir keine Vorwürfe gemacht, sondern gesagt, dass das totaler Blödsinn sei, aber so habe ich mich in dem Moment einfach gefühlt.

Was mir wahnsinnig geholfen hat in dieser Zeit, war, wieder arbeiten zu gehen. Das klingt jetzt vielleicht erst mal seltsam, aber das war für mich wie eine Art Therapie. In unserem Büro gibt es ein richtig gutes Betriebsklima, und wir verstehen uns alle auch privat. Als Büroleitung bin ich für viele eine Anlaufstelle, aber in den Krisenzeiten hat sich gezeigt, dass auch ich viele tolle Anlaufstellen im Team habe. Zu meinem Chef war ich schon bei der ersten Blutung offen und ehrlich und habe ihn angerufen, um ihm zu sagen, dass ich schwanger bin, dass ich schwanger bin, es aber Komplikationen gibt. Er hat sehr mitfühlend und unterstützend reagiert, und das hat sich die ganze Zeit über durchgezogen.

Im Büro habe ich dann auch mit Kolleginnen über die Fehlgeburt gesprochen und konnte kaum glauben, was ich daraufhin zu hören bekam. Allein in unserem Büro hatten schon etliche Frauen Fehlgeburten und Eileiterschwangerschaften. Ich weiß nicht, wie viele Stunden es waren, aber meine direkte Vorgesetzte hat uns etliche »Sonderpausen« durchgehen lassen, in denen wir nicht gearbeitet, sondern uns gegenseitig therapiert und ausgetauscht haben. Das hat so gutgetan, und ich habe mich plötzlich wieder so normal gefühlt!

Der Kinderwunsch war natürlich immer noch da, aber wir sollten erst mal mindestens drei Monate eine Pause einlegen. Außerdem kam heraus, dass mein Vorsorgeabstrich einen auffälligen Befund ergeben hatte, und ich sollte mich einer Konisation unterziehen. Das ist ein Eingriff am Muttermund bei dem ein kegelförmiger Anteil vom Muttermund herausgeschnitten wird. Das ist nicht weiter wild, aber sehr wichtig, um Gewebeveränderungen rechtzeitig zu erkennen und Gebärmutterhalskrebs vorzubeugen. Alles in allem aber kein perfekter Zeitpunkt, um schwanger zu werden. Also habe ich alle Ovulationstests und das Thermometer in die Schublade verbannt und mich auf ein anderes wunderschönes Ereignis konzentriert: unsere Hochzeit im nächsten Jahr. Ende September habe ich mein Brautkleid gekauft und war so glücklich!

Ein paar Tage später kam dann wieder dieses Gefühl auf ... Sollten meine Tage nicht schon längst da sein? Nun war mein so super zuverlässiger Zyklus durch die Ausschabung etwas ins Wanken geraten, und ich hatte deswegen leicht den Überblick verloren. Aber irgendwie hatte ich eben dieses Bauchgefühl, und so stattete ich morgens auf dem Weg zur Arbeit mal wieder Rossmann einen Besuch ab. Dieses Mal kaufte ich aber nur einen Test, denn ich habe nicht wirklich geglaubt, dass ich schwanger sein könnte. Ich hatte ja weder meinen Eisprung getrackt, noch sonst irgendwie darauf geachtet. Und außerdem wäre es ein Schuss – ein Treffer gewesen. Eher unwahrscheinlich. Trotzdem habe ich mich im Büro erst mal auf die Toilette zurückgezogen und auf das Stäbchen gepinkelt. Kurz darauf erschien ein zarter zweiter Strich. Ich war fassungslos und hielt den Test einer Kollegin unter die Nase. Was helle Aufregung im Büro auslöste, bis meine direkte Vorgesetzte mittags losdüste und noch zwei Tests besorgte. Wieder waren beide positiv. Ich wusste gar nicht, wo mir der Kopf stand. Zu allem Überfluss hatte ich an diesem Nachmittag auch noch einen Zahnarzttermin, zu dem ich erst mal musste.

Die ganze Zeit geisterte mir die Frage im Kopf herum, was hier eigentlich gerade passierte. Ich war total verunsichert und hatte wirklich tierische Angst. Beim Zahnarzt verzichtete ich dann vorsichtshalber schon mal auf jegliche Betäubung, was meinen Nachmittag nicht unbedingt entspannter gemacht hat. Statt Schmerzspritzen habe ich eine kleine Knautschefigur aus Plastik in die Hand bekommen, die normalerweise Kindern gegeben wird, und habe wie wild darauf rumgeknetet. Mein Kopf war so voll, es war alles so chaotisch und dazu noch die Schmerzen: Der Zahnarzt musste mich immer wieder dazu ermahnen zu atmen, weil ich die ganze Zeit die Luft angehalten habe.

Zurück zu Hause habe ich mich nicht mit langen Reden aufgehalten, sondern meinem Freund einfach den positiven Test in die Hand gedrückt. Ziemlich verblüfft hat er mich erst mal gefragt, ob ich den alten Test aufbewahrt hätte. Als ich ihm gesagt habe, dass dies ein neuer sei, war auch er baff.

Dieses Mal war mein Gynäkologe nicht im Urlaub, und ich konnte direkt am nächsten Tag in die Praxis kommen. Ich war bei 4+4, also in der fünften Woche und natürlich konnte man auf dem Ultraschall noch nicht viel erkennen. Aber die Gebärmutterschleimhaut war sehr schön aufgebaut und mein HCG-Wert deutlich angestiegen. Ich war wohl tatsächlich schwanger! Um die Schwangerschaft zu unterstützen, hat mir mein Arzt auf meine Nachfrage hin Utrogest, also ein Medikament mit Progesteron verschrieben. Zwar meinte er, ich müsse die Kosten in Höhe von 100 Euro selbst tragen, aber ganz ehrlich, um die Chancen auf ein gesundes Baby zu erhöhen, hätte ich auch weit mehr bezahlt. Allerdings drückte mir die Sprechstundenhilfe dann kein Privat- sondern ein Kassenrezept in die Hand. Als ich sie darauf hinwies, meinte sie, das hätte sie jetzt falsch gedruckt, aber ich solle es einfach mal so nehmen. Unten in der Apotheke wollte ich es dann gleich holen und die Zuzahlung leisten. Die Apothekerin fragte mich, wofür ich das Utrogest brauchen würde, und als ich ihr erzählte, dass ich es wegen einer vorherigen Fehlgeburt nehmen müsse, ging sie nach hinten. Kurz darauf kam sie wieder und meinte, dass sie mit ihrem Chef gesprochen habe und ich nichts dazuzahlen müsse. Ich konnte es kaum glauben. Innerhalb von einer Viertelstunde waren die Kosten von 100 Euro auf null Euro Kosten gefallen und das nur, weil ich so vielen netten Menschen begegnete. Wenn das mal kein gutes Omen war! Irgendwie nahm mir das ganz viel Angst und gab mir meine Zuversicht zurück. Ich konnte wieder positiv denken und mich freuen. Mein Arzt hatte auch gesagt, dass viele Frauen beim ersten Mal eine Fehlgeburt haben und es danach oft zu intakten Schwangerschaften käme. Vielleicht war das alles Schicksal, so ganz ohne Planung und ohne Temperatur messen, vielleicht sollte es dieses Mal einfach so sein.

Um es kurz zu machen, nein, das sollte es leider nicht.

Zwei hoffnungsvolle Wochen später waren wir sonntags spazieren – und plötzlich war er wieder da, dieser heftige krampfartige Schmerz. Wieder nur für ein paar Sekunden, aber ich erkannte ihn gleich wieder. Meine Zuversicht begann, leise zu bröckeln.

Am Montag war ich beim Ultraschall, doch obwohl ich nun in der siebten Woche war, konnte der Arzt nichts sehen. Er stocherte so wild herum, dass ich mich schon fragte, wo er noch hin wollte mit dem Stab, aber leider fand er trotzdem nichts. Auf einmal stand der Verdacht einer Eileiterschwangerschaft im Raum und ich sollte zwei Tage später wiederkommen. Inzwischen hatte sich mein HCG-Wert halbiert. Ich saß mit Tränen in den Augen vor meinem Arzt und konnte einfach nicht fassen, dass mir das schon wieder passierte.

Es war doch Schicksal gewesen, wie konnte es da schon wieder vorbei sein? Warum musste mir das ein zweites Mal passieren? Mein Arzt sah, dass ich weinte, und fuhr mich an, ich solle mich nicht so anstellen, es wäre ja noch ganz früh. Ich glaube, ich bin so zusammengezuckt, als hätte er mich geschlagen und habe von da an nicht mehr mitbekommen, was er weiterredete. Dass ich das Utrogest absetzen solle, drang gerade noch wie durch einen Schleier zu mir durch. Dann bin ich aufgestanden und habe die Praxis verlassen. Ich habe sie danach nie wieder betreten – und das werde ich auch nicht mehr tun.

Ich bin wie in Trance nach Hause. Dort angekommen hat der Himmel mir wieder ein Zeichen gesendet. Die nette Ärztin aus dem Krankenhaus, bei der ich ein paar Tage zuvor den Termin zur Konisation wegen der Schwangerschaft abgesagt hatte, rief an und wollte wissen, wie es mir geht. Ich brach erneut in Tränen aus und meinte nur: »Es passiert schon wieder.« Wir haben lange gesprochen, und sie hat mir ganz sensibel erklärt, was nun auf mich zukommen würde. Nach dem Absetzen des Utrogests würden innerhalb von fünf Tagen meine Tage kommen und mit Glück wäre dann alles vorbei und ich bräuchte keine Ausschabung. Wenn die Schmerzen zu stark werden würden, sollte ich zu ihr kommen. Sie gab mir auch ihre private Handynummer, damit ich sie jederzeit erreichen konnte.

Tatsächlich kam die Blutung noch am selben Tag. Natürlich war es nicht schön, aber es war auszuhalten. Was weniger auszuhalten war, waren meine Gedanken. Ich fragte mich die ganze Zeit, was mit mir nur nicht stimmen würde und zog mich sehr zurück. Google wurde mein bester Freund. Zu lesen, wie es anderen ergangen war und dass ich nicht die Einzige war, das hat mir sehr geholfen. Ich konnte kaum glauben, wie viele Frauen in meinem Bekanntenkreis auch Ähnliches erlebt, aber nur nie darüber gesprochen hatten. Um anderen Frauen zu helfen, habe ich dann meinen Instagramkanal cathy_wayofhappiness ins Leben gerufen. Auch das hat mir geholfen.

In der Zwischenzeit habe ich auch die Konsiation hinter mich gebracht, und es ist alles gut verlaufen. Außerdem habe ich meine Blutwerte durchtesten lassen und konnte so noch ein paar andere Baustellen auflösen. Fürs Erste konzentrieren wir uns auf unsere Hochzeit und freuen uns wie verrückt auf diesen besonderen Tag! Wer weiß, vielleicht wollte unser Baby ja einfach noch so lange warten und diesen Sommer klappt es dann plötzlich? Ich glaube fest daran, und ich weiß, dass alles gut werden wird. Natürlich habe ich auch Angst.

In Bayern haben wir einen Brauch. Es gibt magische Nächte, die sogenannten Rauhnächte um den Jahreswechsel herum. In der achten Nacht habe ich geträumt, dass ich ein Ultraschallbild in der Hand halte. Das hat sich so realistisch angefühlt und so schön. Ich bin nach dem Aufwachen richtig auf Wolke Sieben geschwebt. Seitdem bin ich mir noch sicherer, dass wir bald Eltern werden. Ich glaube, je positiver man einem Wunsch gegenüber eingestellt ist, desto eher wird er auch wahr. Aber wenn wir unser Lächeln behalten, egal was auch passiert, dann werden wir dafür auch belohnt werden. Ich denke, wenn man am Schluss ein Baby im Arm hält, dann war das auch alle Tränen und alle Ängste wert. Und darauf freue ich mich heute schon.

Anja, 32

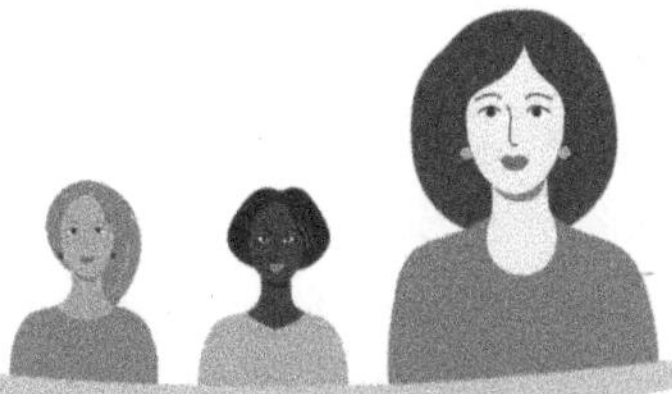

München

#KleineGeburt
#SchwangernachFehlgeburt

Meine erste Schwangerschaft mit meiner Tochter war eine richtige Bilderbuchschwangerschaft. Ich konnte damals jeden Tag genießen und in mich hineinspüren, wie das kleine Wesen in mir sich langsam zu einem Menschen entwickelte. Große Ängste hatte ich nicht, es gab auch keinen Grund dafür. Die Untersuchungen liefen alle wunderbar, und wir gingen immer mit guten Nachrichten nach Hause. Wie kostbar eine solche Unbeschwertheit als Schwangere ist und wie anders sich eine Schwangerschaft anfühlen kann, das sollte ich erst später erfahren.

Als unsere Tochter zwei Jahre alt war, fühlten wir uns bereit, die Familie weiter wachsen zu lassen. Da mein Mann gute 30 Jahre älter ist als ich, wollten wir nicht allzu viel Zeit ins Land streichen lassen und legten los. Allerdings verging Monat um Monat, und meine Periode kam zuverlässig, nur eine Schwangerschaft war leider nicht in Sicht. Ich fing an, Vitaminpräparate zu nehmen, doch trotzdem dauerte es mehrere Monate – dann wurde ich endlich schwanger!

Dank des positiven Tests und des schlagenden Herzens beim Ultraschall in der achten Woche schwebte ich auf Wolke Sieben, oder sogar noch höher. Ich konnte es kaum erwarten, das Geschwisterchen meiner

Kleinen in ein paar Monaten in den Armen halten zu können. Angst, dass etwas schiefgehen könnte, hatte ich nicht. Wieso auch? Bei meiner ersten Schwangerschaft war alles traumhaft verlaufen, und es gab keinerlei Anzeichen, dass es diesmal anders sein sollte. Das waren meine letzten unbeschwerten Wochen als Schwangere.

Ein paar Wochen später, bereits am Ende des dritten Monats in der zwölften Woche, bekam ich heftige Rückenschmerzen. Erst dachte ich mir nichts dabei, doch als sie stärker wurden, setzten schließlich morgens auch Blutungen ein. Sofort rief ich bei meinem Frauenarzt an und durfte auch gleich vorbeikommen. Er beruhigte mich erst mal und meinte, dass Blutungen per se nichts Schlimmes bedeuten müssten, viele Schwangere hätten das hin und wieder. Dann bat er mich, auf dem Untersuchungsstuhl Platz zu nehmen und begann mit dem Ultraschall. Er schallte sehr lange und suchte die Fruchtblase ab. Ich hielt die Luft an, denn so eine lange Stille kannte ich von meinem Arzt bisher nicht. Schließlich fiel sie, die Aussage, die ich mir zuvor nicht vorstellen konnte.

»Ich kann leider keinen Herzschlag mehr finden.«

Der Satz war wie ein Schlag vor den Kopf, und innerhalb von Sekunden brach meine ganze unbeschwerte, heile Welt in sich zusammen. Die nächste Äußerung des Arztes machte es nicht besser.

»Das ist jetzt aber ärgerlich, wo sie es doch so lange versucht haben.«

Ich glaube, ich starrte ihn nur ungläubig an und fragte mich, ob er den Tod des Babys in meinem Bauch gerade wirklich als »ärgerlich« bezeichnet hatte. Ärgerlich ist es für mich, wenn meine Tochter ein Glas Wasser verschüttet! Dass ich gerade mein Kind verlor, das war für mich eine Katastrophe! Mir rannen die Tränen übers Gesicht, und ich wollte am liebsten nur noch weg. Der Arzt organisierte mir noch einen

Termin zur Ausschabung in einer Klinik für den nächsten Tag, dann durfte ich endlich gehen.

Allein der Gang über den Flur war wie ein Spießrutenlauf. Die Arzthelferinnen blickten in mein verheultes Gesicht, und jede von ihnen wusste innerhalb von Sekunden, was los war. Eine fragte mich, ob sie mir lieber ein Taxi rufen sollte, doch ich wollte nur schnell zu meinem Auto und allein sein. Ich bin dann wie ferngesteuert nach Hause gefahren. Als ich die Haustür aufgeschlossen habe, kam mir mein Mann entgegen. Ich schaute ihn nur weinend an und schüttelte stumm den Kopf. Und wieder waren es nur Sekunden, in denen nun auch seine heile Welt zusammenbrach. Weinend umarmten wir uns und versuchten, uns gegenseitig Halt zu geben.

Es war ein schrecklicher Moment. Von himmelhochjauchzend fielen wir in ein tiefes Loch. Und auch das Gefühl, nun ein Baby im Bauch zu haben, das nicht mehr lebte, fühlte sich furchtbar falsch für mich an.

Glücklicherweise war es erst später Vormittag, und meine Tochter war noch in der KITA. So bekam sie nicht mit, wie ihre Eltern weinten und trauerten. Viel Ruhe und Zeit zum Trauern blieb uns aber auch gar nicht. Denn nach und nach wurden meine Schmerzen wieder stärker. Und dieses Mal waren sie sogar so stark, dass ich erkannte, dass ich gerade Wehen hatte. Damit war ich total überfordert, hatte der Arzt mir doch eben erst gesagt, dass die Schwangerschaft wahrscheinlich nicht mehr selbst abgehen würde. Doch der Schmerz wurde immer stärker und stärker und war kaum mehr auszuhalten.

Panik überkam mich, und ich wusste nicht, was ich tun sollte. In meiner Angst rief ich im Krankenhaus an und erklärte der Dame am Telefon mit überschlagender Stimme, was gerade passierte. Parallel zu den Schmerzen kam immer mehr Blut. Ich hastete ins Bad und setzte mich auf die Toilette, um die Blutströme irgendwie zu kontrollieren. Ich schrie und weinte ins Telefon, dass ich so schreckliche Schmerzen hätte. Mein Mann stand hilflos neben mir und war richtig fassungslos. Er konnte ja nichts tun, um mir zu helfen.

Gerade meinte die Frau zu mir, dass ich einen Notarzt rufen müsse, wenn zu viel Blut käme, da spürte ich es. Es war total unwirklich, aber in diesem Moment ploppte mein Baby aus mir heraus. Ich merkte es ganz eindeutig und rief ins Telefon, dass das Baby gerade rausgekommen sei. Ich weiß nicht mehr, wann und wie ich aufgelegt habe, ich weiß nur, dass ich in meiner totalen Schockstarre, wie aus Reflex die Klospülung betätigt habe. Das klingt so plump und trivial, aber ich war in dem Moment einfach nur völlig neben mir. Wahrscheinlich wird die Frau am Telefon den Anruf auch niemals vergessen. Der ganze Moment war so absurd und leider doch so schrecklich real. Heute kann ich sagen, das war die schlimmste Situation meines Lebens.

Ich war wie traumatisiert, und nachdem die Schmerzen endlich weniger wurden, begann ich einfach nur zu funktionieren. Wie ein Roboter. Am frühen Nachmittag holte ich meine Tochter von der KITA ab. Im Anschluss fuhr ich mit ihr, wie geplant, in den Musikgarten. Ich dachte nicht groß nach, ich zog es einfach durch. Mir war wichtig, dass meine Tochter von dem Drama nichts mitbekam, und irgendwie schaffte ich das sogar. Abends fuhr ich dann zur Kontrolle in die Frauenklinik und traf dort Gott sei Dank auf eine sehr liebe und einfühlsame Ärztin. Der Ultraschall bestätigte, dass tatsächlich alles abgegangen war. Ein paar Mal musste ich noch zur Kontrolle des HCG-Werts kommen, doch dann hatte sich mein Körper wieder regeneriert.

Ich habe erst ein paar Tage später realisiert, was wirklich passiert war. Ich weinte und weinte und ließ einfach alles raus. Vor allem mit einer

Freundin habe ich in dieser Zeit sehr viel gesprochen und versucht, die Situation im Nachhinein zu verarbeiten.

Langsam gelang es mir dann auch wieder, nach vorn zu schauen. Ich bekam den Satz meines Frauenarztes, wie »ärgerlich« die Fehlgeburt war, nicht aus dem Kopf und wechselte zu einer Frauenärztin, in der Hoffnung, mich bei ihr wohler zu fühlen. Außerdem wollte ich für eine erneute Schwangerschaft vorsorgen und mich so gut betreut wie möglich fühlen. Natürlich war die Leichtigkeit nun weg, doch der Kinderwunsch war so stark wie eh und je. Ich erinnerte mich, dass ich in meiner ersten Schwangerschaft zur Unterstützung Progesteron verschrieben bekommen hatte. Das wollte ich beim nächsten Versuch gern wieder so handhaben, schließlich verlief die erste Schwangerschaft ja ohne Komplikationen. Doch meine Ärztin meinte nur, dass eine Wirkung nicht bewiesen sei und sie nichts von dieser Therapie halten würde. Ich schluckte zwar, versuchte aber, der Meinung der Ärztin zu vertrauen.

Tatsächlich wurde ich drei Monate später wieder schwanger. Doch leider endete auch diese erneute Schwangerschaft nicht glücklich. Dieses Mal verlor ich den Embryo bereits in der achten Woche. Es fing wieder mit Rückenschmerzen an. Ich hoffte aber, dass die Schmerzen tatsächlich nur normale Rückenschmerzen seien und ging zum Orthopäden. Noch in der Praxis auf der Toilette sah ich die Blutungen und wusste, dass sich die Geschichte wiederholte. Das Gute, falls man etwas Gutes daran finden kann, war, dass ich dieses Mal noch keinen Herzschlag des Embryos auf dem Ultraschall gesehen hatte. Irgendwie machte es mir das leichter. Doch die Panik blieb. Ich verstand nicht, warum ich schon wieder eine Fehlgeburt gehabt hatte und bat meine Frauenärztin weitere Untersuchungen durchzuführen. Sie erwiderte allerdings, dass die Krankenkassen eine solche Diagnostik erst ab der dritten Fehlgeburt übernehmen würden. Das machte mich ehrlich gesagt sprachlos. Wieso muss eine Frau dreimal einen solchen Verlust erleben, bis sie endlich erfahren darf, was der Grund dafür ist? Meiner Meinung nach ist das ein echter Fehler im System, und mir tun alle Frauen leid, die diesen Weg gehen müssen und dabei noch nicht einmal mit einer richtigen Diagnostik unterstützt werden.

Auch bei der zweiten Fehlgeburt ging alles natürlich ab, wenn auch weitaus weniger dramatisch als beim ersten Mal. Diese »Geburt« auf der Toilette war für mich ein echtes Trauma. Dennoch bin auf der anderen Seite auch dankbar, dass ich keine Ausschabung machen lassen musste. Ich denke, alles hat zwei Seiten. Einerseits ist die Erinnerung daran furchtbar, anderseits konnte ich vielleicht dadurch auch besser abschließen.

Unser gemeinsames emotionales Abschlussritual hatten mein Mann und ich im Urlaub auf der Insel Föhr. Hand in Hand gingen wir an den Strand und haben mit den Füßen im Sand zwei Steine weit ins Meer geworfen. So haben wir die zwei kleinen Seelen loslassen können. Ich muss dazu sagen, dass ich ein sehr gläubiger Mensch bin. Ich habe sehr viel gebetet, und auch das hat mir geholfen und Kraft gegeben.

Mein Mann und ich haben jeder auf seine eigene Art und Weise getrauert. Ich bin eher der offenere Typ. Habe sehr viel mit einer Freundin gesprochen und viel geweint. Das hat mich befreit und war wichtig für mich. Mein Mann hat das eher mit sich selbst ausmachen wollen und auf seine eigene Art und Weise getrauert. Aber zusammengehalten haben wir immer.

Unser Kinderwunsch war nach der zweiten Fehlgeburt zwar noch da, aber gleichzeitig hatten wir auch tierische Angst. Was, wenn es wieder schiefging? Würden wir das noch ein drittes Mal durchstehen? Wollten wir das überhaupt? Doch jeder, der schon mal einen Kinderwunsch hatte, weiß, wie stark dieser werden kann. Dieses Mal wollte ich aber vorsorgen. Da meine neue Frauenärztin sich gegen den Einsatz von Progesteron ausgesprochen hatte, machte ich wieder einen Termin bei meinem alten Frauenarzt, um mit ihm die Thematik zu besprechen. Ich wollte sicher sein, dass er bei einer erneuten Schwangerschaft bereit wäre, mir das Medikament zu verschreiben.

Als es dann so weit war und ich den Termin hatte, war ich bereits wieder schwanger, und dieses Mal war ich sehr bestimmt, was meinen Wunsch anging. Der Arzt nahm mir daraufhin Blut ab und verschrieb mir tatsächlich Progesteron, obwohl er auf dem Ultraschall noch gar nichts erkennen konnte. Eine Woche später sah er nur eine leere Fruchthöhle. Die Angst war wieder riesig, und die Tage krochen nur so dahin. Dann die große Überraschung: Beim nächsten Ultraschall waren zwei Fruchthöhlen auf dem Bildschirm zu sehen. Plötzlich hieß es:

»Herzlichen Glückwunsch, Sie erwarten Zwillinge!«

Ich war einfach nur fassungslos. Immerhin war ich auf natürlichem Wege schwanger geworden und hatte mich vor dem Termin eher darauf vorbereitet, dass es wieder nicht gutgehen würde. Jetzt hatte ich auf einmal gleich zwei Babys im Bauch! Natürlich ist das eigentlich eine gute Nachricht. Doch die Panik, die ich sowieso schon hatte, wurde dadurch nur noch verstärkt. Ich konnte keinen Tag der Schwangerschaft einfach nur genießen. Ich hatte so unfassbare Angst – und zwar bis zum Schluss. Ich glaube, ich war eine schreckliche Patientin. Ich war schon eine Art Dauergast in der Praxis, so oft, wie ich dort war, weil ich Angst hatte, dass etwas nicht stimmt. Von dem »Zauber«, von der Unbeschwertheit meiner ersten Schwangerschaft war nichts mehr zu spüren. Da war vor allem nur diese riesige

Furcht, dass wieder etwas schiefgehen könnte – und das blieb leider so bis zum Schluss.

In der 36. Woche verschlechterten sich meine Leberwerte extrem, und in Kombination mit meinem labilen psychischen Zustand, entschlossen sich die Ärzte dazu, die Geburt einzuleiten. Dann ging alles recht schnell. Ich bekam meine beiden Jungs auf natürliche Weise, und letztendlich somit doch das ersehnte Happy End. Selbst mein Frauenarzt war einfach nur noch heilfroh, als die Jungs endlich geboren waren. Und mein Mann und ich waren natürlich überglücklich.

Trotzdem bin ich auch heute noch traurig, dass meine letzte Schwangerschaft so von Angst überschattet war und ich sie gar nicht genießen konnte. Doch meine zwei Jungs, die heute schon ein Jahr alt sind, zaubern mir dafür jeden Tag ein Lächeln ins Gesicht. Auch wenn die neun Monate ihrer Schwangerschaft und die Fehlgeburten davor alles andere als schön waren, wenn ich heute meine drei Kinder und meinen Mann ansehe, dann weiß ich, wofür wir das alles überstehen mussten. Und wenn ich den Weg noch mal gehen müsste, dann würde ich das sicherlich auch tun.

Wenn ich mit meiner Geschichte Frauen helfen und dazu beitragen kann, dass Fehlgeburten etwas mehr in den Fokus gerückt werden, dann freue ich mich darüber. Das Thema ist mir sehr wichtig, und ich denke, wenn mehr von uns Frauen wüssten, wie oft Fehlgeburten vorkommen, würde es viele von uns weniger schockieren, wenn sie selbst davon betroffen sind. Denn wir alle sitzen in einem Boot und sollten füreinander da sein. Durch das Teilen unserer Geschichten können wir das ein Stück weit tun – und deswegen bin ich gern ein Teil hiervon.

Steffi, 35

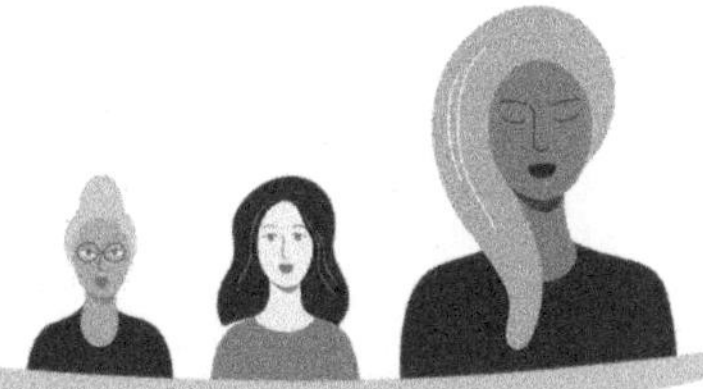

München

#Kinderwunschzentrum
#WiederholteFehlgeburten

Nach drei Jahren Behandlung in Kinderwunschzentren, elf Tattoos und sieben Fehlgeburten weiß ich vor allem eines: Man sollte jeden Moment seines Lebens genießen und auch beziehungsweise vor allem angesichts von Schicksalsschlägen auf sich selbst achten. Nach unserem dreijährigen Martyrium bin ich schließlich auf natürlichem Wege schwanger geworden und habe meine Tochter bekommen. Aktuell bin ich wieder schwanger und weiß, dass auch dieses Mal alles gut gehen wird. Doch bis zu dieser inneren Ruhe war es ein langer Weg.

Mit drei Schwestern bin ich in einer Großfamilie aufgewachsen und habe es geliebt. Auch heute noch sind meine Schwestern für mich wahnsinnig wichtig, und ich habe mir immer gewünscht, dass es meinen Kindern einmal genauso gehen wird. Mit meinem Mann bin ich schon sehr lange zusammen, aber der Kinderwunsch hatte lange keine Priorität für uns. Wir haben unser Leben genossen, viel mit Freunden unternommen, sind gereist, haben gefeiert und gearbeitet – bis im Freundeskreis langsam die ersten Babys auf die Welt kamen. So mit 28 klopfte dann auch bei mir der Kinderwunsch an, doch mein Mann war damals noch nicht so weit. Mit 29 habe ich ihn mit einem Augenzwinkern vor die Entscheidung gestellt, dass jetzt irgendwas passieren müsse: Heiraten oder Kinder. Er hat sich dann für die Kinder entschieden, und so habe ich im Mai 2015 die Pille abgesetzt.

Wir hatten keine Ahnung, was von da an auf uns zukommen sollte, aber als ich nach etlichen Monaten immer noch nicht schwanger wurde, ließen wir erste Untersuchungen machen. Sie alle brachten keine relevanten Ergebnisse. Wir seien so weit gesund, sollten auf unseren Lebensstil achten und wenig Alkohol trinken. Das führte zwar nicht zu einer Schwangerschaft, dafür aber dazu, dass ich meinen Mann auf Partys nach dem dritten Bier öfter mal von der Seite anging. Im Nachhinein total bescheuert, aber damals wurde ich zunehmend verzweifelter. 2016 wurden wir dann an das erste Kinderwunschzentrum überwiesen. Das war schon ein komisches Gefühl, aber andererseits war ich mir auch sicher, dass uns nun geholfen würde.

Nach einer Eileiterdurchgängigkeitsoperation folgte die erste Insemination, das ist eine Samenübertragung direkt in die Gebärmutter. Und das Wunder geschah: Ich wurde sofort schwanger! Wir waren wahnsinnig glücklich und dankbar, dass wir nun endlich eine Familie werden würden. Es hatte wohl nur einen kleinen Schubs gebraucht. Zwar hatte ich mich in dem Kinderwunschzentrum nie sonderlich wohl gefühlt, es glich schon sehr einer Massenabfertigung, aber der Erfolg gab dem Ganzen scheinbar recht. Der Ultraschall zeigte auch, dass alles so war, wie es sein sollte: Wir sahen das erste Mal einen Embryo mit schlagendem Herzen und konnten unser Glück kaum fassen.

Alles war gut ... bis zur zehnten Woche, als beim Ultraschall plötzlich kein schlagendes Herz mehr zu finden war. Die Erinnerung an den genauen Moment ist schon ziemlich verblasst, ich habe sie so gut es geht verdrängt. Doch ich weiß noch, dass ich weinend das Zentrum verließ und für mich eine kleine Welt zusammenbrach. Die ganze große Hoffnung – plötzlich wieder weg. Aber immerhin wusste ich nun, dass ich schwanger werden konnte, und trotz des Verlusts gab mir dieses Wissen Kraft.

Da die Schwangerschaft nicht von selbst abging, musste eine Ausschabung gemacht werden. Das hatte auch sein Gutes, durch die rasche Operation konnte ich einen Abschluss finden und meine eigene Form der Therapie beginnen. Ich flüchtete – das sollte ich in den kommenden Monaten öfter tun – und sei es nur übers Wochenende in den Urlaub. Nach jedem Schicksalsschlag versuchte ich, mir selbst etwas Gutes zu tun, mit schönen Reisen, Shopping und mehr und mehr auch mit Tattoos. Je mehr ich durchmachte, desto mehr Bilder zierten meine Haut. Diese hatten thematisch nichts mit dem Erlebten zu tun. Vielmehr waren es einfach schöne Motive, teils Tiere, und vor allem haben sie mich glücklich gemacht.

Dazu redete ich sehr viel mit Freunden und meiner Familie und ging von Anfang an offen mit dem Thema um. Ich glaube, das hat mich in dieser Zeit davor bewahrt, depressiv oder verrückt zu werden. Trotz all der schrecklichen Dinge, die wir durchlebten, habe ich immer versucht, das Schöne im Leben zu sehen und es mir zu bewahren. Auch mein Partner war eine große Stütze. Kurz nach der ersten Fehlgeburt machte er mir im Spanienurlaub einen Heiratsantrag, und noch im selben Jahr gaben wir uns das Ja-Wort. Während der ganzen Zeit hielten wir immer zusammen und stärkten uns gegenseitig. Auch dadurch habe ich es geschafft, trotz aller Tiefen weiter positiv durchs Leben zu gehen und mich nicht unterkriegen zu lassen. Denn leider sollte es nicht bei dieser einen Fehlgeburt bleiben.

Danach wechselte ich erst einmal zu einer ganz tollen Gynäkologin, bei der ich auch heute noch bin. Sie startete bei mir mit Zyklusmonitoring, doch als dies auch keinen Erfolg zeigen wollte, haben wir es 2017 parallel mit einem neuen Kinderwunschzentrum versucht.

Ich weiß noch genau, wie wir immer zu den Terminen gegangen sind. Wir mussten mit einem Aufzug ganz nach oben in das Gebäude fahren, und jedes Mal habe ich in der Kabine ein Selfie gemacht und an meine Schwester geschickt.

»Wieder einmal Zeit für den Walk of Shame« war mein Standardkommentar, denn genau so hat es sich angefühlt. Im Wartezimmer saßen lauter Paare, denen man genau angesehen hat, wie unwohl sie sich fühlten. Ich meine, niemand von denen saß da, weil er es gern tut. Man sitzt dort, weil man ein Problem hat. Und das fühlt sich ganz schön beschissen an.

In diesem Zentrum ließen wir eine Insemination und drei ICSIs, also künstliche Befruchtungen durchführen. Das sagt sich jetzt so schnell, aber jeder einzelne Eingriff, jede Stimulation brachte wochenlanges Spritzen und krasse Einschnitte in unser Leben mit sich. Teils musste ich im Restaurant auf die Toilette gehen und mir heimlich eine Spritze setzen, um den Eisprung zu einer bestimmten Uhrzeit auszulösen. In solchen Momenten kam ich mir vor wie eine Süchtige. Es war eine Tortur und immer ohne Erfolg, denn ich wurde einfach nicht mehr schwanger. Zu allem Übel kam noch hinzu, dass ich selbstständig und somit privat versichert bin. Aufgrund einer wirklich miesen Beratung landete ich bei einer Versicherung, die keinerlei Kosten unserer Kinderwunschbehandlungen übernahm. Das Ganze war also auch ein finanzieller Kraftakt. Zudem fiel ich durch die dauernden Behandlungen immer wieder aus und verdiente in der Zeit kein Geld. Doch noch schlimmer war der psychische Druck.

Gefühlt waren in unserem Freundes- und Bekanntenkreis mittlerweile alle schwanger, und ich merkte, wie ich langsam bei gewissen Themen ausgeschlossen wurde. Natürlich war es nicht immer leicht, aber ich bin trotzdem offensiv mit dem Thema umgegangen und habe auch meinen Freundinnen gesagt, dass sie keine Angst haben müssten, mir von ihren Schwangerschaften zu erzählen. Ich wollte nicht zu einer Aussätzigen werden, und das hat diese Offenheit glücklicherweise auch verhindert.

So oft es möglich war, haben wir kleine Auszeiten unternommen. Sind viel auf die Balearen gereist, vor allem nach Menorca. Dort habe ich schon als Baby meinen ersten Urlaub im Ferienhaus meiner Eltern verbracht, und die Insel ist für mich eine Art zweites Zuhause geworden. Wir haben viele Freunde dort, und die Momente, wenn wir mit einem Boot dem Sonnenuntergang entgegen gesegelt sind und ich einfach nur mit Ohrstöpseln und dröhnend lauter Musik in den Himmel gestarrt habe, waren die einzigen, in denen ich endlich einmal völlig abschalten konnte.

Denn generell brachte der Kinderwunschweg vor allem eines mit sich: Verzicht. Fernreisen waren tabu, genauso wie Alkohol. Und da immer irgendwie bereits der nächste Eingriff bevorstand, habe ich nicht nur eine Hochzeit im Freundeskreis verpasst. Aber das alles habe ich in Kauf genommen, denn auch ich wollte endlich mein Baby in den Armen halten.

Zwischendurch wurde ich tatsächlich noch einmal auf natürlichem Wege schwanger, doch mit einem sehr frühen Abgang. Also wechselten wir nach all den erfolglosen Versuchen wieder das Kinderwunschzentrum und kamen ins nächste zu einer sehr netten spanischen Ärztin. Auch hier ging der Marathon weiter. Der erste Versuch endete in einer Überstimulation, und im Monat darauf wieder mit einer sehr kurzen natürlichen Schwangerschaft.

Danach folgte eine ICSI mit Schwangerschaft und anschließender Fehlgeburt. Das glich schon immer einem echten Nervenkrieg. Die

Kinderwunschzentren möchten ja nicht, dass man selbst zu Hause einen Schwangerschaftstest macht. Stattdessen geht man zu einer Blutabnahme, die natürlich auch jedes Mal Geld kostet, und wartet dann auf den alles entscheidenden Anruf. Meist rief dann eine nette Dame an und verkündete im Erfolgsfall mit Euphorie in der Stimme die gute Nachricht: »Herzlichen Glückwunsch, Sie sind schwanger!«

Das sind natürlich genau die Worte, die man so sehr zu hören wünscht. Man ruft seinen Mann an, seine Mutter, feiert die Nachricht und rechnet sich den Geburtstermin aus. Zehn Tage später, nach einem erneuten Bluttest, kommt dann wieder ein Anruf. Dieses Mal mit großem Bedauern in der Stimme und der Information, dass sich der Embryo wohl nicht mehr weiterentwickelt habe und man leider mit einem Abgang rechnen müsse. Dann kommt die Beratung für den nächsten Eingriff.

Ich glaube, was man nie vergessen darf, ist, dass Kinderwunschzentren natürlich auch Unternehmen sind, und es im Endeffekt um Profit geht. Daran möchte man nicht denken, aber es ist nun mal die Wahrheit.

Auch wir machten weiter. Nach einer erneuten, dieses Mal erfolglosen ICSI, folgte eine weitere Überstimulation. Das klingt so harmlos, ist aber mit etlichen Schmerzen und einem aufgeblähten Bauch verbunden, der einen optisch in den sechsten Monat katapultiert. Nur leider ohne Happy End.

Anfang 2018 erfolgte die nächste ICSI, auch diese führte zu einer Schwangerschaft, die nicht bleiben wollte. Die Anzahl meiner Tattoos wuchs stetig, und meine Kreditkarte glühte nach jedem Schicksalsschlag vom Frustshoppen. Doch gemeinsam mit den kleinen Auszeiten und den vielen Gesprächen mit Freunden funktionierte meine selbst designte Therapie. Denn trotz des nicht enden wollenden Gefühlschaos ging es mir vergleichsweise gut.

Natürlich gab es immer wieder Zusammenbrüche, und jeder erneute Rückschlag traf mich mit Wucht, aber ich züchtete mir auch einen kleinen Panzer an und stumpfte fast ein wenig ab. Ich versuchte, mich auf die schönen Sachen zu konzentrieren und nicht in die Abwärtsstrudel hineinziehen zu lassen.

Ich verlor auch nie die Hoffnung. Einmal fragte mich meine Mutter, die selbst zwei Fehlgeburten gehabt hatte, warum ich mich so quälen würde. Ob denn nicht Adoption auch eine Möglichkeit für uns wäre. Das verstand ich überhaupt nicht. Ich antwortete ihr, dass ich ja ganz offensichtlich schwanger werden könne, dass ich es nur irgendwie schaffen müsse, die Schwangerschaften auch zu halten.

Auf Anraten der Ärztin ließen wir deswegen noch weitere Untersuchungen durchführen, um endlich herauszufinden, warum keine meiner Schwangerschaften bleiben wollte. Ein NK-Zytotoxitätstest brachte dann zutage, dass die Anzahl meiner »Killerzellen« stark erhöht sei. Mir wurde erklärt, dass diese Zellen meine Embryos angreifen würden und sie deswegen nicht weiterwachsen konnten. Das klang für mich logisch, und so bekam ich als Therapie Infusionen, die das künftig verhindern sollten. Dementsprechend optimistisch ging ich in die nächste ICSI, doch auch diese endete ohne intakte Schwangerschaft.

Zu dieser Zeit sprach meine Mutter mich an, ob ich nicht einmal einen Termin bei ihrer Schamanin, die gleichzeitig eine Freundin der Familie war, machen wolle. Sie hätte ihr auch sehr geholfen und einen Versuch sei es doch wert. Ich bin nun wirklich kein alternativer oder gar esoterischer Mensch und fand den Vorschlag, eine Schamanin aufzusuchen, erst mal absurd. Doch ich war so verzweifelt und hatte langsam keine Ahnung mehr, was ich noch probieren sollte, dass ich beschloss, der Sache eine Chance zu geben. Im Vergleich zu allen anderen Strohhalmen, nach denen wir griffen, war das auch relativ unkompliziert. Zunächst telefonierte ich nur mit der Schamanin. Sie hatte eine sehr angenehme Stimme, und ich muss sagen, auch das Gespräch war sehr sympathisch. Bei dem Begriff »Schamanin« stellt man sich vielleicht eine etwas unheimliche alte Frau mit weißen Haaren in fließenden Gewändern vor, aber schon auf ihrer Homepage konnte ich sehen, dass dieses Vorurteil auf »meine« Schamanin nicht zutraf. Sie war eine ganz normale, gepflegte Erscheinung und machte keineswegs einen »verrückten« Eindruck.

Während des Gesprächs nahm sie Kontakt zu meiner Seele auf und arbeitete an den Killerzellen. Danach meinte sie, ich müsse mir deswegen keine Gedanken mehr machen. Das klingt jetzt total absurd, und ich hatte auch keine Ahnung, wie das bitte funktionieren sollte. Doch so unglaublich wie es klingt, bei der nächsten Untersuchung kam heraus, dass sich die Zellen rapide verringert hatten. Dennoch verlief die nächste ICSI wieder erfolglos. Parallel fing ich dann mit Akupunktur an, während die spanische Ärztin im Kinderwunschzentrum mir vorschlug, in einer Klinik in Valencia weiterzumachen. Dort hätte man andere rechtliche Möglichkeiten und könne prüfen, ob mein Einnistungsfenster verschoben sei. Es sollte also alles noch ein bisschen extremer werden mit den Eingriffen. Das war für mich eine Art Wake-up-Call, und gleichzeitig wusste ich: Jetzt reicht's! Ich wollte diesen Marathon nicht mehr weiterrennen.

Stattdessen blieb ich bei der Akupunktur und machte eine persönliche Sitzung bei der Schamanin aus, denn irgendwie hatte ich das Gefühl, dass sie mir guttat. Der Termin war die pure Entschleunigung. Sie nahm mich mit auf eine Gedankenreise, und gemeinsam gingen wir einen imaginären Weg. Ich habe sehr viel geweint während der Sitzung, und gleichzeitig konnte ich loslassen. Ihre beruhigende Stimme, im Hintergrund ein Trommeln und vor meinem inneren Auge ein Wald mit einer Lichtung und einem goldenen Strahl, der mich umgab. Ich habe mich warm und aufgehoben gefühlt. Zwischendrin musste ich auch mal lachen, vor allem wenn die Schamanin an meiner Gebärmutter gearbeitet und getrommelt hat, aber es war einfach eine schöne, freundliche Atmosphäre. Zum Abschluss der Sitzung meinte sie zu mir, dass ich mich entspannen, alle Medikamente weglassen und mein Leben genießen solle. Auf mich würden drei Seelen warten, doch nur diese selbst würden entscheiden, wann sie so weit seien, zu mir zu kommen. Nicht ich könne dies bestimmen. Und dass die erste Seele, die zu mir kommen würde, ein Mädchen sei. Ich war etwas skeptisch, wie sie so etwas sehen könne, schließlich war ich ja noch nicht einmal schwanger, aber gleichzeitig gab es mir auch eine wunderbare, lange nicht gespürte, innere Ruhe.

Ich setzte also alle Medikamente ab und ging nur noch zur Akupunktur. Wir versuchten es von da an wieder nur auf natürlichem Wege, zwar schon nach Kalender, aber ohne Kinderwunschzentrum. In unserem großen Sommerurlaub war ich dann auch tatsächlich überfällig. Doch später bekam ich eine sehr heftige Blutung. Zurück in Deutschland stellte meine Ärztin fest, dass zwar wieder eine Einnistung stattgefunden hatte, die dann aber abgegangen war. Es war wie eine nicht enden wollende Dauerschleife. Schwanger, Abgang, schwanger, Abgang. Ich konnte nicht mehr.

Um Abstand zu gewinnen, fuhr ich zu meiner kleinen Schwester nach Berlin. Dort hatte ich dann meinen größten Zusammenbruch. Ich glaube, sie und ihr Freund hatten schon fast Angst, dass ich mich gleich aus dem Fenster stürzen würde. Ich saß auf ihrer Couch – und auf einmal kam einfach alles raus. Ich weinte so, wie ich noch nie in meinem Leben geweint hatte. Im Nachhinein glaube ich, das war eine Art Reinigung, bei der der ganze alte Ballast abfiel. Daraufhin ließ ich mir mein wohl wichtigstes Tattoo stechen. Sieben kleine Punkte, für jede Fehlgeburt einer und dahinter ein Kreuz. Dieses Kreuz sollte das Ende markieren. Ich wollte nicht mehr leiden. Ab jetzt sollte es bergauf gehen.

Und das ging es dann endlich auch. Im nächsten Monat waren wir auf einer Hochzeit in Österreich eingeladen. Seltsamerweise schmeckte mir der Alkohol an dem Abend nicht mehr. Am 5. Dezember, zurück zu Hause, machte ich einen Schwangerschaftstest – er war positiv. Ich rief die Schamanin an, und sie meinte nur, mach dir keine Sorgen, dieses Baby bleibt. Ich kann es nicht logisch erklären, aber es war so. Ich war während der ganzen Schwangerschaft und bei jeder Untersuchung angstfrei, hatte eine totale Ruhe in mir und brachte neun Monate später unsere Tochter gesund zur Welt.

Heute ist sie 20 Monate alt, und ich bin gerade wieder in der zwölften Woche schwanger. Die Schamanin hatte mir vorhergesagt, dass sich als Nächstes ein Junge auf den Weg zu uns machen würde, und gerade haben wir Bescheid bekommen, dass es tatsächlich so ist. Auch er ist auf natürliche Weise entstanden. Ich wurde wieder nicht sehr schnell schwanger, aber genau dann, als wir nicht damit gerechnet haben.

Ich weiß, dass mein Weg und meine Art der Selbsttherapie sicher nicht eins zu eins auf andere übertragen werden können. Aber wenn mich jemand in der Situation um einen Tipp bitten würde, dann ist mein Mantra der Wahl: »Genieße dein Leben!«

Genieße jeden Moment bewusst, und lass es dir gut gehen. Kümmere dich um dich selbst, und belohne dich, vor allem auch nach Rückschlägen.

Das Reden mit Menschen, die einem nahestehen, ist Gold wert. So hat unser ganzer Leidensweg auch meinen Mann und mich noch mehr zusammengeschweißt. Für mich war er immer mein Fels in der Brandung. Er hat mich getröstet, wenn ich weinen musste, und hat mir den Rücken freigehalten, wenn alles zu viel wurde. Auch ihn hat das Ganze natürlich sehr mitgenommen, aber um mich zu stärken, hat er seinen eigenen Schmerz nie wirklich nach außen gezeigt. Das Schöne ist, dass wir am Ende beide mit unserer Tochter belohnt wurden und wenn ich heute seine leuchtenden Augen sehe, wenn er unsere Kleine anschaut, dann weiß ich, dass es das alles wert war.

Trotzdem denke ich, was das Thema Kinderwunschzentren angeht, muss man sich immer den Einzelfall ansehen. Für Paare in einem fortgeschrittenen Alter oder Paare mit Diagnose ist es oft der einzige Weg. Für mich war es vielleicht eher ein Umweg, aber hinterher ist man immer schlauer.

Mir ist auch klar, dass die Arbeit mit einer Schamanin nicht für jeden das Richtige ist. Ich kann nur erzählen, wie es für mich war und wie sie mir geholfen hat. Ich glaube, es ist ganz allgemein wichtig, neuen Dingen gegenüber aufgeschlossen zu sein, besonders wenn man nicht mehr weiß, wie es weitergehen soll. Mir hat es die innere Ruhe gegeben, die ich vorher nicht finden konnte.

Doch natürlich hat dieser ganze lange Weg mit all seinen Rückschlägen auch Spuren hinterlassen. Selbst jetzt kommen mir bei der Erinnerung immer mal wieder die Tränen. Doch das ist in Ordnung. Das, was ich erlebt habe, war oft genug furchtbar. Doch trotzdem bin ich gestärkt daraus hervorgegangen. Und wenn ich das schaffe, dann schaffen das andere Frauen da draußen auch. Und das sollten sie niemals vergessen.

Bianca, 31

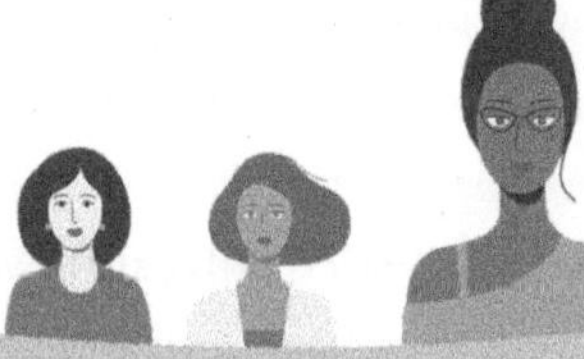

Wolfsburg

#MissedAbortion
#Sternenbestattung

Uns war immer klar, dass unsere Tochter kein Einzelkind bleiben sollte. Aber wie das so ist, stehen immer erst mal andere Dinge an. Bei uns vor allem der Hausausbau, denn wir mussten zuerst Platz für ein zweites Kind schaffen. Und eines Tages wacht man dann auf und merkt, dass schon ganz schön viel Zeit ins Land gegangen ist und der Altersunterschied immer größer wird. Als die Große 2019 dann fünf Jahre alt war, wussten mein Mann und ich, dass es nun so weit sein sollte, und ich setzte die Pille ab.

Wir hatten riesiges Glück, und ich wurde relativ schnell wieder schwanger, was bei uns natürlich große Freude ausgelöst hat. Die wurde beim ersten Termin bei meinem Frauenarzt allerdings bereits etwas getrübt. Es muss die achte Woche gewesen sein, und man konnte zwar eine Fruchthöhle mit Embryo erkennen, doch mein Arzt meinte, dass der Dottersack etwas vergrößert sei. Zuerst hat mir das nicht wahnsinnig viel gesagt, aber wie es so ist, man fängt natürlich an zu googeln. Und mit jedem Eintrag, den ich online gefunden habe, ist die Angst in meiner Brust ein kleines Stückchen gewachsen. Denn dass ein zu großer Dottersack kein gutes Zeichen ist, wurde mir schnell klar. Doch mein Mann und ich sind aus Prinzip positiv denkende Menschen und versuchen, uns nie verrückt zu machen. So haben wir es auch damals gehandhabt.

Meine erste Schwangerschaft war völlig unkompliziert, und eigentlich habe ich dadurch auch nicht unbedingt damit gerechnet, dass nun bei der zweiten etwas schiefgehen könnte. Deswegen haben wir uns immer wieder gesagt, dass bei der nächsten Untersuchung sicher alles gut sein und der Dottersack sich verkleinert haben würde. Ich muss dazu sagen, dass wir im Familien- und Freundeskreis vorher nie mit Fehlgeburten zu tun hatten, zumindest wussten wir von keinen und waren auch deswegen nicht wirklich vorbereitet darauf, dass etwas Schlimmes passieren könnte.

Trotzdem saßen wir beim nächsten Termin mit einem etwas mulmigen Gefühl im Wartezimmer. Mein Mann hatte wohl eine Art sechsten Sinn und darauf bestanden, dass er mitkommen wollte. Da mir die Untersuchung mit dem vaginalen Ultraschall nicht so angenehm war, hielt sich meine Begeisterung darüber zu Beginn etwas in Grenzen. Im Nachhinein bin ich einfach nur froh und dankbar. So konnten wir uns schon im Wartezimmer gegenseitig Kraft geben und Mut zusprechen. Wir saßen da so nebeneinander und warteten, dass der Arzt uns aufrufen würde. In der Hand hielt ich eine Willkommensbox, mit kleinen Geschenken und Infomaterial für die Schwangerschaft, die jede Schwangere von den Sprechstundenhilfen überreicht bekommt. Als plötzlich die Tür aufging und statt des Arztes die Mutter meiner Schwägerin den Raum betrat, versteckte ich die Box schnell. Vielleicht hatte mein Unterbewusstsein mir schon einen Tipp gegeben, jedenfalls wollten wir die frohe Botschaft von der Schwangerschaft in diesem Moment auf keinen Fall verkünden.

Als wir dann ins Untersuchungszimmer durften, war meine Nervosität ganz schön gewachsen. Inzwischen war ich ja in der neunten Woche und wusste von meiner ersten Schwangerschaft, dass man jetzt einen Herzschlag sehen sollte. Das Erste, was mein Gynäkologe auf dem Bildschirm sah, war eine gute Nachricht. Er teilte uns mit, dass sich der Dottersack verkleinert habe, und ich atmete tief durch. Ein Hauch von Erleichterung durchströmte mich, und mein Herz schlug einen Ticken ruhiger.

Dann schallte der Arzt weiter. Und schallte und schallte. Ich starrte auf den Monitor und suchte ihn nach dem blinkenden Herz ab, doch ich konnte kein Blinken finden. Je länger ich schaute und je länger mein Arzt still blieb, desto kälter wurde es mir, und die Erkenntnis überkam mich schließlich, noch bevor der Arzt etwas sagte. Ich konnte keinen Herzschlag sehen, weil es keinen Herzschlag mehr gab. Das Herz meines Babys hatte aufgehört zu schlagen. Mein Baby lebte nicht mehr.

Als der Arzt dann auch aussprach, dass es ihm sehr leidtue, aber dass er keinen Herzschlag mehr finden könne, wurde es für mich endgültig zur Gewissheit. Er erklärte uns dann, dass sich der Embryo bereits verkleinert hätte und somit wohl schon ein paar Tage tot war. Das war noch mal ein Schlag ins Gesicht, und ich war einfach nur froh, in diesem Moment meinen Mann an meiner Seite zu haben. Es passierte gerade etwas unfassbar Schlimmes, aber ich war wenigstens nicht allein.

Der Arzt riet uns dann, sofort eine Ausschabung im Krankenhaus machen zu lassen. Normalerweise hätte er den Eingriff auch selbst durchführen können, aber da er in Urlaub gehen würde, gab es diese Option für uns nicht.

Erst im Nachhinein habe ich erfahren, dass es auch andere Möglichkeiten gegeben hätte. Dass ich hätte abwarten können und das Kind auf natürliche Art und Weise oder mithilfe von Tabletten gebären hätte können. Sicher wäre es gut gewesen, dies zu wissen. Andererseits muss ich sagen, dass ich glaube, die schnelle Operation war für mich besser, um damit abschließen zu können. Denn wenn ich heute darüber nachdenke, dass ich mein Kind, egal wie klein es damals war, hätte tot zur Welt bringen müssen, ich glaube nicht, dass mir das gutgetan hätte. Abgesehen davon, dass es mit vielen Schmerzen und viel Blut einhergegangen und sicher ein kleines Trauma gewesen wäre.

Doch in dem Moment nach dem Arzttermin wollte ich alles einfach nur möglichst schnell hinter mich bringen und ohne Umwege ins Krankenhaus nach Wolfsburg fahren. Ich hätte am liebsten niemandem Bescheid gegeben, sondern wäre einfach nur still den nächsten Schritt gegangen. Aber natürlich mussten wir uns um die Versorgung unserer Tochter kümmern, denn mein Mann hat mich in dieser schweren Situation nicht allein gelassen, sondern mich ins Krankenhaus begleitet. Er hat dann alles organisiert und meine Schwiegermutter angerufen, die die Kleine versorgt hat. So wusste sie dann auch gleich Bescheid, dass wir unser Baby verloren hatten und wie es in einer Großfamilie üblich ist, hat sich das sehr schnell herumgesprochen. Im Nachhinein erfuhr ich so, dass ich mitnichten die Erste in der Familie mit einer Fehlgeburt war. So viele erzählten mir später, dass sie dasselbe erlebt hatten. Aber das wusste ich zu dem Zeitpunkt natürlich noch nicht.

Im Auto kamen mir dann das erste Mal die Tränen. Ich bin kein Mensch, der viel weint, aber mich überkam eine so große Traurigkeit, dass dieses kleine Wesen, dieses absolute Wunschkind, uns nun so früh verlassen hatte. Und trotz dieser traurigen Gewissheit habe ich mich selbst dabei ertappt, wie ich bei den anschließenden Untersuchungen im Krankenhaus gehofft habe, dass doch noch einer der Ärzte einen Herzschlag finden würde. Was natürlich leider keiner getan hat.

Mein großes Glück war, dass ab jetzt alles wahnsinnig schnell ging. Unser Termin beim Frauenarzt war am Vormittag gewesen, mittags waren wir schon in der Klinik, und nachdem ich nach den Untersuchungen mein Zimmer bezogen habe, wurde ich auch schon abgeholt und in den OP gebracht. Für andere Frauen wäre das vielleicht alles zu schnell gegangen. Für mich war es genau richtig. Ich hatte keine lange Zeit, um nachzudenken, was jetzt passieren würde. Es folgte einfach ein Schritt nach dem anderen, und es gab keinen Stillstand. Vielleicht klingt es merkwürdig, aber das hat mir in dem Moment gutgetan.

Die Ausschabung fand unter Narkose statt, und als ich wieder zu mir kam, hatte ich keine Schmerzen. Die Ärzte befürchteten allerdings, dass ich mehr bluten könnte als üblich, weil sie sehr tief ausschaben mussten, und wollten mich deswegen eine Nacht zur Beobachtung in der Klinik behalten. Zurück auf meinem Zimmer hatte ich wieder Glück, denn die Station der Gynäkologie war voll, und so kam ich weit weg von den schwangeren Patientinnen und Müttern auf die HNO-Station. Das Zimmer teilte ich mit einer Frau, die aus dem gleichen Dorf wie ich kam, und wir haben uns über Gott und die Welt unterhalten und wer wen aus dem Ort kennt, aber nicht über die Fehlgeburt. So hatte ich den Rest des Tages und den Abend über viel Ablenkung. Erst nachts kamen die Gedanken hoch.

Warum ist ausrechnet mir das passiert?

Was habe ich falsch gemacht?

Zeitgleich und fast in derselben Schwangerschaftswoche erwartete eine Schwägerin von mir ein Kind. Natürlich schämt man sich für solche Gedanken, aber ich habe mir schon die Frage gestellt, warum ist sie noch schwanger und ich nicht? Warum bekommt sie im März ihr Baby und meines ist tot?

Man will so etwas nicht denken, aber man kann nicht anders. Man hadert einfach mit der Welt und der Ungerechtigkeit. Es ist wohl kaum verwunderlich, dass ich sehr froh war, als die Nacht vorbei war und der Tag wieder Ablenkung gebracht hat.

Ich glaube, dass ich es in dieser akuten Phase durch die Ablenkung geschafft habe, einfach stur durch die Situation hindurch zu gehen und die ganze Dramatik dahinter zu verdrängen. Das hat mir sehr geholfen. Ich bin ein pragmatischer Mensch und versuche, nicht mit Dingen zu hadern, die ich sowieso nicht ändern kann. Dadurch, dass meine Verzweiflung durch die ganze Ablenkung nicht richtig an die Oberfläche kommen konnte, bin ich nicht so tief gefallen, wie es ansonsten wahrscheinlich der Fall gewesen wäre. Auch zu Hause hat mir die Ablenkung wahnsinnig geholfen. Da ich keine starken Blutungen hatte, konnte ich am nächsten Tag heimgehen und mich um meine Große kümmern.

Von der Schwangerschaft hatten wir ihr glücklicherweise noch nichts erzählt, und so wusste sie nur, dass Mama wegen einer Sache im Bauch im Krankenhaus war. Sie hätte das alles auch noch gar nicht verstanden und wäre mit Sicherheit überfordert gewesen, wie jedes Kind in dem Alter. Für mich war es ein Segen, dass ich mich um meine quirlige Tochter kümmern musste, denn so konnte ich mich nicht verkriechen. Das Leben musste weitergehen – und es ging weiter.

Ich musste rausgehen, auf den Spielplatz, an die Luft und unter andere Mütter. Ich weiß nicht, was ich getan hätte, wäre meine Tochter nicht da gewesen. Ich denke schon, dass ich mich deutlich mehr verkrochen hätte und tiefer reingefallen wäre in den Schmerz. Aber natürlich kam er auch trotz aller Ablenkung immer wieder hoch. Ich habe sehr viel mit meinem Mann gesprochen und in den Gesprächen viel geweint. Auch für meinen Mann war es eine schlimme Zeit. Schließlich haben wir beide unser Kind verloren, nicht nur ich. Natürlich musste ich zwar all das Körperliche ertragen mit der Ausschabung und allem. Aber gefühlsmäßig waren wir beide gleich betroffen, und das hat uns noch mehr zusammengeschweißt.

Das Krankenhaus hat uns angeboten, an einem Begräbnis teilzunehmen. Erst hat mich der Gedanke, auf den Friedhof zu gehen und mein totes Kind zu begraben, völlig geschockt und abgeschreckt. Ich habe gar nicht verstanden, wie ich mir das konkret vorzustellen habe. Allerdings wurde mir dann erklärt, dass dies ein festes Ritual für alle Eltern, die das gern möchten, sei. Einmal im Quartal wird eine Beerdigung mit allen Fehlgeburten zelebriert. Unter einem großen Baum auf dem Friedhof stehen mehrere Steine mit Jahreszahlen und jeweils Feldern mit den Quartalen. Am Ende eines Quartals können alle betroffenen Familien an einer Zeremonie teilnehmen. Für jedes Kind wird eine Kerze angezündet, und jede Familie bekommt zwei gehäkelte Schmetterlinge. Einen legt die Familie in das Grab, den anderen und die Kerze kann sie mit nach Hause nehmen.

Mein Mann und ich haben gemeinsam an der Zeremonie teilgenommen und dort unseren ganz persönlichen Abschluss finden können. Der Schmetterling und die Kerze stehen heute bei uns im Wohnzimmer und erinnern uns an unser Baby, das nie geboren wurde. Bisher hat unsere Tochter noch nicht nach der Bedeutung des Schmetterlings gefragt. Wer weiß, sollte sie eines Tages fragen, werde ich ihr erklären, was es damit auf sich hat. Bis dahin bleibt die Bedeutung unser kleines Geheimnis, das nur mein Mann und ich kennen.

Mittlerweile haben wir ein gesundes zweites Kind bekommen. Unser Sohn ist heute sieben Monate alt. Die Fehlgeburt wurde damals am

9. August 2019 erkannt und am 23. Dezember 2019 habe ich wieder einen positiven Schwangerschaftstest in den Händen gehalten. Doch obwohl ich mich natürlich wahnsinnig über dieses Weihnachtsgeschenk gefreut habe, hatte ich auch riesige Angst. Ich habe mich kaum zum Arzt getraut. Erst im Laufe des Januars habe ich einen Termin ausgemacht, zu groß war die Angst, er könnte wieder etwas entdecken, das nicht stimmt.

Auch heute noch ist es für mich komisch, dass in meinem Mutterpass die Bemerkung steht »3 Schwangerschaften, 2 Geburten«. Es ist komisch zu wissen, dass ich eines meiner Babys nicht auf die Welt bringen konnte. Auch als ich erfahren habe, dass ich nun einen Sohn bekomme, kamen wieder komische Gedanken auf. Ich hatte bei meiner zweiten Schwangerschaft das Gefühl, dass es ein Mädchen wird, habe mir aber sehr einen Jungen gewünscht. Vielleicht zu sehr? Kam deswegen mein zweites Baby nicht zu mir?

Aber eigentlich weiß ich, dass solche Gedanken absoluter Blödsinn sind. Denn keine von uns kann etwas dafür. Zumindest wenn sie nicht gerade Drogen oder viel Alkohol in der Schwangerschaft zu sich nimmt. Wir können noch so gesund sein und leben, wir haben es aber nicht in der Hand, ob eine Schwangerschaft eben gut geht oder nicht. Mein Mann und ich fragen uns auch manchmal, ob es nicht vielleicht sogar ein Segen war, dass wir das Baby damals schon in der neunten Woche verloren haben. Denn natürlich war es furchtbar, aber wir konnten es verarbeiten. Hätten wir das Baby vielleicht erst in der 34. Woche verloren, weiß ich nicht, ob wir das so gut geschafft hätten.

Auf jeden Fall sehe ich jede Schwangerschaft als Geschenk an. Es ist wunderbar, schwanger zu sein und ich kann mir auch gut vorstellen, noch ein Kind zu bekommen.

Natürlich sind die Ängste größer, wenn man erlebt hat, dass eine Schwangerschaft auch schiefgehen kann. Aber heute weiß ich, dass so etwas passieren kann, und auch sehr vielen Frauen passiert. Und was noch wichtiger ist, ich weiß, dass das Leben trotzdem weitergeht und dass wir stark genug sind, auch mit Schicksalsschlägen wie einer Fehlgeburt umzugehen. Denn unsere positive Lebenseinstellung, die haben wir niemals verloren. Und unser Schmetterling wird, egal was noch kommen mag, immer ein Teil unseres Lebens sein.

Nadine, 29

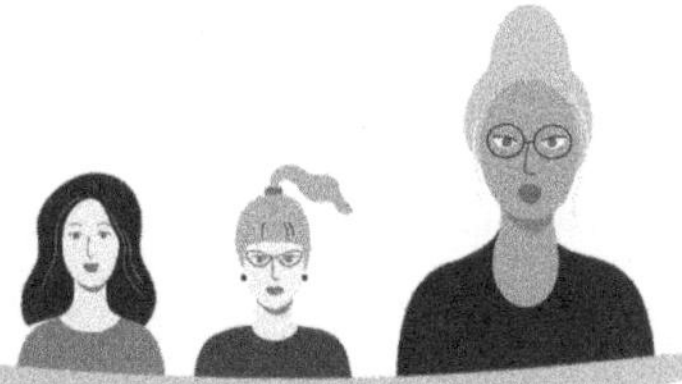

Bocholt

#Ausschabung
#ZurückinsLebennachFehlgeburt

Kinder haben mir schon immer viel bedeutet. Das ist auch der Grund dafür, dass ich Heilerziehungspflegerin in einer Kindertagesstätte geworden bin. Unabhängig von meiner Berufswahl, war mir auch immer klar, dass ich einmal eigene Kinder haben möchte. Nicht ganz so klar war mir, dass der Weg dorthin ganz schön steinig sein kann. Nach meiner Fehlgeburt war vor allem der Weg zurück ins normale Leben und in den Job eine große Herausforderung für mich. Auch wenn das weniger an den Kindern als viel mehr an den Müttern lag, aber dazu später mehr.

Der erste konkrete Kinderwunsch meldete sich bei mir an, als eine gute Freundin schwanger wurde. Allerdings war ich damals noch in der Ausbildung, weswegen mein Freund und ich das Thema erst mal nach hinten schoben. 2017 heirateten wir, Mitte 2018 setzte ich dann die Pille ab, und wir legten los. Zunächst sah alles gut aus, denn ich bekam gleich wieder meine Periode, obwohl ich die Pille zuvor sehr lange genommen hatte. Bei Freundinnen hatte ich erlebt, dass das teils sehr lange dauern konnte. Doch der anfängliche Optimismus sollte sich nicht fortsetzen, denn Zyklus um Zyklus verging, und ich wurde einfach nicht schwanger.

2019 ging ich deswegen zu meiner Frauenärztin, die mir daraufhin das Hormonpräparat Clomifen verschrieb, um meinen Eisprung auszulösen. Doch obwohl ich engmaschig zum Kontrollultraschall ging, konnte die Ärztin nie Follikel bei mir finden, anscheinend fand einfach kein Eisprung statt. Da meine Gynäkologin meinte, damit sei sie mit ihren Mitteln am Ende, suchten wir uns daraufhin eine Kinderwunschklinik.

Die Ärzte dort rieten mir, vor einer Behandlung erst Gewicht zu verlieren, da dies die Erfolgsaussichten steigern würde. Das war genau die Motivation, die ich gebraucht hatte. Von da an gingen mein Mann und ich zweimal die Woche ins Fitnessstudio und stellten unsere Ernährung um. In den nächsten Monaten nahm ich zwanzig Kilogramm ab. Parallel dazu fingen wir an, uns über das Thema Adoption und Pflegekinder zu informieren. Wir konnten uns gut vorstellen, diesen Weg zu gehen, sollte es bei uns mit eigenen Kindern nicht klappen. Anscheinend hat das bei uns so sehr den Druck herausgenommen, dass ich im November 2019 auf natürlichem Wege schwanger wurde! Ich konnte es kaum fassen, als ich am 25.11. den positiven Schwangerschaftstest in meinen Händen hielt. Ich weiß es noch so genau, als ob es gestern gewesen wäre.

Meine Periode bleib aus, und als ich mittags Feierabend hatte, besorgte ich mir gleich einen Test. Mir sind fast die Augen aus dem Kopf gefallen, als ich die zwei Striche sah, und auch mein Mann freute sich riesig. Wir sind noch am gleichen Tag nachmittags zum Arzt gefahren, um einen Bluttest machen zu lassen. Als am nächsten Tag der Anruf mit dem Ergebnis kam, dass mein HCG-Wert die Schwangerschaft bestätigte, schwebte ich wie auf Wolken.

In der sechsten Schwangerschaftswoche konnten wir beim Ultraschall das erste Mal den Herzschlag sehen. Mein Mann und ich starrten beide auf den Bildschirm und hatten Tränen in den Augen. Nach zwei Jahren vergeblicher Versuche sahen wir nun endlich das Herz unseres Babys schlagen – es war ein wunderbarer Moment.

Zwei Wochen später, es war inzwischen kurz vor Weihnachten, hatten wir noch einen Termin zum Ultraschall bei einem Arzt, der auf Kinderwunsch spezialisiert war. Auch hier durften wir das Herz wieder schlagen sehen. Allerdings dämpfte der Arzt unsere Freude, indem er uns mitteilte, dass der Embryo nicht ganz so gewachsen war, wie er sollte. Er meinte aber, dass dies nichts Schlimmes bedeuten müsse, da viele Babys oftmals erst später einen Wachstumsschub hinlegen würden. Allerdings gelte bis zur zwölften Woche immer das Alles-oder-nichts-Prinzip und er könne uns nichts versprechen.

Ich war total verunsichert und bekam große Angst. Auf keinen Fall wollte ich das Baby, auf das ich so lange gewartet hatte, nun schon wieder verlieren. Zu Hause rief ich meine Hebamme an und fragte sie, ob ich mir Sorgen machen müsse. Auch sie erklärte mir, dass es oft Wachstumsschübe gebe, aber man nichts garantieren könne. Sie meinte, wenn ich auf Nummer sichergehen wolle, solle ich noch mal zu einem Ultraschall ins Krankenhaus fahren. Am 23. Dezember machten wir genau das, denn die Ungewissheit ließ uns keine Ruhe.

Doch wieder war ein Herzschlag zu sehen, und auch wenn die Ärztin meinte, dass die Fruchthöhle etwas zu klein sei, waren wir beruhigt und hofften auf den ersehnten Wachstumsschub über Weihnachten. In der Klinik wurde mir nochmals Blut abgenommen, um den HCG-Wert zu testen, und wir wurden mit der Info, dass erst mal alles in Ordnung sei, entlassen. Später googelte ich den Wert und fand heraus, dass er eigentlich schon zu niedrig war. Ich denke, die Ärzte wollten uns so kurz vor Weihnachten einfach nicht die Hoffnung nehmen.

Wir versuchten also, positiv zu bleiben und uns zu freuen. So verkündeten wir an Heiligabend unserer Familie die frohe Botschaft, dass wir im nächsten Jahr ein Baby bekommen würden. Natürlich löste diese Weihnachtsüberraschung große Freude aus, und wir feierten kurz darauf in Vorfreude auf ein besonderes Jahr Silvester.

Am 6. Januar hatte ich den nächsten Arzttermin. In der Nacht vorher beschlich mich ein ungutes Gefühl. Irgendwie ahnte ich, dass der Tag keine guten Nachrichten mit sich bringen würde. Ich bat meinen Mann, mich in die Praxis zu begleiten. Er kam auch mit in den Untersuchungsraum und gespannt warteten wir beide darauf, was der Ultraschall zeigen würde. Ziemlich schnell erklärte uns der Arzt mit ernster Miene, dass er leider keinen Herzschlag mehr finden könnte und dass der Embryo in der sechsten Woche einen Wachstumsstop gemacht hätte. Jegliche Hoffnung war mit einem Schlag weg.

Für mich brach mit dieser Nachricht meine Welt zusammen. Die Tränen liefen mir unentwegt die Wangen herunter, ich konnte sie nicht mehr stoppen. Der Arzt ließ uns dann allein und meinte, wir könnten uns noch einen Moment im Untersuchungszimmer nehmen, bevor wir zu ihm ins Besprechungszimmer kommen. Wir hielten uns dort einfach nur fest und weinten beide.

Im Gespräch erklärte uns der Arzt dann, dass es zwei Möglichkeiten geben würde. Wir könnten entweder warten, bis der Embryo von allein abgeht oder ins Krankenhaus zu einer Ausschabung fahren. Ich hatte die Horrorvorstellung vor Augen, wie ich zu Hause auf die Toilette ging und dort mein Kind verlor – das wollte ich auf keinen Fall erleben. Also entschied ich mich für das Krankenhaus.

Direkt im Anschluss fuhren wir zur Anmeldung in die Klinik und bekamen einen Termin für den nächsten Tag. Wir waren wie im Tunnel und wussten gar nicht recht, wie uns geschah. Es war alles so unwirklich, und die Gedanken in unserem Kopf überschlugen sich. Am Abend waren wir eigentlich bei einem Freund meines Mannes zu seiner Geburtstagsfeier eingeladen. Nach langem Überlegen entschlossen wir uns tatsächlich hinzugehen, damit wir zu Hause nicht verrückt wurden. Mein Mann konnte sich so etwas von seinen Freunden ablenken lassen, und ich fuhr zur Frau des Freundes, die mit den Kindern daheim geblieben war. Auch sie hatte vor einigen Jahren eine Fehlgeburt gehabt, und es tat wirklich gut, mit ihr zu sprechen. Sie konnte verstehen, was ich gerade durchmachte und ihr Beispiel zeigte mir, dass es auch nach einer Fehlgeburt weitergehen konnte.

Aber erst mal hatten wir das Schlimmste noch vor uns. Die Nacht war einfach nur schrecklich. Ich hatte furchtbare Bauchschmerzen und die ganze Zeit Angst, dass mein Körper den Embryo jetzt schon abstoßen könnte. Um halb acht morgens waren wir dann in der Klinik. Mein Mann durfte glücklicherweise bei mir bleiben. Gemeinsam warteten wir in einem Doppelzimmer mit einer anderen Frau. Auch sie sollte heute eine Ausschabung erhalten, und sie war mit dieser Situation ganz allein. Ich war umso dankbarer, dass ich meinen Mann an meiner Seite hatte. Aber die Wartezeit war dennoch zermürbend. Gleich morgens bekam ich Tabletten, die den Muttermund weichmachen sollten, und zwei Stunden später sollte ich in den OP kommen.

Ich versuchte, etwas zu schlafen und zu lesen. Mit eher mäßigem Erfolg. Nach zwei Stunden hieß es, dass es noch etwas dauern würde. Eine Stunde später wurde uns gesagt, dass ich gegen zwölf Uhr dran sein würde. Etwas später ging die Tür wieder auf, und die Uhrzeit wurde auf 14 Uhr korrigiert. Da ich die ganze Zeit weder essen noch trinken dufte, kam ich zwischenzeitlich an den Tropf, um einer Dehydration vorzubeugen.

Natürlich wurde es auch nicht 14 Uhr, der Termin verschob sich stattdessen Stunde um Stunde um ein weiteres Stückchen nach hinten. Die Frau im Bett neben mir sollte direkt vor mir dran sein, und auch sie ließ den Kopf immer mehr hängen, wenn sich die Zimmertür wieder öffnete und die nächste Verzögerung verkündet wurde.

Gegen 18 Uhr musste ich auf Toilette gehen. Die ganze Zeit hatte ich schon Angst gehabt, dass sich aufgrund der Tabletten dabei etwas lösen könnte. Wir mussten auch immer in eine Bettpfanne pinkeln, falls etwas mitkommen würde, das später untersucht werden könnte. Dieses Mal konnte ich tatsächlich spüren, dass etwas mitkam. Es war ein total surreales Gefühl, denn meine größte Angst wurde gerade Realität. Ich schaute extra nicht nach, klingelte nur nach der Schwester, die schließlich bestätigte, dass der Embryo wohl gerade abgegangen war. Daraufhin wurde ein Ultraschall gemacht, der aber zeigte, dass noch Reste in der Gebärmutter verblieben waren.

Es war ein einziger Albtraum.

Ich wollte einfach nur, dass alles endlich vorbei war, und entschied mich deswegen trotzdem für die Ausschabung, sodass auch das Restgewebe direkt entfernt werden konnte.

Schlussendlich kam ich um 22 Uhr in den OP.

Als ich im Aufwachraum langsam wieder zu mir kam, fragte ich sofort, ob jetzt alles vorbei und alles raus war. Was Gott sei Dank bejaht wurde. Dann lag ich da und wartete – und fühlte mich einfach nur leer. Ich konnte hören, wie sich die Anästhesisten darüber unterhielten, was sie sich zu Essen bestellen wollten und starrte stumm an die Decke. Zurück auf dem Zimmer durfte ich endlich meinen Mann anrufen, der so lange bei seiner nicht weit entfernt wohnenden Mutter gewartet hatte. Gemeinsam fuhren wir nach Hause.

Dort angekommen fühlte ich mich einerseits erleichtert, anderseits war da ein riesiger Schmerz. Immer wieder legte ich mir die Hand auf meinen jetzt leeren Bauch. Dorthin wo noch vor Kurzem unser Baby gewesen war, auf das wir uns so sehr gefreut hatten. Jetzt war dort ... nichts mehr. Nur Leere. Und genauso fühlte ich mich auch.

Ich war zwei Wochen krankgeschrieben und habe versucht, den Verlust zu verarbeiten. Aber der Schmerz war unfassbar groß. Trotzdem wusste ich, dass ich mich irgendwann wieder dem Alltag stellen musste. Nachdem ich meiner Vorgesetzten im Winter die Schwangerschaft verkündet hatte, bekam ich sofortiges Beschäftigungsverbot. Ich glaube, das handhabt jeder Kindergarten anders. Bei uns war das nach Ausfüllen eines Risikobewertungsbogens das normale Vorgehen. Und natürlich ging dann sofort die Gerüchteküche los. Denn wenn eine Erzieherin von heute auf morgen ein Beschäftigungsverbot erhält, ist der Grund dafür fast immer eine Schwangerschaft. Zwar wurde nie offiziell verkündet, dass ich schwanger war, aber mir war klar, dass es inoffiziell alle Mütter wussten.

So ging ich an meinem ersten Arbeitstag mit einem ziemlich mulmigen Gefühl in den Kindergarten. Richtig bereit für den Wiedereinstieg fühlte ich mich noch nicht. Eine der ersten Mütter schaute mich auch gleich ganz überrascht an. Laut fragte sie mich, was ich denn hier mache. Sie dachte, ich wäre nicht da und deutete parallel mit ihren Händen einen riesigen Babybauch an. Ich blickte sie nur stumm an und sagte gar nichts. Kurz darauf sprach mich die nächste Mutter an, warum ich denn wieder arbeiten würde. Ihr Sohn hätte sie schon nach meiner Handynummer gefragt, weil er mir gern eine Nachricht schreiben wolle, um zu fragen, wann die Luft denn das Baby bringen würde. Das war der Moment, in dem ich nicht mehr konnte. Ich weiß, dass mich sicher niemand in böser Absicht verletzten wollte, aber mich dem Ganzen hier so zu stellen, das überforderte meine Kräfte einfach.

Am nächsten Morgen, als der Wecker klingelte, schaffte ich es nicht, aufzustehen. Ich lag weinend in meinem Bett und fühlte mich wie gelähmt. Unfähig aufzustehen, unfähig mit dem Weinen aufzuhören. In dem Zustand rief ich meine Mutter an, die mir riet, noch mal zum Arzt zu gehen. Ich hatte anscheinend einen kleinen Nervenzusammenbruch und wurde noch einmal zwei Wochen krankgeschrieben.

Um die Fehlgeburt besser verarbeiten zu können, fragte ich daraufhin meine Frauenärztin nach einem Rezept für Therapiesitzungen. Sie meinte, sie würde mich auch liebend gern sofort zu einem Therapeuten überweisen, aber dass diese monatelang so ausgebucht wären, dass dies keinen Sinn für mich machen würde. Schließlich brauchte ich ja jetzt Hilfe.

Ich begann stattdessen sehr viel mit Freunden, meinem Mann und auch meiner Mutter zu reden und nahm mir noch mal Zeit, in Ruhe zu trauern. Auch fing ich an, Tagebuch zu schreiben. Ende Februar nahmen mein Mann und ich dann an einem Sternenbegräbnis teil. Dort wurde unser Baby gemeinsam mit den anderen Sternenkindern der letzten drei Monate in einem speziellen Abschnitt des Friedhofs beerdigt. Allein bei uns in Bocholt waren das in den drei Monaten 35 Babys. Dieses Ritual hat uns sehr gutgetan und auch Kraft gegeben. Es war wie eine Art Abschluss.

Im März 2019 war mein Vater gestorben und fünf Wochen später mein Großvater. Ich weiß noch, wie wir nach dem Sternenbegräbnis zum Grab meines Vaters gelaufen sind und ich das erste Mal wieder so etwas wie Hoffnung gespürt habe. In dem Moment wusste ich auf einmal, dass alles gut werden würde. Und dass nun mein Papa oben im Himmel auf sein Enkelchen aufpassen würde.

Wenig später wurde tatsächlich alles gut. Nach einem empfohlenen Wartezyklus wurde ich dieses Mal sofort schwanger. Natürlich freuten wir uns deutlich verhaltener als bei der ersten Schwangerschaft und warteten erst mal ab. Wir sagten es zu Beginn auch nur der engsten Familie. Als wir in der siebten Woche beim Ultraschall den Herzschlag sahen und den erlösenden Satz hörten, dass alles gut entwickelt sei, fiel uns ein riesiger Stein vom Herzen. Trotzdem hatten wir auch beim nächsten Ultraschall noch ein mulmiges Gefühl, doch unser Baby entwickelte sich weiterhin super. Bis zur 15. Woche litt ich unter heftiger Übelkeit. Doch ich freute mich regelrecht darüber, da ich dadurch das Gefühl hatte, dass alles gut war. Am 4. Dezember 2020 wurde unsere Tochter schließlich gesund geboren. Auf den Tag genau vier Monate nach dem errechneten Geburtstermin unseres Sternenkindes.

Ich bin jeden Tag dankbar, dass es unsere Kleine gibt. Sie ist der Beweis, dass es auch nach einer Fehlgeburt klappen kann und dass so ein Schicksalsschlag zwar ein trauriges Ende ist, aber auch ein Neuanfang sein kann. Das Leben geht weiter, und oftmals kann es dann ganz schnell gehen, so wie bei uns.

Man darf nur die Hoffnung niemals aufgeben.

Lena, 32

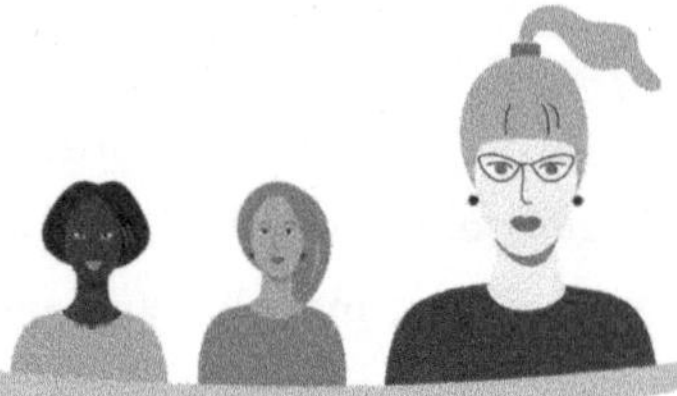

Köln

#Solomama
#Fehlgeburten

»Wenn ich groß bin, werde ich einmal eine ganze Fußballmannschaft Kinder haben!« – das erzählte ich schon als Kind voller Begeisterung den Kollegen meines Vaters. Heute fragen diese Kollegen ihn hin und wieder, wie viele Kinder ich denn inzwischen schon habe, und jedes Mal muss er ihnen dasselbe antworten. Denn bisher habe ich noch keine Kinder bekommen. Dafür aber drei Sternchen.

Mein Kinderwunsch war eigentlich schon immer da. Selbst in der Abizeitung war ich bei den üblichen Umfragen, wer als erste Kinder kriegen würde, weit auf Platz eins. Schon als Kind habe ich liebend gern die Babys von Bekannten herumgeschleppt und früh mit Babysitten begonnen. Auch beruflich ist bei mir alles auf Kinder ausgerichtet, gemeinsam mit einer Freundin habe ich vor einigen Jahren einen Kindergarten eröffnet. Eigene Kinder wollte ich spätestens mit 25 Jahren haben. Doch als es so weit war, steckte ich mitten in einer Scheidung, und das Thema Familienplanung war erst mal ganz weit weg. Im Laufe der Jahre sagte ich mir, dass ich zur Not auch ohne passenden Partner Kindern kriegen würde. In Dänemark war man auch damals schon sehr fortschrittlich, was das Thema Solo-Mamas betrifft, und mein Plan war immer, mich zur Not dort befruchten zu lassen. Aber natürlich hatte ich gehofft, dass noch der Richtige um die Ecke kommen würde und meine Dänemark-Pläne immer weiter nach hinten verschoben.

Erst dachte ich, mit 28 würde ich loslegen, dann mit 30 – irgendwas war immer gerade los und kam dazwischen. Doch letztes Jahr habe ich aufgehört, meinen großen Traum immer weiter vor mir herzuschieben und beschlossen, meinen Kinderwunsch endlich aktiv anzugehen. So viele Freunde aus meiner Schulzeit haben inzwischen Kinder bekommen, und das Thema machte mich immer trauriger und trauriger.

Also habe ich begonnen zu recherchieren und mich über Social Media mit unterschiedlichen Solo-Mamas vernetzt. Eine hat mir sogar einen Spender empfohlen, von dem sie bereits zwei Kinder hat. Nachdem ich ihn per Whatsapp angeschrieben habe und wir am selben Abend noch telefonierten, hatte ich ein sehr gutes Gefühl bei ihm. Er war mir gleich sympathisch und machte einen total netten Eindruck, schickte mir auch Kinderfotos von sich. Natürlich machte es auch viel aus, dass ich von der anderen Mutter wusste, dass er zuverlässig und vertrauenswürdig ist und gesunde Kinder zeugen kann, was ja in diesem Zusammenhang nicht ganz unwichtig ist.

Was dann folgte, war deutlich unspektakulärer, als man es sich wohl vorstellt. Ich fuhr zu ihm nach Holland, und wir praktizierten die sogenannte Bechermethode, bei der der Mann in einen Becher ejakuliert, und die Frau dann mit einer Art Spritze selbst das Sperma einführt. Er war unten im Bad und brachte mir dann einen Becher nach oben, sodass ich allein im Gästezimmer die Methode anwenden konnte. Ganze dreimal fuhr ich beim ersten Versuch an meinen fruchtbaren Tagen nach Holland, immerhin je zwei Stunden pro Strecke. Doch ich wusste ja, wofür ich es tat.

Was das Rechtliche anging, hatten wir eine Vereinbarung getroffen. Zwar würde diese vor deutschen Gerichten keinen Bestand haben, aber ich denke, es ist einfach wichtig, dass jeder seine Vorstellungen einmal formuliert. Mein Spender ist sehr flexibel. Natürlich möchte er keine aktive Vaterrolle einnehmen, aber gelegentliche Treffen sind für ihn absolut okay. Was ich auch für meine potenziellen Kinder schön fände.

Natürlich war es irgendwie ein seltsames Gefühl, wieder nach Köln zurückzufahren und zu hoffen, dass man jetzt schwanger ist. Doch allzu groß war meine Hoffnung auch wieder nicht. Ich redete mir selbst ein, dass ein Erfolg gleich beim ersten Versuch total unwahrscheinlich wäre und versuchte, realistisch zu bleiben. Ich schaffte es sogar, erst 19 Tage nach dem Eisprung, also relativ spät, zu testen. Es war ein Freitagabend, und ich hatte mir extra zwei Tests gekauft, einen teuren digitalen und einen normalen Test mit zwei Streifen. Der Teure war schon mal funktionsunfähig, es fing also gut an. Immerhin hatte ich ja noch den anderen Test und packte diesen aus. Ich konnte es kaum glauben, als ich kurz darauf tatsächlich zwei Streifen sah. Zur Sicherheit fuhr ich direkt noch mal los und kaufte einen zweiten Test, auch dieser war positiv! Ich sendete erst mal Fotos an meine engsten Freunde und versuchte, mein Glück irgendwie zu fassen. Am darauffolgenden Montag rief ich total aufgeregt bei meiner Frauenärztin an, doch mir wurde gesagt, dass es noch zu früh für einen Ultraschall sei, und ich bekam erst einen Termin in zwei Wochen. Während des Wartens versuchte ich, in meinen Körper hineinzuhören, doch ich konnte keine klassischen Schwangerschaftsanzeichen wie Übelkeit oder spannende Brüste erspüren.

Als der Tag der Untersuchung endlich kam, war ich voller Vorfreude und konnte es kaum erwarten, mein Baby das erste Mal zu sehen. Vor Ort war ich etwas enttäuscht, da meine Frauenärztin nicht da war, und ich stattdessen zu ihrem männlichen Kollegen der Gemeinschaftspraxis kam, den ich kaum kannte. Die Untersuchung selbst brachte noch mehr Ernüchterung, denn der Arzt eröffnete mir, dass er nur eine Fruchthöhle sah, aber keinen Embryo darin, den man eigentlich schon erkennen müsste. Ich war traurig und geschockt. Dass dieser Termin negativ verlaufen könnte, damit hatte ich nicht gerechnet. Der Arzt meinte aber, ich solle in einer Woche wiederkommen, dann könnte man besser beurteilen, ob sich die Schwangerschaft noch entwickeln würde.

Total ernüchtert und unglücklich verließ ich die Praxis wieder. Ziemlich genau mit diesem Tag fingen dann auf einmal meine Schwangerschaftssymptome an. Ich weiß nicht, ob es Zufall oder psychisch bedingt war, aber fortan war mir jeden Tag 24 Stunden lang übel. Ich war dauermüde, machte sogar mit den Kindern aus unserer KITA Mittagsschlaf, um den Arbeitstag irgendwie zu überstehen und wachte nachts vor lauter Übelkeit auf.

Als ich eine Woche später wieder in die Praxis kam, betrat ich sie mit einem sehr negativen Gefühl und rechnete mit dem Schlimmsten. Dieses Mal war glücklicherweise meine Ärztin da, und ich konnte es kaum glauben, als sie anfing zu schallen und mich lächelnd informierte: Alles wunderbar, das Baby hat sich super entwickelt, und der Herzschlag ist auch da! Ich bekam sogar den Mutterpass ausgehändigt und einen Termin für die nächste Kontrolle in vier Wochen.

Natürlich war ich überglücklich, auch wenn es mir körperlich in den folgenden Wochen sehr schlecht ging, die Übelkeit war kaum mehr auszuhalten, und ich war völlig erschöpft. Ich fieberte Weihnachten entgegen, da ich dann drei Wochen frei hatte und mich endlich einmal richtig erholen konnte. Bis dahin schleppte ich mich jeden Tag in die Arbeit und legte mich abends schon um 17.30 Uhr ins Bett. Glücklicherweise unterstützten mich meine Freunde im Alltag, und es war ein schönes Gefühl, auf sie zählen zu können. Am Abend vor meinem nächsten Kontrolltermin besuchte mich eine Freundin, und wir googelten das erste Mal nach Kinderbettchen und Kinderwagen. Langsam wurde es real, nächstes Jahr würde ich all das benötigen, weil ich dann endlich, endlich eine Mama sein würde!

Voller Vorfreude ging ich am 21. Dezember zum Kontrolltermin. Am nächsten Tag wollte ich über die Feiertage zu meiner Familie nach Bayern fahren und die frohe Botschaft verkünden. Bisher wusste nämlich nur meine Mutter Bescheid. Doch mittlerweile war ich in der zwölften Woche, und da meine Symptome, vor allem die Übelkeit, so heftig waren, rechnete ich nicht damit, dass etwas nicht stimmen könnte.

Doch es kam anders.

Während des Ultraschalls war meine Ärztin ungewöhnlich lange still. Dann kam der Satz, den wohl keine Schwangere hören möchte.

»Es tut mir sehr leid. Aber ich kann keinen Herzschlag mehr finden.«

Das Kind hätte sich auch schon länger nicht mehr weiterentwickelt und sei wohl bereits kurz nach dem letzten Termin verstorben. Ich war geschockt, auch wenn ich aus heutiger Sicht weiß, dass ich gar nicht wirklich realisierte, was da gerade passierte.

Meine Ärztin klärte mich auf, dass ich nun mehrere Optionen hätte und auch noch warten könne, bis es von selbst abgehen würde. Doch da mein Körper die ganzen letzten Wochen nicht registriert hatte, dass der Embryo nicht mehr lebte, sei es unwahrscheinlich, dass er sehr bald reagieren würde. Ich hatte ja auch keine Blutungen oder Schmerzen gehabt. Stattdessen entschied ich mich für eine Überweisung in die Klinik zur Ausschabung.

Es war kurz vor Weihnachten, und ich konnte mir partout nicht vorstellen, mit meinem toten Kind im Bauch zu meinen Eltern zu fahren oder mit meinem toten Kind im Bauch Weihnachten allein zu Hause zu verbringen. Überhaupt schockte mich die Vorstellung, dass ich seit Wochen mit meinem toten Baby im Bauch durch die Gegend lief, ohne es auch nur zu ahnen. Ich hatte doch so heftige Symptome, wie konnte es nur sein, dass mein Kind längst nicht mehr lebte?

Am selben Tag noch rief ich meine Eltern an, um ihnen mitzuteilen, dass ich zu Weihnachten nicht kommen könne, weil ich krank sei. Die Wahrheit konnte ich nicht aussprechen. Doch anscheinend spürten sie, dass ich ihnen etwas verschwieg, denn abends rief mein Vater noch einmal an, und da brach alles aus mir heraus. Ich erzählte ihm von der Schwangerschaft und auch, dass ich es als Solo-Mama durchziehen wollte. Ich hatte etwas Bammel vor seiner Reaktion gehabt. Er war ein sehr aktiver Vater, und ich weiß, dass ihm seine Vaterrolle sehr wichtig ist. Ich dachte, er würde es unfair finden, ein Kind ohne Vater aufzuziehen, aber er reagierte wirklich toll.

Ebenso wie eigentlich mein gesamtes Umfeld, selbst meine über 80-jährigen Großeltern verurteilten mich nicht, sondern meinten, dass sie sich so etwas schon gedacht hätten. Es hätte alles so schön sein können. Doch anstatt Weihnachten als glückliche Schwangere im Kreise meiner Familie zu feiern, musste ich nun zur Ausschabung ins Krankenhaus. Dort waren immerhin alle sehr nett und umsichtig, und der Eingriff verlief reibungslos. Ich konnte anschließend auch direkt wieder nach Hause gehen. Die nächsten 24 Stunden blieb eine Freundin bei mir, und dann am 24.12. kam abends noch eine andere Freundin zu Besuch. Doch trotz aller Unterstützung ging es mir natürlich schlecht, und ich weinte viel.

Kurz darauf kam meine Mutter für zwei Tage zu Besuch, und ich fuhr dann doch noch für ein paar Tage mit ihr nach Hause. Die Ablenkung tat gut, doch so oft, vor allem wenn ich meine Augen schloss, holten mich die Bilder ein. Insbesondere die Situation der Untersuchung und der Satz meiner Ärztin, dass es keinen Herzschlag mehr gäbe, schossen mir immer wieder in den Kopf. Ganz furchtbar war Silvester. Eigentlich war ich bei meiner besten Freundin eingeladen, doch kurz vorher rief sie mich an und eröffnete mir, dass eine weitere Bekannte da sein würde, die genau in der Woche schwanger war, in der ich jetzt gewesen wäre. Das war mir zu viel, und so blieb ich Silvester allein daheim. Es war das bisher schrecklichste Silvester, das ich erlebt habe.

Ich versuchte trotzdem, positiv zu bleiben und nach vorn zu blicken. Die Ärzte meinten, dass Fehlgeburten oft vorkämen und die Chance, dass es beim nächsten Mal klappen würde, sehr groß sei. Ich solle nur eine Periode abwarten. So startete ich im Februar einen neuen Versuch und fuhr wieder nach Holland. Es war fast unglaublich, aber auch dieser Versuch war erfolgreich und der darauffolgende Schwangerschaftstest positiv. Allerdings war ich dieses Mal schon misstrauischer und testete auch nach dem positiven Test jeden Tag weiter. Die Testergebnisse wurden schnell schwächer anstatt stärker, die zweite Linie verblasste immer mehr.

Da ich Angst hatte, wieder das Gefühl erleben zu müssen, dass sich eine Schwangerschaft verabschiedete, ohne dass ich es bemerkte, rief ich bei meiner Ärztin an, die mich zu einem Bluttest einbestellte. Mein HCG-Wert war bei 27, viel zu niedrig für meine Woche. Es war also wohl etwas da gewesen, doch leider hatte sich dieses Sternchen sehr früh verabschiedet. Zwei Tage nach dem Bluttest bekam ich eine Blutung. Dieses Mal traf mich die Fehlgeburt mit einer enormen Wucht.

Ich glaube, erst jetzt realisierte ich überhaupt, was im Dezember tatsächlich passiert war. Ich stürzte in eine tiefe Trauer, weinte jeden Tag und verließ außer für die Arbeit das Haus nicht mehr. Ich wollte niemanden sehen und mit niemandem reden. Es ging mir psychisch richtig schlecht.

Das Einzige, was mich aufrichtete, war, den Blick nach vorn zu richten. Meine Ärztin meinte, dass, da die beiden Fehlgeburten so unterschiedlichen verliefen, ich vermutlich einfach nur doppeltes Pech gehabt hätte und es ruhig weiter versuchen könne.

Das tat ich dann auch. Im April wurde ich nach einem erneuten Ausflug nach Holland wieder schwanger. Dieses Mal nahm ich ASS und Progesteron ein, um die Schwangerschaft zu unterstützen, doch auch jetzt wurden die Testergebnisse schnell wieder schwächer und der HCG-Wert war wieder so niedrig wie bei der zweiten Schwangerschaft. Bei diesem Versuch hatte ich mich aber selbst dazu diszipliniert, mich erst mal nicht zu freuen und fiel deswegen nicht in ein so tiefes Loch wie nach der zweiten Schwangerschaft. Auch wenn es natürlich wieder sehr schwer war und man Hoffnung auch nie ganz unterdrücken kann.

Nun startete die ganze Diagnostik, denn nach drei Fehlgeburten zahlt die Kasse weitere Untersuchungen, um herauszufinden, woran es liegen könnte. So habe ich in den letzten Wochen und Monaten zahlreiche Arzttermine hinter mich gebracht und ein kleines Vermögen in Medikamente und Nahrungsergänzungsmittel investiert. Ich war beim Gerinnungsspezialisten, wurde genetisch untersucht, hatte eine Gebärmutterspiegelung und war in der Kinderwunschklinik. Bisher war ich in meinem Leben nie richtig krank, doch inzwischen nehme ich mehr Tabletten, die das Schwangerwerden und -bleiben unterstützen sollen, als ein Schwerstkranker. Es wurden immer wieder kleine Unregelmäßigkeiten gefunden, die nun medikamentös eingestellt werden, unter anderem mit Omegaven-Infusionen, doch die ganz große, klare Diagnose war nicht dabei.

Ich kann nur hoffen, dass die ganzen kleinen Stellschrauben, an denen wir nun drehen, das ihrige tun und meine nächste Schwangerschaft stabil sein wird. In den letzten Monaten war vieles los, aufgrund von diversen Baustellen habe ich noch keinen neuen Versuch gestartet. Doch im nächsten Zyklus möchte ich wieder nach Holland fahren. Sollte ich erneut eine Fehlgeburt haben, würde ich vermutlich im nächsten Schritt zu einer Samenbank gehen, auch wenn mich das dann nicht mehr kleine, sondern echte Vermögen kosten würde und die Anzahl der Versuche deswegen sehr eingeschränkt wäre. Aber wir werden sehen, was kommt.

Was mir bei der Verarbeitung der Fehlgeburten wirklich gutgetan hat, war neben der Unterstützung aus meinem Umfeld ein kleines Ritual, dass ich am errechneten Termin meines ersten Babys mit einer Freundin am Strand gemacht habe. Ich habe zuvor einen großen und zwei kleine Sterne gebastelt und sie dort ins Meer gesetzt, um mich von ihnen zu verabschieden. Erst hatte ich Bedenken, dass sie einfach wieder an den Strand gespült werden könnten, doch sie schwammen direkt gemeinsam aufs Meer hinaus. Erst der große Stern und ihm folgten dann die beiden kleinen. Sie blieben die ganze Zeit zusammen. Ich saß lange im Sand, habe ihnen hinterher gesehen, Musik gehört und geweint. Das war wie eine kleine Befreiung und hat mir innere Ruhe gegeben. Es war sehr wichtig für mich, meine Babys sichtbar zu machen, denn für die meisten Menschen haben sie schließlich nie sichtlich existiert. Deswegen habe ich auch ein Video am Strand gemacht und es auf Instagram geteilt. Sicherlich haben neunzig Prozent meiner

Kontakte gar nicht verstanden, worum es in dem Video ging. Aber ich bin trotzdem froh, dass ich meinen Sternchen so Sichtbarkeit schenken konnte.

Ich versuche, weiterhin nach vorn zu blicken, auch wenn es viele Momente gibt, die unendlich schwer sind. So wurde eine Mutter aus unserer KITA parallel mit mir schwanger und als sie die letzten Monate mit dickem Bauch zu uns kam und über das ganze Gesicht strahlte, brach es mir fast das Herz. Sie wusste natürlich nichts von meiner Schwangerschaft und erzählte immer wieder freudestrahlend von Arztterminen und Kinderwagenkäufen. Jedes Mal schoss mir in den Kopf, dass ICH jetzt eigentlich einen Kinderwagen kaufen und ICH glücklich über meinen Bauch streicheln sollte. Oft dachte ich, JETZT wäre ich im sechsten Monat, JETZT wäre mein Bauch riesig. Und nun denke ich oft, JETZT wäre mein Baby eine Woche, zwei Wochen, einen Monat alt. In sechs Jahren werde ich vielleicht denken, dass es JETZT eingeschult werden würde. Ich hoffe und glaube, dass es mit der Zeit besser werden wird. Aber im Moment ist es nicht leicht.

Ich versuche es nicht zu tun, weil es mir nicht guttut, aber es fällt mir sehr schwer, nicht in dieses »Das ist so unfair«-Denken abzurutschen. Wenn ich im Wartezimmer sitze, umgeben von acht schwangeren Frauen, dann erfasst mich dieses Unfair-Gefühl einfach, ich kann gar nichts dagegen machen. Ich sage mir dann immer, dass ich die Geschichten der Frauen nicht kenne und keine Ahnung habe, was sie vielleicht alles durchmachen mussten, um schwanger zu werden. Schwieriger ist es im persönlichen Umfeld. Am Tag der errechneten Geburt meines Babys, verkündete meine Cousine ihre Schwangerschaft. Im September wird sie heiraten und an Weihnachten hochschwanger am Tisch sitzen. Ich weiß noch nicht, ob ich diese beiden Feste mit ihr feiern werde. Was bis dahin sein wird. Ob ich stark genug dafür bin.

Oft genug bekomme ich gesagt, wie stark ich doch sei. Aber ich antworte dann immer, dass ich gar nicht so stark bin. Ich habe einfach nur keine Wahl. Wenn Freunde vorsichtig fragen, ob ich mich nicht lieber auf etwas anderes konzentrieren möchte als auf den Kinderwunsch, dann sage ich, dass ich das nicht kann. Es war nun mal schon immer mein größter Traum, Mutter zu werden. Nichts auf der Welt wünsche ich mir so sehnlichst, wie ein Kind auf die Welt zu bringen. Es ist fast wie eine Bestimmung. Ich brauche dafür keinen Partner an meiner Seite, ich werde auch so eine gute Mutter sein. Doch ich kann nicht nicht Mutter sein. Und deswegen werde ich weiter für meinen Traum kämpfen und alles dafür tun, dass ich eines Tages mein Baby, oder vielleicht ja sogar meine Babys, im Arm halten werde. Möglicherweise werde ich dafür noch viel Kraft aufbringen müssen, vielleicht stehe ich auch schon kurz vor meinem Happy End und weiß es nur noch nicht.

Egal, wie dieser Weg auch aussehen wird, ich werde ihn gehen, denn ich weiß, dass ich es schaffen werde und dass es am Ende alle Strapazen und alle Tränen wert sein wird. Und deswegen habe ich keine Wahl – ich gehe einfach meinen Weg.

Sara, 39

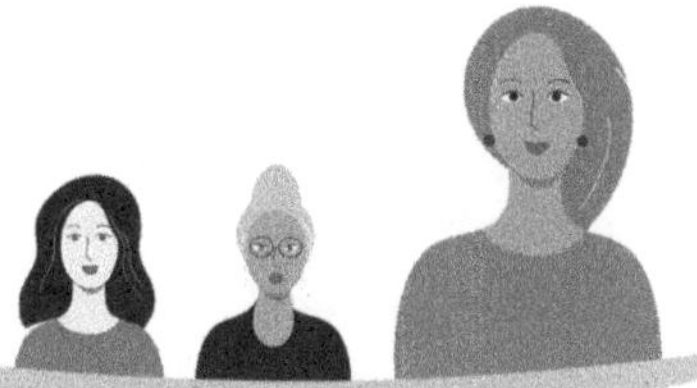

München

#StilleGeburt
#VACTERLSyndrom

Es gibt leider viele Geschichten von Frauen, die Fehl- und/oder Totgeburten erleben mussten. Ich glaube, was meine Geschichte von anderen unterscheidet, ist, dass bei mir die Schwangerschaft die dunkelste und schwerste Zeit und die Totgeburt bereits der Beginn von etwas Neuem war. Aber ich fange besser erst einmal ganz von vorn an …

Ich hatte schon immer die Vision, dass ich eine Familie gründen und mit Kindern leben wollte. Den richtigen Mann hatte ich auch gefunden, und trotzdem war es für uns doch irgendwie immer noch zu früh, um mit der Familienplanung zu starten. Ursprünglich komme ich aus der Schweiz, habe dann aber einige Jahre in Irland gelebt und bin von dort aus nach München gezogen. In meinem neuen Job hier bin ich richtig aufgegangen, und neben Weiterbildung standen bei uns auch immer große Reisen auf dem Programm. Allerdings hatte ich mir selbst die Deadline gesetzt, dass ich mit 35 allerspätestens starten wollte mit dem Versuch, schwanger zu werden. Zwar fühlte es sich in dem Moment immer noch so an, als ob wir auch noch warten könnten, aber Deadline war Deadline. Und im Nachhinein bin ich heilfroh, dass ich mir diese gesetzt hatte.

Als ich sechs Monate später immer noch nicht schwanger war, gingen wir vorsorglich in eine Kinderwunschklinik, um uns dort routinemäßig durchchecken zu lassen. Es kam der Verdacht auf, dass meine Eileiter leicht verklebt sein könnten, und in einer ziemlich schmerzhaften Prozedur wurden sie mir durchgespült. Der Schmerz hatte sich gelohnt: Gerade einmal drei Monate später wurde ich das erste Mal schwanger.

Da wir weiterhin von der Kinderwunschklinik begleitet wurden, fanden straffe Kontrollen statt. Jede Woche wurde mein HCG-Wert kontrolliert. Zwar freuten wir uns sehr über die positive Nachricht, dass es geklappt hatte, vor allem auch, als wir den ersten Herzschlag auf dem Ultraschall sehen konnten. Doch ich hatte einmal gehört, dass eine von vier Schwangerschaften frühzeitig endet, und das hatte ich immer im Hinterkopf. Leider sollte es auch so kommen.

Plötzlich sank mein HCG-Wert wieder, und der nächste Ultraschall in der sechsten Schwangerschaftswoche zeigte dann auch keinen Herzschlag mehr an. Eine Woche später bekam ich Blutungen, und die Schwangerschaft ging natürlich ab.

Meinen Mann und mich hat das sehr hart getroffen. Ihn vielleicht sogar noch härter als mich, denn obwohl ich sehr traurig war, dass der Embryo nicht geblieben ist, war ich auch froh. Denn jetzt wusste ich, ich konnte schwanger werden! In den Monaten vorher hatte ich große Angst gehabt, dass ich vielleicht nie auf natürlichem Weg schwanger werden könnte. Nun, da ich wusste, dass es möglich war, glaubte ich fest daran, dass es wieder passieren würde. Und dann auch bleiben würde.

Deswegen haben wir es auch sofort weiterversucht, und tatsächlich war ich vier Monate nach der Fehlgeburt wieder schwanger. Natürlich hatte ich in den ersten Wochen sehr viel Angst. Aber ich bin ein positiver Mensch und habe immer daran geglaubt, dass alles gut wird.

Nach den ersten drei Monaten waren wir beide sehr erleichtert und atmeten erst mal auf.

Kurz darauf stand der Termin zur Feindiagnostik an, und ich muss im Nachhinein sagen, wir sind total naiv an diesen Termin herangegangen. In erster Linie haben wir uns auf die schönen Fotos gefreut, die wir nach dem Feinultraschall bekommen sollten. So saßen wir dann im Wartezimmer der Spezialpraxis und sahen lauter Pärchen – die meisten wie wir im mittleren Alter –, die alle nach der Untersuchung strahlend die Praxis verließen. Dann wurden wir aufgerufen. Während des Ultraschalls war alles noch einigermaßen normal. Im Anschluss meinte die Ärztin zu uns, dass wir ein paar Sachen besprechen müssten. Was dann kam, zog uns den Boden unter den Füßen weg.

»Der Unterarm ist nicht richtig entwickelt«, eröffnete uns die Ärztin die Hiobsbotschaft. Außerdem wären da noch einige andere Ungereimtheiten, die man noch untersuchen müsse. Unter anderem stand die Vermutung im Raum, dass das Kind Trisomie 18 hätte. Damit wären die Überlebenschancen des Babys so gut wie nicht gegeben. Um mehr herauszufinden, wurde eine Chorionzottenbiopsie durchgeführt und Gewebe von der Plazenta entnommen. Außerdem sollte unsere Genetik untersucht werden. Es war ein einziger Albtraum. Anstatt strahlend wie die anderen Paare, verließen wir die Praxis am Boden zerstört und konnten gar nicht begreifen, was uns da gerade widerfuhr.

Zu allem Übel stand eine Woche später auch noch ein lange geplanter Urlaub in Japan an. Da wir sowieso nichts tun konnten, außer auf die Ergebnisse zu warten und zu Hause außerdem das Gefühl hatten, durchzudrehen, sind wir schließlich geflogen. Was ehrlich gesagt keine gute Idee war. Es wurde eine richtig blöde Reise. Durch die Schwangerschaft war ich total müde und erschöpft und hatte kaum Kraft, mir irgendwelche japanischen Städte anzuschauen, und dazu kam noch die Ungewissheit. Zwar hatte ich die Hoffnung, dass alles doch nicht so schlimm sein würde, zeitgleich spürte ich aber auch bereits Anflüge von Trauer in mir.

Ich hatte große Angst davor, was noch auf uns zukommen würde, und es fühlte sich an wie eine durchweg ausweglose Situation. Mein Mann und ich konnten auch nicht viel darüber sprechen, denn jeder versuchte, auf seine eigene Art und Weise mit dem Schock umzugehen.

Als wir zurück in Deutschland waren, kamen die Ergebnisse der Untersuchungen. Genetisch konnte nichts festgestellt werden. Rein faktisch war nur der Unterarm nicht entwickelt, aber es gab auch keine echte Entwarnung. Irgendwas stimmte nicht, es konnte uns nur keiner sagen, was genau und wie schlimm es war. Die Zeit, die nun kam, war einfach nur schrecklich. Von einer stolzen Schwangeren hatte ich mich zu einer Frau in Trauer entwickelt. Ich weinte fast jeden Tag und trauerte um mein Baby. Dann kam wieder die Hoffnung durch, und ich erlaubte mir den Gedanken, dass vielleicht alles doch noch halbwegs gut werden würde. Ich nahm bei Facebook Kontakt zu einer Selbsthilfegruppe auf, die Menschen mit Armfehlbildungen und deren Familien hilft. Ich hoffte immer, dass der Arm vielleicht doch die einzige Fehlbildung sein würde.

Doch dann kamen wieder die Ängste und die Trauer hoch, es war ein einziges Auf und Ab.

Besonders schwer für mich war, dass Männer so anders trauern als Frauen. Bei uns war das ganz extrem. Mein Mann zog sich komplett in sich zurück und wollte nur für sich sein. Ich wollte reden und weinen und in den Arm genommen werden. Doch das konnte er nicht. So habe ich mich wahnsinnig allein gefühlt und hatte auch Angst um unsere Beziehung. Hier hat uns der Gang zu einer Beratungsstelle geholfen. Dort lernte ich zu akzeptieren, dass mein Mann auf seine Art trauert und mir in dieser Situation nicht das geben konnte, was ich mir wünschte. Ich habe dann aufgehört, seine Nähe immer und immer wieder einzufordern, und das hat etwas Druck aus dem Kessel genommen. Stattdessen habe ich mich täglich mit zwei Freundinnen ausgetauscht. Leider leben beide im Ausland, aber selbst die regelmäßigen Sprachnachrichten haben geholfen.

Ansonsten war es ein täglicher Nervenkrieg. Jede Untersuchung brachte neue Verdachtsfälle, zum Beispiel sah man nun auch kein Ohr mehr. Ich hatte irgendwann das Gefühl, dass ich einfach nur ein spannender Fall für die Ärzte war, und immer wollte noch ein Spezialist draufschauen. Gefühlt hetzte ich von einer Untersuchung zur nächsten, und nach jeder ging es mir schlechter. Entwarnung gab es nie.

Die Dame bei der Beratungsstelle sagte zu mir, dass ich als Frau selbst die Entscheidungshoheit über meinen Körper hätte. Wobei das auch nur bedingt richtig war, denn einen Abort hätte ich in Deutschland nicht durchführen lassen können, weil es ja abgesehen vom nicht entwickelten Arm immer nur Verdachtsfälle gab. Mein Mann, der jegliche Hoffnung verloren hatte und vom Schlimmsten ausging, war der Meinung, wir sollten nach Holland fahren, da man dort bis zur 20. Woche Abtreibungen vornehmen kann. Ich glaube, er wollte einfach, dass es vorbei war und wir nicht weiter leiden mussten. Er war sich sicher, dass das Ganze kein gutes Ende nehmen würde. Aber für einen solchen Schritt hatte ich einfach immer noch zu viel Hoffnung in mir. Irgendwie konnte und wollte ich mir nicht vorstellen, dass es wirklich zum Schlimmsten kommen sollte und die ganzen düsteren Verdachtsfälle sich bewahrheiten würden.

Es war einfach eine wirklich dunkle Zeit. Ich bin jemand, der immer das Positive sieht, und ich habe versucht, daran weiter festzuhalten. Aber gleichzeitig war ich jeden Tag voller Trauer und Schmerz, die immer größer wurden. Manchmal konnte ich das Kind, unseren Sohn, in mir spüren. Aber nur ganz zaghaft.

Trotz der unsicheren Aussicht gaben wir ihm einen Namen, Benjamin. Ich reichte ganz normal meine Elternzeit ein, zwei Jahre waren geplant. In der 30. Woche richteten meine Kollegen sogar noch eine Babyparty für mich aus. Alles schwankte immer ganz merkwürdig zwischen Normalität und der Aussicht auf etwas sehr Schlimmes.

Ein paar Tage später war ich wieder zu einer Untersuchung in einer Klinik mit Fachabteilung. Zum ersten Mal stellte der Chefarzt eine konkrete Diagnose: Alles sah danach aus, dass Benjamin das VACTERL-Syndrom, also eine Mehrzahl an Fehlbildungen hatte. Ich war mittlerweile in der 32. Woche. Eigentlich wäre nun ein Kaiserschnitt vorgesehen gewesen, doch der Arzt meinte, wir sollten erst noch mal abwarten, da das Kind Wachstumsverzögerungen hatte und viel zu klein war. Stattdessen sollte ich über Nacht bleiben. Mein Mann meinte später zu mir, für ihn hätte es sich durch die Blume so angehört, als ob die Ärzte der Natur ihren Lauf lassen wollten. Ich habe das so nicht rausgehört, aber wenn es so war, haben sie das Richtige getan, denke ich.

Am nächsten Morgen um acht Uhr wurde ich von einer Schwester wieder an das CTG angeschlossen. Sie sah sich die Werte an und verließ dann rasch das Zimmer. Kurz darauf kam eine andere Ärztin, die auch gleich wieder verschwand. Mir war sofort klar, dass etwas nicht stimmte. Plötzlich waren vier Ärzte inklusive des Chefarztes in meinem Zimmer. Eine der Ärztinnen weinte.

Sie konnten keinen Herzschlag mehr feststellen.

Benjamin war in meinem Bauch gestorben.

Ich weinte nicht. Da war nur ein großes Loch. Eine Leere. Alles war auf einmal wie auf stumm geschaltet.

Kurz darauf wurde ich wieder auf mein Zimmer gebracht und mir wurde gesagt, dass die Geburt eingeleitet werden müsse. Mich überkam eine große Angst vor dem Geburtsvorgang. Doch die Ärzte beruhigten mich und meinten, dass sie mich auch mit Schmerzmitteln unterstützen würden.

Während ich gemeinsam mit meinem Mann auf die ersten Wehen wartete, überstürzten sich die Gedanken in meinem Kopf. Wahrscheinlich war es auch ein Schutzmechanismus, aber ich begann mich zu fragen, wie ich das alles nur auf der Arbeit kommunizieren sollte. Vor ein paar Tagen hatten wir im Büro noch die Babyparty gefeiert, und aktuell gingen alle davon aus, dass ich jetzt für zwei Jahre weg sei. Stattdessen würde ich bald zurückkommen. Ohne Baby. Und irgendwie schämte ich mich dafür.

Ich denke, jeder Mensch hat ein gewisses Muster, in das er in Krisensituationen fällt. Bei mir hieß dieses Muster Scham. Ich konnte mir absolut nicht vorstellen, wie ich je wieder das Büro betreten sollte. Alle hatten meinen Bauch gesehen, alle warteten auf die frohe Botschaft der Geburt. Nur würde dieses Baby niemals gesund in meinen Armen liegen.

Unter diesen Gedanken kamen die ersten Wehen. Doch entgegen meiner Befürchtungen waren sie weit weniger schlimm als erwartet. Ich konnte sie gut veratmen, und die Schmerzen waren nur leicht zu spüren. Mein Mann war immer bei mir, musste nur kurz zum Telefonieren das Zimmer verlassen. Kaum war er weg, spürte ich den Drang zu pressen und wusste instinktiv, dass das Baby jetzt kommen würde. Hektisch habe ich nach der Hebamme geklingelt, und nachdem sie mich angeleitet hat, war nach zwei-, dreimal Pressen das Baby da. Eigentlich eine Traumgeburt, wäre es nicht so traurig gewesen. Ich wurde dann gleich gefragt, ob ich Benjamin sehen wollte, allerdings wollte ich diesen Moment mit meinem Mann teilen, der noch telefonieren war. Dann wurde es noch mal hektisch, denn meine Plazenta löste sich nicht, und ich musste für eine Ausschabung in den OP.

Als ich später wieder im Zimmer war, brachten die Schwestern uns Benjamin. Man hatte ihn gewaschen und ihm Kleidung angezogen. Wir haben ihn lange angeschaut und Fotos von ihm gemacht. Heute bereue ich es, aber damals hatte ich Berührungsängste und traute mich nicht, ihn anzufassen. Heute wäre ich froh, hätte ich ihn damals im Arm halten können. Er sah aus wie ein richtiges Baby. Wenn ich seine Fotos ansehe, ist da nur ein warmes Gefühl und auch Stolz.

Nach der Geburt war ich vier Monate zu Hause im Mutterschutz. Es war Sommer, und alle erwarteten von mir, dass ich jetzt daheim saß und trauerte. Aber ich war einfach nur erleichtert. Ich hatte während der Schwangerschaft so intensiv getrauert, dass die Geburt für mich ein Abschluss war und es mir nun relativ gut ging. Von außen konnte das niemand verstehen, und alle meinten, ich würde das Ganze einfach verdrängen. Aber heute, drei Jahre später, kann ich sagen, so war es nicht.

Die Natur hatte entschieden, nicht die Ärzte, nicht wir. Es kam so, wie es kommen sollte, und das konnte ich auch akzeptieren. Dadurch, dass die Natur entschieden hatte, war es in Ordnung, so, wie es war.

Ich hatte ein richtig schlechtes Gewissen, weil ich nicht so trauerte, wie es die anderen von mir erwarteten, aber gleichzeitig wusste ich, dass ich meine tiefe Trauerphase einfach schon viel früher durchlebt hatte. Als ich für alle anderen rein optisch noch nach einer ganz normalen Schwangeren ausgesehen hatte, hatte ich mich schon nach und nach von meinem Kind verabschiedet. Jede Untersuchung, jeder neue Verdacht, jede schlechte Nachricht war bereits wie ein kleiner Tod gewesen. Und ich wurde zu einer gedämpften, traurigen Version meiner selbst. Nun konnte ich das erste Mal seit der Diagnose wieder wirklich ich selbst sein.

Natürlich gab es auch schwierige Momente. Zum Beispiel als ich im Schwimmbad eine Gruppe fröhlicher Schwangere gesehen habe. Das war wie ein Stich in mein Herz. Oder als wir das Begräbnis organisieren mussten, das hat mich in dieser Situation überfordert. Wir haben Benjamin dann ganz schlicht im Familiengrab der Familie meines Mannes in Baden-Württemberg bestatten lassen.

Schwierig wurde es auch noch mal, als ich wieder arbeiten gegangen bin. Niemand aus dem Team wusste, wie sie mit mir umgehen sollten. Die meisten, vor allem die Männer, haben einfach nichts gesagt und so getan, als ob nichts gewesen wäre. Sie waren alle sehr herzlich und nett, aber keiner hat mich gefragt, was genau passiert ist. Dabei wollte ich gefragt werden! Ich wollte von der Geburt, wollte von Benjamin erzählen! Trotz allem hat er zu mir gehört, und ich bin stolz auf ihn.

Teilweise hatte ich sogar das Gefühl, ich müsse die anderen schützen und dürfe am besten niemandem erzählen, dass ich mein Kind in der 32. Woche verloren habe. Wenn man so etwas sagt, ist das Gegenüber sofort geschockt und weiß nicht, wie es reagieren soll. Ich fühlte mich fast schon rücksichtslos, wenn ich meine Geschichte erzählte. Und auf der anderen Seite hört man plötzlich so viele Geschichten von Frauen, denen es ähnlich ging. Geschichten, die man sonst nie gehört hätte, weil über sie leider Stillschweigen bewahrt wird.

Die Ärzte sagten uns, dass wir weiter versuchen könnten, ein Kind zu bekommen, da das VACTERL-Syndrom sich eigentlich nie wiederholt. Mein Mann wollte es aber auf gar keinen Fall wieder versuchen. Ich hingegen schon, mein Kinderwunsch war nicht kleiner geworden. Wahrscheinlich habe ich ihn einfach auch viel zu früh wieder darauf angesprochen, aber ich war mittlerweile 38 und habe Panik bekommen, dass ich niemals Mutter werden würde. Doch im März des darauffolgenden Jahres wurde ich wieder schwanger, und dieses Mal war ich mir sicher, dass alles gut gehen würde. Und tatsächlich durften wir bei diesem Termin zur Pränataldiagnostik auch endlich eines von den lächelnden Paaren sein und erhielten nur gute Nachrichten. Das war so ein riesiges Glücksgefühl! Ich weiß noch, wie mein Mann mich ansah und meinte: »Es ist so schön, wenn man sich mal einfach nur freuen darf.«

Gemeinsam haben wir es geschafft, diese schreckliche Zeit zu überwinden und einen Neustart zu machen. Ich habe einmal gelesen, dass das Schlimmste, was einem Paar passieren kann, der Verlust eines gemeinsamen Kindes ist. Denn man trauert gleich intensiv und jeder fällt auch gleich tief. Stirbt ein Elternteil, trauert immer der eine mehr als der andere. Und der weniger Betroffene kann eine Stütze sein. Beim Verlust eines Kindes ist das nicht so. Noch nach der Geburt von Benjamin im Krankenhaus meinte mein Mann zu mir, dass sich wohl viele Paare nach so einem Erlebnis trennen. Doch ich antwortete ihm, dass wir uns jetzt auch nicht mehr trennen müssten, denn jetzt läge das Schlimme ja bereits hinter uns – und so war es auch.

Zwar war meine zweite Geburt nicht ganz so unkompliziert, sondern endete mit einem Notkaiserschnitt. Aber als meine Tochter das erste Mal auf meiner Brust lag, war das einer der intensivsten und schönsten Momente meines Lebens. Im Nachhinein bereue ich nur, dass ich so lange gewartet habe und nicht schon vor meiner selbst gesetzten 35-Deadline Mutter geworden bin. Denn jetzt ist der Altersdruck für ein Geschwisterchen schon sehr hoch. Aber andererseits kommt wohl immer alles so, wie es kommen muss.

Und eins habe ich mir bewahrt:

Ich denke auch heute noch, dass immer alles gut werden wird.

Uli, 66

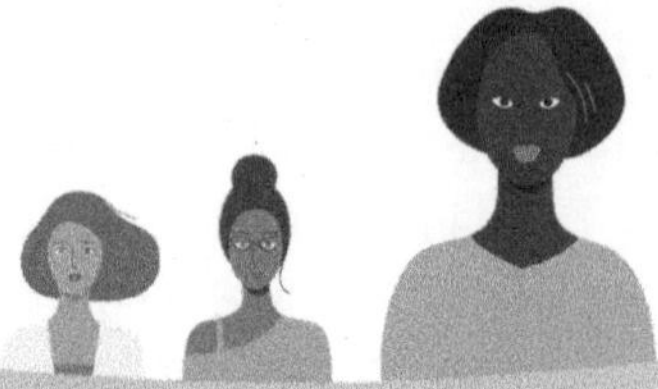

Marl

#Fehlgeburtinden70er-Jahren
#UnruhigeGebärmutter

Der Moment in dem der unsägliche Professor in mein Zimmer kam und mir eröffnete, dass das Herz meines Babys aufgehört hatte zu schlagen, ist nun 44 Jahre her. Und doch erinnere ich mich an den unfassbaren Schmerz, den dieser Satz auslöste, als ob es gestern gewesen wäre.

Im Januar 1977, ich war 21 Jahre alt, heirateten mein Ex-Mann und ich. Damals war es üblich, so früh zu heiraten, und da ich mich sehr aufs Muttersein freute, hörten wir direkt nach der Hochzeit auf zu verhüten. Mit Erfolg, denn schon Juli desselben Jahres blieb meine Periode aus. Zu dieser Zeit konnte man leider noch nicht in jedem Drogeriemarkt Schwangerschaftstests kaufen, doch ein Bluttest beim Gynäkologen ergab schnell, dass ich schwanger war. Ich war überglücklich und freute mich sehr auf die Schwangerschaft.

Zwei Wochen nach dem Bluttest war der erste Ultraschalltermin angesetzt. Doch bereits zwei Tage vor dem Termin bekam ich Blutungen. Der Arzt bestätigte mir dann meine Befürchtungen, ich hatte leider eine sehr frühe Fehlgeburt erlitten. Ich war wahnsinnig enttäuscht, doch ich fiel zu dem Zeitpunkt nicht in ein tiefes Loch. Ich hatte ja noch kein Herz schlagen sehen, hatte keinen Mutterpass gehabt und meine

Hoffnung, dass es bald wieder klappen würde, war groß. Mein Arzt beruhigte mich auch und erklärte mir, dass frühe Fehlgeburten sehr häufig vorkommen würden und er kein Problem sehe, dass ich wieder schwanger werden könne. Wir sollten nur sechs Monate warten, damit mein Körper sich wieder vollständig regenerieren konnte, dann würde nichts gegen einen erneuten, diesmal erfolgreichen Versuch sprechen.

Zwar hatte ich nur einen funktionierenden Eileiter, aber dennoch ging ich beruhigt an die Sache ran, denn, was einmal geklappt hatte, konnte ja wieder funktionieren.

Und so war es auch. Im Dezember 1977 war ich wieder schwanger. Nach dem bestätigenden Bluttest nahm mich mein Arzt freudestrahlend in den Arm und gratulierte mir. Mein Mann und ich waren wahnsinnig glücklich, auch wenn ich anfangs natürlich ein mulmiges Gefühl hatte. Aufgrund der vorangegangenen Fehlgeburt musste, oder besser durfte, ich jede Woche zum Ultraschall und nachdem ich miterleben konnte, wie die Schwangerschaft immer stabiler wurde und ich jede Woche das kleine Herz schlagen sah, verlor ich nach und nach meine Angst.

Ich bin ein Mensch, der sein Glück gern teilt, und so machte ich aus der Schwangerschaft auch kein Geheimnis. Meine Freundinnen, meine Familie – ganz besonders meine Mutter und meine Schwester – fieberten mit und freuten sich mit uns. Es war eine wunderschöne Zeit, und so verging das erste Trimester und ich schwebte auf Wolke Sieben.

Zu Beginn des zweiten Trimesters stand bei mir eine etwas größere Behandlung beim Zahnarzt an, zwei Kronen mussten ersetzt werden. Da der Zahnarzt ein Freund von uns war, bestellte er mich extra an einem Mittwochnachmittag ein, sodass die Praxis geschlossen war und wir unsere Ruhe hatten. Er wusste natürlich von der Schwangerschaft und verzichtete mit dem scherzhaften Kommentar, dass ich ja sowieso einiges aushalten würde, auf Schmerzmittel. Wir wollten schließlich auf Nummer sichergehen. Nachdem ich es zwei Stunden tapfer auf dem Zahnarztstuhl ausgehalten hatte, musste ich auf Toilette. Ich spürte ein seltsames Ziehen im Unterleib. Auf der Toilette traf mich fast der Schlag: Ich hatte Blutungen! Augenblicklich erfasste mich Panik, doch ich versuchte, mich zusammenzureißen. Als ich unserem Freund von den Blutungen berichtete, meinte er, dass er rasch die Behandlung zu Ende bringen würde und wir dann direkt in die Klinik fahren sollten. Ich rief also meinen Mann an und quälte mich noch durch die, mir endlos vorkommende, letzte halbe Stunde auf dem Zahnarztstuhl. Mit den Gedanken war ich nur bei unserem Baby in meinem Bauch und versuchte, meine stetig größer werdende Angst irgendwie runterzuschlucken.

In der Klinik wurde gleich ein Ultraschall gemacht und erst mal Entwarnung gegeben. Das Baby war da, und sein Herz schlug! Allerdings war mein Muttermund geöffnet, und das seltsame Ziehen im Unterleib waren Wehen. Die Konsequenz war, dass ich direkt im Krankenhaus bleiben und von nun an streng liegen musste. Zusätzlich bekam ich alle sechs Stunden Partusisten, ein wehenhemmendes Mittel. Dieses erhöht den Herzschlag, und so fingen immer etwa eine Stunde nach der Einnahme meine Hände an zu zittern. Da ich noch nicht in der 18. Schwangerschaftswoche war, konnte noch keine Cerlage gemacht, also der Muttermund noch nicht zugenäht werden. So blieb mir nichts anderes übrig, als zu liegen, zu liegen und zu liegen. Ich bin ein sehr quirliger und aktiver Mensch und liegen fällt mir alles andere als leicht. Aber für die Gesundheit meines Babys nahm ich das alles gern in Kauf. Ich bekam viel Besuch, und da auch keine Blutungen mehr auftraten, fühlte ich mich von Tag zu Tag sicherer. Nach drei Wochen ohne weitere Komplikationen hatte ich das Gefühl, dass doch noch alles gut werden würde.

Dann bekam ich plötzlich sehr hohes Fieber, meine Temperatur stieg auf über 40 Grad. Um das Baby nicht weiter zu gefährden, bekam ich nur Wadenwickel, um das Fieber zu senken und keine Antibiotika. Dann der Schock. Ein Bluttest ergab, dass ich die Russische Grippe hatte. Die Russische Grippe war eine weltweite Influenza-Epidemie, die 1977 und 78 weltweit bis zu 700.000 Todesopfer forderte. Ich habe keine Ahnung, wie ich mich und wer mich damals angesteckt hatte, aber meine Pechsträhne schien einfach nicht abreißen zu wollen.

Über anderthalb Wochen hatte ich hohes Fieber und auch die Gabe von als harmlos eingestuften Medikamenten konnte meinen Zustand nicht verbessern. Die Gefahr war, dass die Fruchthöhle in meinem Bauch mehr und mehr austrocknete. Schließlich ließ das Fieber endlich nach, auch wenn mein Körper total geschwächt war. Der Professor der Klinik, ein sehr unangenehmer Mensch, machte zur Kontrolle einen erneuten Ultraschall. Er sagte während der Untersuchung kein Wort, genau wie die anwesende Schwester. Die beiden sahen sich nur immer wieder mit Blicken an, die ich nicht deuten konnte. Natürlich fragte ich direkt danach, wie es denn dem Baby gehen würde. Doch er antwortete nur, dass er später zur Visite zu mir aufs Zimmer kommen würde. Das Ganze sagte er mit so einer Arroganz, dass es sich eher nach »Warte nur, bis der Papa nachher nach Hause kommt« anfühlte.

Ich spürte, dass etwas Schreckliches geschehen sein musste, und rief meinen Mann an, der sofort zu mir in die Klinik fuhr. Gemeinsam warteten wir auf den Professor und versuchten, uns gegenseitig Halt zu geben.

Schließlich kam der Arzt zu uns. Nassforsch eröffnete er uns, dass er keine Herztöne mehr habe finden können. Ich habe den Satz noch heute im Ohr:

»Ja, das hat leider nicht geklappt. Morgen früh müssen wir eine Abrasio machen. Aber sie sind ja noch so jung, sie kriegen noch zehn Kinder!«

Damit war das Thema für ihn gegessen. Ich bin daraufhin komplett zusammengebrochen. Dieses Gefühl des Ins-Nichts-Fallens, ich weiß heute noch ganz genau, wie es sich angefühlt hat. Die Welt um mich herum wurde schwarz. Ich schrie und weinte und fiel immer weiter ins Bodenlose.

Am nächsten Morgen fand die Ausschabung statt. Ich weinte die ganze Zeit durch. Zu allem Überfluss lag ich auch noch auf der Wöchnerinnenstation, umgeben von werdenden und frischgebackenen Müttern und ihren Säuglingen. Zwar hatte ich ein Einzelzimmer, doch einige Zeit vor meiner geplanten Entlassung wurde eine Mutter mit ihrem gerade geborenen Baby wegen der zu hohen Auslastung der Station in meinem Zimmer untergebracht. Ich hätte vorher nicht gedacht, dass der Schmerz noch schlimmer werden könnte, aber dieser Anblick traf mich noch einmal mitten ins Herz. Ich war natürlich noch sehr schwach von der Grippe, doch ich entließ mich daraufhin selbst aus der Klinik. Mein körperlicher Zustand war eine Sache, aber meine Seele zerbrach mit jeder Sekunde in dieser Klinik ein Stückchen mehr.

Zu Hause verkroch ich mich erst mal und weinte, bis ich irgendwann nicht mehr weinen konnte, sondern nur noch leise vor mich hin wimmerte. Aus heutiger Sicht würde ich sagen, dass ich eine leichte Depression hatte, aber damals war therapeutische Hilfe nach einer Fehlgeburt kein Thema.

Ich hatte sehr viel Zeit zum Nachdenken, was mich nicht gerade aufbaute. Und es wurde sehr still um mich. Mein Mann versuchte, mich abzulenken, brachte mir abends Blumen oder ein Buch mit, doch viele unserer Freunde wussten nicht mit mir umzugehen. Wir hatten einen sehr großen Freundeskreis, und auch noch im Krankenhaus hatte ich immer sehr viel Besuch bekommen. Als mich dann die Grippe erwischte, riefen unsere Freunde jeden Abend meinen Mann an und fragten nach, wie es mir ginge.

Nachdem er ihnen dann die Nachricht verkünden musste, dass unser Baby gestorben war, blieb das Telefon stumm. Bis auf meine Familie traute sich keiner mehr, sich bei mir zu melden. Alle waren geschockt und wussten nicht, wie sie mit mir umgehen sollten. Ein paar Wochen später stand mein Geburtstag an. Normalerweise galt an meinem Geburtstag, dass unser Haus für alle offen war. Wir luden nie offiziell ein, aber von morgens bis abends kamen Menschen zu Besuch. Es waren immer unglaublich fröhliche und ausgelassene Tage.

In diesem Jahr kam niemand.

Einerseits war ich froh darüber, dass ich mich dem nicht stellen musste, andererseits war ich traurig, denn ich wollte eigentlich schon über das Geschehene sprechen.

Das Sprechen war auch das, was mich schließlich aus meinem tiefen Loch wieder rausgeholt hat. Meine engsten Vertrauten waren meine Mutter und meine Schwester, sie hörten mir zu und weinten mit mir. Das tat wahnsinnig gut. Nach und nach klopften auch wieder ganz vorsichtig meine engen Freundinnen an. Auf ganz leisen Sohlen kamen die ersten zaghaften Fragen, wie es mir denn ginge. Ich bin dann sehr proaktiv mit der Fehlgeburt umgegangen, auch wenn es damals sogar ein noch ein größeres Tabuthema war als heute. Doch das Reden und das gemeinsame Weinen haben mich ein Stück weit befreit.

Wirklich richtig gut ging es mir allerdings erst, als ich wieder schwanger wurde. Fast ein Jahr später, im Februar 1979, war es so weit. Ich war so dankbar, als es wieder geklappt hatte, denn ich wollte unbedingt Mutter werden. Vielleicht klingt es für Außenstehende seltsam, aber ein Stück weit wollte ich mir auch beweisen, dass ich selbstverständlich in der Lage dazu war, ein Baby zu bekommen.

Auch in dieser Schwangerschaft bekam ich wieder am Ende des dritten Monats Blutungen. Es war an einem Samstagmorgen, und ich hatte nur noch Angst, Angst, Angst.

Da ich den unsäglichen Professor aus meiner letzten Schwangerschaft nie mehr wiedersehen wollte, fuhren wir dieses Mal in eine andere Klinik. Sie wurde von Ordensschwestern geführt, die sofort begannen, mich zu betüteln und mir Mut zu machen. Ich bekam auch direkt eine Cerclage gelegt und musste wieder liegen und das wehenhemmende Mittel verabreicht bekommen. Alles wie gehabt, und trotzdem fühlte es sich ganz anders an. Die Ordensschwestern gaben mir die ganze Zeit das Gefühl, dass es dieses Mal doch ganz sicher klappen würde. Ich fühlte mich bei ihnen aufgehoben, irgendwie gewärmt. Auch der Professor der Klinik war ein ganz anderer Typ. Er nahm mich und die Schwangerschaft sofort ernst und vermittelte mir das Gefühl, alles dafür zu tun, damit das Baby gesund auf die Welt kommen würde.

Inzwischen wusste man auch, was das Problem mit meinen Schwangerschaften war, ich hatte eine sogenannte »unruhige Gebärmutter«, die ständig kontraktierte. Also musste ich die gesamte Schwangerschaft über liegen, wenn auch glücklicherweise nicht durchgängig im Krankenhaus. Doch das Liegen nahm ich gern in Kauf, denn im November 1979 wurde endlich unsere Tochter geboren.

Der Moment, als ich sie das erste Mal im Arm hielt, war der wohl glücklichste Moment, den ich bis dahin erlebt hatte.

Am zweiten Geburtstag meiner Tochter wurde ich wieder schwanger, dank Temperaturmessmethode kann ich das sogar ganz genau so sagen. Und ganz à la »Täglich grüßt das Murmeltier« verlief meine Schwangerschaft wieder wie gewohnt turbulent. Mit dem Ende des dritten Monats fingen die Blutungen an, nur dass ich mich dieses Mal um eine aktive Zweijährige kümmern musste. Ich kann gar nicht beschreiben, wie diese Zeit war. Zerrissen vom Wunsch, sich gut um sein Kind zu kümmern und dem Bedürfnis das Baby im Bauch zu schützen. Meine Mutter, meine Schwiegermutter und meine Tante wechselten sich daraufhin ab, um die Kleine zu betreuen, während ich mich in Watte packen und nur liegen sollte.

Sie kamen im Drei-Wochen-Rhythmus. Die Wochen mit meiner Mutter waren harmonisch und schön. Doch die andere Zeit war ich immer nah an der Verzweiflungsgrenze, denn die Erziehungsmethoden der älteren Damen unterschieden sich milde ausgedrückt doch sehr stark von meinen Vorstellungen. Meine Tante hatte sich in den Kopf gesetzt, dass meine Tochter unbedingt während »ihrer« Schicht trocken werden sollte, und ich war ein ums andere Mal kurz vorm Ausrasten, wenn ich gesehen habe, wie sie dabei mit meinem Kind umgegangen ist.

Auch für meinen Mann war die Zeit eine wahre Zumutung. Das ist auch der Grund, weshalb wir kein drittes Kind mehr bekommen haben. Zwar hätte ich das alles liebend gern noch mal auf mich genommen, doch mein Mann streikte bei der Vorstellung einer weiteren Annexion unseres Hauses durch meine Tante konsequent. So blieb mein Sohn, der am Ende dieser weiteren, nicht ganz einfachen Schwangerschaft geboren wurde, unser letztes Kind.

Ich muss sagen, Mutter zu werden, das war sicherlich kein Spaziergang für mich. Und das Leid, durch dass ich nach meiner zweiten Fehlgeburt gehen musste, ist für mich nur schwer in Worte zu fassen. Doch da war immer dieses Gefühl in mir, dass ich eines Tages eine gute Mutter sein würde – und der unbedingte Wille, diese auch zu werden und meine Werte weiterzugeben. Und so habe ich gekämpft und gewonnen. Ich würde diesen Weg heute immer und immer wieder so gehen, denn meine Kinder sind das Wunderbarste auf der Welt für mich. Jede Frau muss den Weg finden, der für sie selbst der richtige ist. Meinen bin ich gegangen und habe es nie bereut. Auch dank der Menschen, die ihn mit mir gegangen sind. Denn ob in den Siebzigern oder heute, das Wichtigste in solchen Situationen ist, dass wir nicht allein sind und dass wir miteinander sprechen. Denn so können wir uns gegenseitig Kraft geben, auch wenn die Welt um uns herum noch so schwarz erscheinen mag.

Jasmin, 32

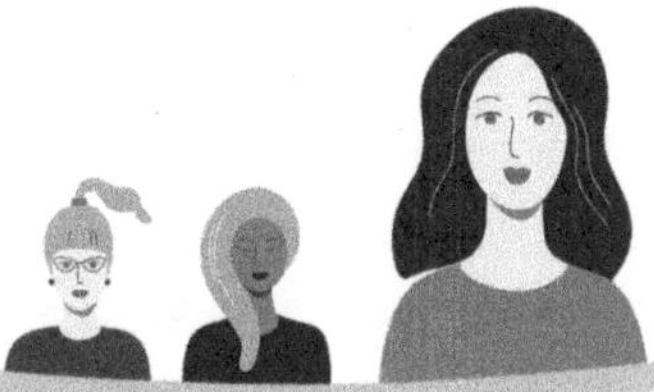

Lahn-Dill-Kreis

#MissedAbortion
#AusschabungnachkleinerGeburt

Ich muss sagen, vor meiner Fehlgeburt hatte ich noch keinen ganz dringenden Kinderwunsch. Wir sind sehr entspannt an das Thema herangegangen. Unsere Einstellung war, ein Kind wäre schön, aber wir könnten auch ohne glücklich sein.

Nach der Fehlgeburt änderte sich das bei mir um hundertachtzig Grad. Plötzlich war sie da, die Gewissheit, dass ich unbedingt Mama werden wollte. Und das, obwohl meine erste Schwangerschaft in einem kleinen Drama endete.

Nach unserer Hochzeit im Sommer 2019 beschlossen wir, von nun an nicht mehr zu verhüten. Wir wollten es einfach ganz entspannt auf uns zukommen lassen. Von Freundinnen wusste ich, dass es durchaus einige Zeit dauern kann, bis man schwanger wird, und so machten wir gar kein großes Ding draus. Ein paar Wochen später fiel mir auf, dass meine Periode noch nicht gekommen und ich eine Woche überfällig war. Allerdings rechneten wir nicht damit, dass ich wirklich direkt schwanger geworden war. Mein Mann machte eher Witze, so auf die Art »Du bist bestimmt schwanger«, aber wir lachten eher darüber, als dass wir das ernst nahmen.

Nun stand aber der 70. Geburtstag meines Schwiegervaters an, und bei der Vorstellung, an diesem Abend mit Alkohol anzustoßen, wurde es mir doch etwas mulmig. Als mein Mann und ich in der Innenstadt beim Shoppen waren, beschloss ich spontan, einen Test in der Apotheke zu kaufen. Ich hatte mich noch nie mit Schwangerschaftstests auseinandergesetzt und fragte fast schon etwas verschüchtert bei der Verkäuferin nach, ob sie mir einen Test empfehlen könne. Sie erklärte mir dann auch alles ganz lieb, und zu Hause habe ich nicht lange gefackelt, sondern direkt getestet. Innerhalb von Sekunden konnten wir das Testergebnis ablesen: Positiv!

Ich muss sagen, im ersten Moment waren wir schon ein bisschen geschockt. Mit einem so schnellen Erfolg hatten wir dann doch nicht gerechnet. Doch sofort überwog die Freude. Wir würden Eltern werden! Mein Mann war ganz aus dem Häuschen und fing schon an, im Geiste das Kinderzimmer zu planen. Allerdings wollten wir die Neuigkeit erst mal noch für uns behalten und unsere Familie und Freunde noch nicht einweihen. Nur auf der Arbeit sagte ich direkt am nächsten Tag Bescheid, denn da ich im Ambulanten Pflegedienst arbeite, bedeutet eine Schwangerschaft fast immer direktes Beschäftigungsverbot. Meine Vorgesetzten haben aber sehr positiv reagiert und sich mit mir gefreut. Ich einigte mich mit meinem Chef darauf, dass ich noch einen Monat lang weiterarbeiten durfte. Ich sollte in der Zeit nur noch rein medizinische Aufgaben verrichten, wie Spritzen geben oder Verbände wechseln. Für alles andere, vor allem die körperlichen Arbeiten, wurde mir eine Auszubildende an die Seite gestellt. So musste ich nicht direkt zu Hause bleiben, was mir sehr recht war. Da meine Schwiegereltern direkt neben uns wohnen, wäre ich auch gleich in Erklärungsnöte gekommen, aus welchem Grund ich nicht mehr zur Arbeit ging.

Mein Frauenarzt bestätigte die Schwangerschaft mit einem Bluttest, sodass ich eine Bescheinigung für die Arbeit bekam. Der erste Ultraschall war erst für später angesetzt und sollte in der neunten Schwangerschaftswoche stattfinden.

Die kommenden Wochen schwebten wir auf Wolke Sieben. Bei mir wuchsen die Muttergefühle von Tag zu Tag. Ich las mich immer mehr ein, wir schauten uns Bettchen an und machten viele Pläne. Wir malten uns aus, wie es sein würde, wenn unser Kind mit den Kindern unserer Freunde aufwachsen wird, und konnten uns schon bildlich vorstellen, wie sehr Oma und Opa sich freuen würden. Mein Instagram-Feed veränderte sich immer mehr, ich folgte jeder Menge anderer Schwangerer und tauchte ab in die Welt der Bald-Mamis. Es war so schön.

Dementsprechend freudig und aufgeregt gingen wir dann auch gemeinsam zum ersten Ultraschalltermin. Ich sehe uns noch dort sitzen, im Wartezimmer, neben lauter anderen Schwangeren mit großen Bäuchen und wie zwei Honigkuchenpferde grinsend. Ich war so stolz, wie ich dasaß, neben meinem Mann und in der Gewissheit, dass ich auch bald mit einem dicken Babybauch dort sitzen würde.

Ich war extra zu einem Arzt gewechselt, dessen Praxis näher an unserem Zuhause lag und war sehr gespannt auf das Kennenlernen. Der Arzt war sehr freundlich, und vor der Untersuchung machten wir erst mal Small Talk. Ich glaube, wir waren beide erleichtert, bei einem so netten Arzt gelandet zu sein.

Dann kam der große Moment. Aufgeregt drückte ich die Hand meines Mannes. Ich hatte mich informiert und wusste, dass wir in dieser Schwangerschaftswoche schon das Herz schlagen sehen konnten. Der Arzt begann mit dem Ultraschall und sagte erst mal nichts. Er schallte immer weiter, redete aber dabei nicht. Das machte mich nervös. Suchend schaute ich auch auf den Bildschirm, konnte aber nichts erkennen. Da beschlich mich schon ein sehr ungutes Gefühl.

Kurz darauf erklärte der Arzt uns auch mit trauriger Stimme, dass es ihm sehr leidtue, aber dass er keinen Herzschlag finden könne. Außerdem sei der Embryo seit der fünften oder sechsten Woche nicht mehr gewachsen.

Ich fiel in eine Art Schockstarre. Als ich zu meinem Mann blickte, war er kreidebleich und sah aus, als ob er einen Geist gesehen hätte. Wir waren beide schlicht fassungslos. Natürlich wusste ich, dass es Fehlgeburten gab. Aber ich hatte keine Ahnung, wie oft sie vorkommen – und ganz ehrlich, ich hatte absolut nicht damit gerechnet, dass mir so etwas passieren könne. Ich war jung, ich war gesund – weshalb sollte ich eine Fehlgeburt haben? Dass das eine nichts mit dem anderen zu tun hatte, lernte ich erst hinterher. Mein Mann hatte sich noch überhaupt nie mit dem Thema Fehlgeburt auseinandergesetzt und war tief geschockt. Dementsprechend reagierte er auch.

»Okay, das war's. Ich will keine Kinder mehr!«, erklärte er mir, als der Arzt uns kurz allein ließ. Daraufhin brach ich in Tränen aus. Das war plötzlich alles so endgültig. Eben war ich noch eine stolze Bald-Mama gewesen, und jetzt sollte ich niemals ein Baby haben? Es fühlte sich alles so furchtbar falsch an.

Der Arzt klärte uns dann auf, wie häufig Fehlgeburten vorkamen und besprach sehr einfühlsam das weitere Vorgehen mit uns. Er meinte, man könne auch noch eine Woche abwarten, aber dass es eigentlich keine Hoffnung mehr gäbe. Ich wollte das auch nicht. Es war eindeutig, dass das Herz nicht geschlagen hatte und der Embryo schon vor längerer Zeit gestorben war. Doch die Ausschabung, die der Arzt mir daraufhin vorschlug, fühlte sich für mich auch nicht richtig an. Die Vorstellung einer Operation unter Vollnarkose löste bei mir großes Unbehagen aus. Außerdem hatte ich trotzdem Vertrauen in meinen Körper und wollte ihn das am liebsten selbst regeln lassen. Der Arzt meinte aber, dass die Ausschabung die beste Option für mich sei, und so machten wir einen Termin aus. Da er und seine Praxiskollegin nur mittwochs für Eingriffe in der Klinik waren, ging es nur an diesem Tag.

Mit der Ausrede, dass mein Mann am kommenden Mittwoch Frühschicht hätte, konnte ich den Termin noch mal um eine weitere Woche verschieben. Der Arzt war darüber zwar nicht begeistert, aber als ich argumentierte, dass ich sonst niemanden hätte, der mich fahren und nach der OP betreuen könne, stimmte er zähneknirschend zu. Meine große Hoffnung war, dass mein Körper das Ganze in der Zwischenzeit selbst geregelt hätte. Der Gynäkologe meinte noch, ich solle mich aber unbedingt melden, sollten Blutungen auftreten, dann durften wir gehen.

Durch die nächsten Tage wandelte ich wie durch einen Albtraum. Ich war gar nicht richtig bei mir. Mein Mann nahm mich oft in den Arm und fragte immer wieder, wie es mir geht. Manchmal kam er zu mir, blickte mich an und meinte dann: »Unser Baby ist gestorben.« Wir sagten dann nichts mehr und hielten uns einfach nur fest.

Tagsüber ging ich viel allein mit dem Hund spazieren und dachte nach. Ich bin generell eher der Typ, der Dinge mit sich selbst ausmacht, und so erzählte ich auch niemandem sonst, was gerade passierte. Meinen Schwiegereltern nebenan sagten wir, dass ich an einem Magen-Darm-Infekt litt. Nur auf der Arbeit musste ich Bescheid geben. Ich wusste, dass ich es nicht schaffen würde anzurufen, ohne in Tränen auszubrechen, und so schrieb ich eine Nachricht. Es kam eine Reaktion voller Mitgefühl und Verständnis zurück. Etwas später meldete sich der Juniorchef mit einer weiteren Nachricht bei mir. Er meinte, er wüsste, wie es uns jetzt geht.

Seine Frau hätte vor zwei Wochen eine Fehlgeburt gehabt. Daraufhin telefonierten wir und tauschten uns aus, was wirklich gutgetan hat.

Ich surfte viel im Internet und recherchierte nach Berichten von Frauen, die auch auf den natürlichen Abgang nach einer diagnostizierten verhaltenen Fehlgeburt gewartet hatten. Ich hoffte jede Stunde, dass es endlich losgehen und ich um die Ausschabung herumkommen würde. Mein Baby war zwar noch in mir, aber schon zwei bis drei Wochen tot. Das hatte mein Kopf nun begriffen – konnte es da noch so lange dauern, bis mein Körper es auch endlich begreifen würde?

Ich glaubte fest daran, dass es bald losgehen würde. Und tatsächlich setzte zwei Tage nach dem verhängnisvollen Ultraschall die erste Blutung ein. Zuerst war ich erleichtert, doch dann wurde es immer heftiger. Ich hatte nie schlimme Periodenschmerzen gehabt, und das, was nun auf mich zukam, war ein ganz neues Gefühl für mich. Auch das ganze Blut zu sehen, es gingen auch Gewebestücke mit ab, war ziemlich heftig für mich. Vor jedem Toilettengang überkam mich die Angst. Die Blutungen starteten samstags, und am Dienstag wurden die Schmerzen dann wahnsinnig stark. Sie kamen krampfartig und waren kaum mehr auszuhalten. Auch die Blutungen wurden immer heftiger, und es ging immer mehr Gewebe ab. Ich konnte nicht mehr sitzen, ich konnte nicht mehr liegen, nicht mehr stehen, ich konnte gar nichts mehr. Als ich nach Stunden dachte, ich würde es gar nicht mehr aushalten, legte ich mich in die warme Badewanne. Das linderte die Krämpfe tatsächlich, und nach zwei Stunden hörten die Schmerzen langsam auf. Ich war so froh, dass es endlich vorbei war und dass ich es hinter mir hatte. Völlig erschöpft ließ ich mich wie tot ins Bett fallen und schlief bis zum nächsten Morgen.

Nach dem Aufwachen rief ich in der Praxis an und sollte daraufhin sofort vorbeikommen. Ich fuhr mit dem Gefühl hin, dass ich es jetzt endlich überstanden hatte. Doch der Ultraschall zeigte leider etwas anderes. Ein großes Gewebestück hatte sich über meinen Gebärmutterhals gelegt und dahinter staute sich nun das Blut und das Restgewebe. Mein Arzt war sehr besorgt und meinte, dass es zu einer Sturzblutung käme, sobald sich das Stück löse. Wortwörtlich meinte er, dann würde ich bluten wie »ein abgestochenes Schwein«. Das war natürlich keine Vorstellung, die mir gefiel, aber noch viel schlimmer für mich war, dass ich nun doch ins Krankenhaus zu einer Ausschabung musste. Ich wollte erst kurz nach Hause fahren und eine Tasche packen, was mein Arzt gar nicht lustig fand. Stattdessen sollte ich sofort und ohne Umwege ins Krankenhaus fahren. Wir einigten uns darauf, dass ich mich beeilen und nur ganz kurz zu Hause ein zwei Dinge holen sollte.

Auf dem Weg rief ich meinen Mann an, der gerade arbeiten war und sagte ihm, dass er nicht gleich kommen müsse, da er eh nichts tun könne. Im Krankenhaus erwarteten mich die Schwestern schon und kamen mir entgegen. Nach einer schnellen Anmeldung wurde ich noch kurz auf mein Zimmer gebracht und mir die OP-Kleidung, Thrombose-Strümpfe und so weiter ausgehändigt. Noch bevor ich mich umziehen konnte, kam die Schwester schon zurück und wollte mich für den OP abholen. So direkt sagte es keiner, aber anscheinend war die Situation nicht ganz unkritisch. Glücklicherweise war ich nach wie vor nicht wirklich bei mir, sondern kam mir immer noch vor wie in einem schlechten Traum. So realisierte ich gar nicht wirklich, was um mich herum gerade alles passierte.

Im Operationssaal angekommen, fand ich die ganze Situation einfach nur unheimlich. Plötzlich lag ich da, wo ich auf keinen Fall sein wollte. Mein Glück war, dass mich eine unfassbar liebe OP-Schwester betreute. Sie spürte meine Angst und redete die ganze Zeit beruhigend auf mich ein. Als es im OP nach und nach immer voller wurde und inzwischen zehn verschiedene Leute um mich herumwuselten, überkam mich fast schon eine Art Panik. Ich wurde festgeschnallt, an mir wurden die Blutdruckmanschette und die ganzen anderen Überwachungsinstrumente angebracht, und ich kam mir völlig ausgeliefert vor, fast wie ein Stück Fleisch. Um mich herum lief alles streng nach Routine ab, und eine unsympathische Anästhesistin erklärte mir, wie sie mich gleich ausknocken würde. Doch die nette OP-Schwester streichelte mir die ganze Zeit über den Kopf und redete ganz ruhig mit mir. So schlief ich irgendwann ein.

Als ich im Aufwachraum zu mir kam, fühlte ich mich wie betrunken. Die erste Person, die ich sah, war die nette OP-Schwester. Total überschwänglich bedankte ich mich bei ihr und machte ihr tausend Komplimente, wie toll sie war. So ging es weiter. In meinem euphorischen Zustand erklärte ich dem ganzen Team, wie wunderbar es doch sei und dass ich als Pflegekraft wisse, dass das nicht selbstverständlich wäre.

Kurz darauf ebbte meine Euphoriewelle ab, und ich realisierte langsam, was gerade passiert war. Dass ich eine Ausschabung gehabt hatte und dass mein Baby nun endgültig weg war. Schlagartig fing ich an zu weinen – und zwar so richtig. Ich glaube, ich weinte das erste Mal aus voller Seele, plötzlich kam alles raus. Ich weinte einfach weiter, während ich auf mein Zimmer geschoben wurde, und hörte auch dort nicht auf. Zwei ältere Damen lagen in den Betten neben mir und eine davon kam sofort zu mir und begann, mich zu trösten. Auch sie streichelte mir den Kopf und ließ mich ausweinen.

Es war, als wäre ich aus dem Traum aufgewacht und in der Realität angekommen. Und die Realität bestand gerade aus einer Krankenhausstation voller frischgebackener Mütter mit Babys und mittendrin ich, gerade frisch ausgeschabt und ohne Baby im Bauch. Jede Mutter, die ich auf dem Gang sah, löste bei mir einen Stich im Herzen aus, und jeder Gang zur Teeküche wurde zu einer kleinen Tortur für mich. Ich musste zur Sicherheit eine Nacht im Krankenhaus bleiben und weinte die Hälfte der Zeit durch.

Am nächsten Morgen nach der Visite durfte mein Mann mich endlich abholen. Die OP war gut verlaufen, ich war froh, nach Hause zu dürfen. Dort angekommen, fühlte ich mich wieder wie in einem Traum. Es war fast so, als ob das alles im Krankenhaus gar nicht wirklich passiert wäre, als hätte nicht ich es erlebt.

Mein Mann kümmerte sich sehr viel um mich, und ich war eine Woche krankgeschrieben. Meine Vorgesetzten meinten, ich solle mir die Zeit nehmen, die ich brauchte, und dafür war ich sehr dankbar. Allerdings wurde mir in der Frauenarztpraxis nach der einen Woche gesagt, ich könne ja jetzt wieder arbeiten gehen. Tatsächlich fühlte ich mich keineswegs in der Lage, jetzt wieder meinen Job zu machen, rauszufahren und den alten Menschen vorzuspielen, wie super drauf ich doch und wie schön das Leben sei. Das hätte ich nicht geschafft. Nach viel Betteln bekam ich dann eine Krankschreibung für eine weitere Woche und ließ mich dann noch mal von meinem Hausarzt sieben Tage krankschreiben. Insgesamt war ich also drei Wochen zu Hause – und die habe ich auch gebraucht.

Erst jetzt öffnete ich mich langsam. Erzählte meiner Schwester und einer engen Freundin von der Fehlgeburt. Ich traf mich sogar wieder mit meiner Mädelsclique und konnte es kaum glauben, als nach meiner Eröffnung herauskam, dass eine der Frauen sogar zwei Fehlgeburten gehabt hatte. Eine andere hatte schon seit Jahren einen unerfüllten

Kinderwunsch und eine weitere war gerade im dritten Monat schwanger. Irgendwie gibt es rund um das Thema Schwangerschaft so viele Tabuthemen, über die nicht gesprochen wird, und es war richtig befreiend, sich endlich einmal darüber auszutauschen.

Meinen Schwiegereltern erzählten wir von der Fehlgeburt erst, als ich wieder in der 16. Woche schwanger war, und meiner Mutter habe ich es bis heute nicht erzählt. Ich habe es zwar in mehreren Anläufen versucht, aber irgendwie kam es noch nicht dazu. Vielleicht ja irgendwann einmal.

Nach der Fehlgeburt war ich mir jedenfalls sicher: Ich will unbedingt ein Kind! Auch mein Mann änderte seine Meinung nach dem Schicksalserlebnis beim Ultraschall wieder, und so kam es, dass ich zweieinhalb Monate nach der Fehlgeburt wieder schwanger wurde. Ich kann es nicht erklären, aber dieses Mal fühlte es sich völlig anders an. Ich wusste sofort, dass ich schwanger war. Da war so ein Gefühl in mir drin, das ich so gar nicht kannte. Doch trotzdem hatte ich natürlich riesige Angst, dass wieder etwas schiefgehen könnte.

Den ersten Ultraschall hatte ich dieses Mal ganz früh, und es war noch kein Herzschlag zu sehen. Doch beim zweiten Ultraschall, mein Mann war wieder mit dabei, war es so weit, und wir erlebten endlich diesen magischen Moment: Zum ersten Mal sahen wir das Herz unseres Kindes schlagen. Es war unglaublich. Aufgrund von Corona war es auch der einzige Termin, an dem mein Mann dabei sein durfte und ich bin sehr dankbar, dass er diesen Moment geschenkt bekommen hat.

Wirklich entspannt habe ich mich allerdings erst ab der 21. Woche, denn ab da konnte ich unser Kind trotz Vorderwandplazenta endlich spüren.

Und so kam unsere Tochter dann schließlich zu uns.

Sie ist unser Sonnenschein, und ich glaube fest daran, dass bereits das Baby, das gestorben ist, ihre Seele in sich trug. Ich bin mir sicher, dass Seelen wissen, zu wem sie gehören und wieder zurückkommen. Gestorben ist damals nur der Körper, nur die leere Hülle. Doch die Seele ist zurückgekommen und nun bei uns, wo sie hingehört.

Unser Kinderwunsch ist damit abgeschlossen. Wir sind sehr dankbar und genießen jeden Moment mit der Kleinen. Doch wir möchten unser Glück nicht noch einmal herausfordern. Denn wir spüren jeden Tag, dass wir komplett sind. Und das ist ein einmalig schönes Gefühl.

Maria, 36

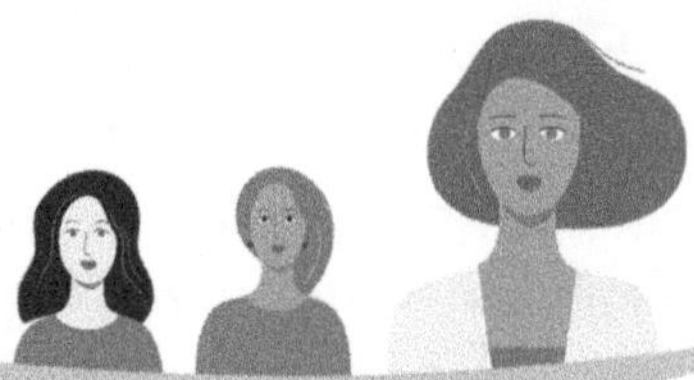

München

#FehlgeburtimUrlaub
#FehlgeburtbeizweitemKinderwunsch

Ich hatte immer den Traum, mit 30 Jahren verheiratet zu sein und zwei Kinder zu haben. Tatsächlich bin ich ein absoluter Familienmensch, und nachdem ich das Glück hatte, meinen heutigen Mann bereits 2010 im Studium kennenzulernen, stand dem Glück erst mal nichts im Wege. Stress haben wir uns dann aber keinen gemacht, sondern alles entspannt auf uns zukommen lassen. Ein paar Jahre später haben wir uns schließlich verlobt. Wir haben daraufhin nicht mehr verhütet, es aber auch nicht darauf angelegt, schwanger zu werden. Ich hatte bereits ein traumhaftes enges Seidenkleid für meine Hochzeit reserviert – im Meerjungfrauenstil und definitiv eher nicht Babybauchgeeignet. Wir sagten uns, wenn es passiert, ist es schön und wenn nicht, auch okay.

Im August 2015 ist dann meine Periode ausgeblieben. Und sowohl der Schwangerschaftstest als auch der Termin bei meiner Frauenärztin bestätigten es: Ich war schwanger! Es war zwar noch so früh, dass sie beim Ultraschall nur den Dottersack erkennen konnte, aber das entsprach der zeitlichen Entwicklung, und ich freute mich riesig! Ich würde Mama werden ... Was für ein wunderbarer Gedanke! Die Vorfreude wuchs von Tag zu Tag, und da ich kerngesund war, viel Sport machte, nicht rauchte und mich gesund ernährte, machte ich mir auch keine Gedanken darüber, dass etwas schiefgehen könnte. Wieso auch?

Im September flogen wir mit Erlaubnis der Ärztin in unseren Sommerurlaub. Mein Mann hat griechische Wurzeln, und so verbringen wir immer ein paar Tage im Sommerhaus seiner Eltern in Athen und fahren dann meist mit der Fähre weiter auf eine Insel. In diesem Jahr fuhren wir nach Naxos, eine bezaubernde kleine Insel, die im September wunderbar leer und idyllisch ist.

Wir verbrachten traumhaft schöne Urlaubstage in einer kleinen Anlage direkt am Strand, in der wir die einzigen Gäste waren. Wir waren so verliebt und glücklich – und in riesiger Vorfreude bald Eltern zu werden. Tagsüber verbrachten wir viel Zeit am Strand, genossen das Meer, die Sonne und die völlige Unbeschwertheit. Damals machte ich sehr viel Sport, und so joggte ich auch nach Rücksprache mit meiner Ärztin in der Schwangerschaft weiter und machte meine Übungen. Mir ging es einfach nur gut.

Eines Abends fuhren wir mit dem Roller in ein Restaurant. Auf der Toilette merkte ich, dass ich Schmierblutungen hatte – allerdings keinerlei Schmerzen oder andere Beschwerden. Mein Freund versuchte, mich zu beruhigen, dass dies ja einmal vorkommen könne und nichts Schlimmes bedeuten müsse. Da es sich um altes Blut handelte und die Blutungen nicht schlimmer wurden, versuchte ich, mich nicht verrückt zu machen. Zwar hatte ich auch am nächsten Tag immer noch Schmierblutungen, sie wurden aber nicht schlimmer, und es kamen auch keine Schmerzen. Das änderte sich erst am darauffolgenden Tag ...

Wir waren gerade am Strand, ich trug einen Bikini. Da spürte ich, wie irgendetwas in meinem Unterleib passierte, ich kann es gar nicht genau beschreiben. Als ich nach unten blickte, sah ich, wie mir frisches

Blut die Beine hinablief. Es war ein so unwirklicher Anblick in all der Mamma-Mia-Idylle zwischen weißem Sandstrand und blauem Meer, doch ich spürte sofort, dass irgendetwas anders war. Wir liefen gleich zurück auf unser Zimmer, und es kam immer mehr Blut. Es lief in Strömen, und ich bekam immer stärkere Schmerzen. In meinen Ohren rauschte es ... Ich wusste nicht, was gerade passierte und hatte trotz des ganzen Blutes die Hoffnung, dass irgendwie alles gut werden würde. Gut werden müsse.

Wir liehen uns das Auto der Hotelbesitzerin aus, um ins Krankenhaus zu fahren. Wobei Krankenhaus ein ziemlich großes Wort ist für das, was uns dann dort erwartete. Es war alles recht wenig vertrauenserweckend und weit weg vom westlichen Standard, den man so gewöhnt ist. Es gab auch keine Abteilung für Gynäkologie, sodass man mir vor Ort kaum helfen konnte. Erst mal mussten wir ewig warten, bis schließlich endlich ein Arzt kam und versuchte, mit einem normalen Ultraschallgerät über meiner Bauchdecke etwas zu sehen. Was natürlich nicht möglich war. Meine Schmerzen wurden unterdessen von Stunde zu Stunde stärker. Der Arzt verwies uns an eine Privatpraxis eines Gynäkologen, die aber erst um 18.30 Uhr öffnete. An diese Aussicht, zu einem guten Arzt zu kommen, klammerte ich mich. Ich hoffte so sehr, dass dieser Facharzt mir nach einer richtigen Untersuchung meine Angst nehmen könnte und mir sagen würde, dass alles gut sei.

Zwischenzeitlich krümmte ich mich auf der Krankenhausliege vor Schmerzen. Im Nachhinein weiß ich, dass ich Wehen hatte. Die ganze Zeit blutete ich weiter stark und musste regelmäßig zur Toilette, um meine Binden zu wechseln. Jedes Mal hatte ich höllische Angst, dass bei einem dieser Toilettengänge nicht nur Blut mitkommen würde, und ich weinte durchgehend. Die ganze Situation war so unwirklich und so schrecklich. Ich wünschte mir nichts mehr, als endlich wieder aus diesem Albtraum zu erwachen.

Kurz vor der Öffnung der Praxis liefen wir vom Krankenhaus los und versuchten, die Zeit, bis es endlich 18.30 Uhr war, irgendwie zu überstehen. Dann war es endlich so weit, und ich war so erleichtert, dass sich die Praxis nach dem fragwürdigen Krankenhaus als sauber und der Arzt als professionell herausstellten. Zumindest war das unser erster Eindruck.

Weinend schleppte ich mich erst mal auf die Toilette, da ich weiter stark blutete. Auf der Toilette passierte das, wovor ich so große Angst gehabt hatte: Plötzlich kam ein ganzer Schwall Blut auf einmal, und ich spürte, dass etwas großes Festes mitkam, was mir das Bein hinunterlief. Panisch rief ich nach meinem Mann, der sofort zu mir kam.

»Das ist es!«, schrie ich und wusste nicht, was ich tun sollte. Es war eine so furchtbare Situation. Mir klebte mein totes Baby am Bein, irgendwo in einer Toilette mitten in Griechenland. Es war der schlimmste Moment meines Lebens. Dann kam der Arzt in die Toilette und machte ihn noch schlimmer.

Er sah mein Bein an, nahm sich Toilettenpapier, wischte damit den Embryo von meinem Bein und schmiss ihn ohne Zögern in den Mülleimer.

In diesem Moment zerbrach etwas in mir.

Der Arzt verließ den Raum gleich wieder, und ich stürzte mich auf den Mülleimer und holte das Päckchen wieder raus. Ich wollte wissen, ob es tatsächlich mein Kind gewesen war, das er da gerade weggeschmissen hatte. Natürlich bin ich nicht vom Fach und weiß nicht genau, was ich gesehen habe, aber es sah sehr nach einer Fruchthöhle mit Inhalt aus. Ich weinte und weinte und wollte mein Baby unbedingt mitnehmen. Verzweifelt bat ich meinen Mann, eine Art Becher oder etwas Ähnliches zu organisieren, doch er versuchte, mich mit ruhiger Stimme davon abzubringen. Sagte mir, dass wir es nicht mitnehmen könnten und dass es nichts mehr bringen würde. Ich war so verzweifelt und so traurig, doch am Ende lenkte ich ein, und wir ließen es dort.

Der Arzt machte dann einen vaginalen Ultraschall, auf dem er nichts mehr in der Gebärmutter sehen konnte außer Blutungen. Das war natürlich absolut nicht das, was ich mir erhofft hatte. Doch nach dem Erlebnis im Bad war natürlich auch leider nichts anderes zu erwarten. Er verschrieb mir dann noch Schmerzmittel und stellte uns die Rechnung für seine Behandlung aus.

Wie in Trance sind wir zur Apotheke und zurück in die Anlage gefahren. In unserem Zimmer angekommen, war es, als wären wir in eine andere Welt zurückgekehrt. Hatten wir dort vorher eine leichte und glückliche Zeit verbracht, so war nun plötzlich alles düster und grau. Selbst die Farben wirkten irgendwie gedämpft.

Immer wieder sah und sehe ich auch heute noch diesen Arzt vor mir, wie er den Embryo nimmt und in den Mülleimer wirft. Ich glaube, was mich dabei am meisten verletzt und verstört hat, war der mangelnde Respekt für dieses Lebewesen, für mein Kind. Auch wenn es noch sehr klein war, so war es doch schon ein Lebewesen, das leider gestorben ist. Gerade ein Arzt sollte doch wissen, was für große Wunder erst passieren müssen, damit im menschlichen Körper überhaupt eine Befruchtung stattfindet. Wie viele Hürden überwunden werden müssen, damit in uns neues Leben entstehen kann. Gibt es etwas Kostbareres als dieses Leben, selbst wenn es kurz vorher geendet ist? Jeder Embryo ist doch ein kleines Wunder für sich, wie kann man dieses Wunder einfach nehmen und in eine Mülltonne schmeißen? Ich werde es nie verstehen, und ich werde diesen Moment auch nie vergessen können. Aber umso mehr habe ich mir geschworen, dass ich mein Baby niemals vergessen werde. Desto schlimmer war es für mich, dass alle anderen um mich herum so taten, als ob es dieses Leben niemals gegeben hätte.

Nach dem schrecklichen Tag der Fehlgeburt verlängerten wir unseren Aufenthalt auf Naxos um zwei weitere Tage, bevor wir zurück nach Athen mussten, da der Urlaub vorbei war. In Athen sollten wir die Eltern meines Mannes und seine Schwester treffen, um dort traditionell noch ein paar Tage zusammen zu verbringen. In diesen letzten Tagen auf Naxos nahmen wir uns die Ruhe, um zu trauern und uns innerlich zu wappnen.

Doch die Rückkehr nach Athen war wahnsinnig schwierig. Die Familie meines Mannes hatte von der Schwangerschaft gewusst, und so informierte mein Mann sie vorab, dass ich das Kind verloren hatte. Aber ich bekam nicht den Trost, den ich nach so einem schweren Schicksalsschlag erwartet und sehnlichst gebraucht hätte. Ich war fassungslos und verletzt. Ich hatte gerade mein Baby verloren, ich wollte danach gefragt werden, wollte darüber sprechen! Doch es kam nicht wirklich was. Natürlich hatte ich meinen Mann und konnte mit ihm sprechen, aber unsere Familien und Freunde waren sehr zurückhaltend.

Auch einige Zeit später, als der errechnete Geburtstermin immer näher rückte, fragte zu Hause keiner, wie es mir denn ginge. An Weihnachten bin ich dann im Kreise der Familie regelrecht zusammengebrochen. Alle waren fröhlich, und keiner verschwendete auch nur einen Gedanken an das Kind, das nun bald hätte geboren werden sollen – das ertrug ich einfach nicht.

Ohne meinen Mann und eine Therapie, die ich damals begonnen habe, weiß ich nicht, wie ich diese Zeit überstanden hätte.

Nach der Fehlgeburt wechselte ich die Gynäkologin. Denn bei dem Termin, den ich nach der Fehlgeburt zur Kontrolle vereinbart hatte, stand ich plötzlich vor verschlossener Türe. Ohne Ankündigung oder Sonstiges. Als ich ein paar Tage später in der Praxis angerufen habe, kam keine Entschuldigung oder Erklärung, also habe ich nur noch meine Unterlagen angefordert. Meine neue Gynäkologin war dann glücklicherweise sehr nett und professionell, bei ihr bin ich auch heute noch.

Mein Kinderwunsch wurde nach der Fehlgeburt tatsächlich nur noch stärker, und auch mein Mann wünschte sich unbedingt ein Kind. Im April 2016, einen Monat vor unserer lang geplanten Hochzeit, erfuhr ich, dass ich wieder schwanger war. Wir hatten es schon ein paar Monate sehr verbissen versucht, dieses Mal mit Eisprungtrackingapps, Sex nach Plan und allem, was dazugehört. Wahrscheinlich hat es deswegen länger nicht geklappt. Im März hatten wir dann einfach mal außerhalb der Zeit, die die App uns vorgab, Sex und sofort klappte es.

Natürlich hatten wir dieses Mal große Angst. Die Unbeschwertheit, die wir bei der ersten Schwangerschaft anfangs hatten, war komplett weg. Wir wussten nun, wie es war, wenn man ein Ultraschallbild bekam und dann plötzlich aus dem Urlaub ohne Baby im Bauch zurückkam. Und trotzdem freuten wir uns riesig über diese erneute Chance.

Bei der Hochzeit trug ich das traumhafte Seidenkleid, auch wenn das typische Blähbäuchlein der Frühschwangerschaft kaum zu verstecken war. Natürlich trank ich auch keinen Alkohol, aber da ich ursprünglich aus Marokko stamme, war dies glücklicherweise in meiner Familie nichts Ungewöhnliches. Trotzdem kam es bereits während der Feier zu ersten Wetten unter den Gästen, ob ich wohl schwanger sei. Mir war das egal, ich war einfach nur eine überglückliche Braut, die ein kleines, süßes Geheimnis in sich trug. Und das Glück blieb uns in dieser Schwangerschaft treu.

Nie werde ich das Gefühl vergessen, als ich bei einer Untersuchung das erste Mal den Herzschlag meiner Tochter hören durfte. Ich nahm das kostbare Geräusch auf und höre es mir auch heute noch gern an.

Am 28. Dezember 2016 kam unsere Tochter gesund zur Welt, und wir wurden endlich eine Familie. Es war einfach unbeschreiblich.

Zwar wussten wir, dass wir uns noch ein weiteres Kind wünschten, wollten aber auf jeden Fall zwei Jahre warten, bis wir es wieder versuchten. Als es dann so weit war, ließen wir es wieder ganz entspannt angehen, dieses Mal ohne Apps und Plan. Im Frühling 2019 wurde ich wieder schwanger. Wir freuten uns sehr und konnten unser Glück kaum fassen. Unsere Familie reagierte etwas verhaltener, da wir gerade dabei waren, eine Wohnung zu kaufen, und meine Schwiegereltern die Finanzierung durch die Schwangerschaft in Gefahr sahen. Natürlich spürten auch wir den Druck, hatten den Kredit im Nacken sitzen, und doch freuten wir uns einfach wahnsinnig, unsere Familie weiter vergrößern zu können. Zwar litt ich unter heftiger Schwangerschaftsübelkeit, aber auch diese konnte meine Freude nicht trüben.

Bei der ersten Untersuchung in der Praxis sah auch wieder alles so aus, wie es aussehen sollte, und wir konnten sogar den Herzschlag sehen. Für mich war das ein riesiger Meilenstein, und ich war so glücklich darüber. Der nächste Ultraschall war für die elfte Schwangerschaftswoche angesetzt, ein paar Tage nach meinem Geburtstag.

Zwei Tage vor meinem Geburtstag bekam ich leichte Blutungen. Am Morgen meines Geburtstags wachte ich vor meinem Mann auf und ging ins Bad. Auf der Toilette kam der Schock: Ich blutete – und zwar stark! Die Erkenntnis traf mich wie ein schmerzhafter Pfeil. Wenn Blut und vor allem frisches Blut kommt, dauert es nicht mehr lange, bis es wieder vorbei ist, da war ich mir sicher. Weinend rannte ich ins Schlafzimmer und weckte meinen Mann.

»Ich glaube, es ist nicht mehr da«, schluchzte ich.

Es war der schlimmste Geburtstagmorgen meines Lebens.

Unsere Tochter war zu dem Zeitpunkt zweieinhalb Jahre, deswegen beschloss ich, allein in die Klinik zu fahren, sodass mein Mann bei der Kleinen bleiben konnte. Ich weiß es noch genau, ich trug ein rot gestreiftes Kleid und kam um 10 Uhr in der Klinik an. Im Wartezimmer der Schwangerenambulanz war ich keine Priopatientin, da ich noch in der Frühschwangerschaft war. Obwohl ich die ganze Zeit blutete, wartete und wartete ich. Es kam eine Schwangere mit Babybauch nach der anderen rein. Mein Mann kam irgendwann nach, um mir beizustehen. Unsere Tochter hatte er zu den Großeltern gebracht. Nachdem ich so viele Stunden allein, total verheult in diesem Wartezimmer verbracht hatte, tat es so gut, nun meinen Mann an meiner Seite zu haben. Doch es wurde nicht besser. Nach mehr als vier Stunden Warterei wurde ich endlich in ein Untersuchungszimmer gebracht, wo mich eine Assistenzärztin untersuchte.

Wieder fiel er – dieser schreckliche Satz:

»Ich kann nichts sehen.«

Das machte mich wütend, und ich fragte sie, wie sie das meinte. Ich war schwanger! Schwanger in der elften Woche! Wie konnte sie nichts sehen? Daraufhin kam eine Oberärztin und schallte noch mal. Ruhig erklärte sie mir, dass es ihr sehr leidtue, aber dass es so aussehe, als ob der Embryo schon ein paar Tage tot sei und mein Körper bereits angefangen habe, ihn zu zersetzen. Außerdem sei zu viel Blut da, und die Entwicklung trotzdem schon zu weit fortgeschritten für einen natürlichen Abgang, weswegen man eine Ausschabung vornehmen müsse.

Es war eine furchtbare Nachricht für uns, und schon wieder brach eine kleine Welt zusammen. In dem Moment wusste ich, ich wollte die Ausschabung am besten sofort hinter mich bringen, damit dieser Albtraum schnell vorbei wäre. Doch der frühestmögliche Termin war erst zwei Tage später frei. Die Ärztin meinte noch, mit ganz viel Glück würde es schon vorher von allein abgehen, doch sie glaube nicht daran.

Ich war wie in Trance, und eine tiefe Traurigkeit erfasste mich. Aber dieses Mal wartete nach der Diagnose kein leeres Hotelzimmer auf mich, sondern meine Tochter. Zu Hause umarmte ich sie und drückte sie fest an mich. Eine riesengroße Dankbarkeit, dass es sie gibt, erfasste mich. Dieser Trost, den mein Kind mir einfach nur mit seiner schieren Existenz spendete, half mir. Aber natürlich war die Situation dennoch furchtbar. Ich blutete die ganze Zeit, allerdings hatte ich dieses Mal nur mäßig starke Schmerzen, keine Wehen wie bei der ersten Fehlgeburt. Die Ärztin sollte recht behalten, das Kind ging nicht von allein ab, und doch wünschte ich mir nur, dass es bald vorbei wäre.

Zwei Tage später saß ich morgens wieder im Wartezimmer der Schwangerenambulanz. Für 9 Uhr war die Ausschabung angesetzt, doch wieder wartete und wartete ich. Und wieder kam eine Schwangere mit Babybauch nach der anderen rein. Meine Blutungen waren immer noch sehr stark, und ich musste wieder zum Bindenwechseln regelmäßig den weiten Weg zur Toilette zurücklegen. Es war so entsetzlich, und ich hatte die ganze Zeit Panik, dass ich mein Kind wieder auf einer Toilette verlieren und sich mein Trauma wiederholen würde. Das war das Allerletzte, was ich wollte.

Nachdem die Schwestern mich immer weiter vertrösteten und ich immer verzweifelter wurde, platzte mir irgendwann der Kragen. Weinend und verzweifelt stürmte ich zum Sekretariat und sagte den

Damen dort, dass sie gar nicht wissen würden, was sie gerade mit mir machten und wie es mir dabei ginge. Dass ich stundenlang blutend im Wartezimmer sitzen musste und jedes Mal Angst hatte, dass ich den Gang zur Toilette nicht mehr schaffte. Daraufhin wurde mir ein Bett zur Verfügung gestellt, in das ich mich legen durfte. Allerdings waren alle Zimmer belegt. Das Bett stand auf dem Flur, die ganze Zeit wurden Wagen mit Mittagsessen vorbeigeschoben, und unzählige Menschen eilten an mir vorbei. Nachdem ich die Nacht zuvor kaum geschlafen hatte, war ich trotzdem so müde, dass ich kurz eingedöst bin.

Irgendwann wurde doch noch ein Platz in einem Zimmer frei, und ich wurde hineingeschoben, endlich weg vom Flur. Doch als ich meine Bettnachbarin sah, verflog meine Erleichterung. Sie war sicher eine nette Frau, nur war sie auch sichtlich schwanger, und den Anblick ertrug ich in der Situation nur schwer bis gar nicht. Ich wartete seit Stunden auf meine Ausschabung und hörte mir nun die Geschichte der Schwangeren neben mir an. Sie meinte es nicht böse, und ich erzählte einfach gar nichts, aber die Situation war einfach nur furchtbar für mich. Zudem verschob sich der Eingriff immer weiter. Als wieder eine Krankenschwester kam, erklärte ich ihr heulend, dass es für mich die Hölle auf Erden sei und dass ich einfach nicht mehr könne. Ich begann, mir meine Kanülen aus dem Arm zu ziehen und schrie: »Ich will hier raus!«

Dabei weinte ich ununterbrochen. Daraufhin entschuldigte die Schwester sich und hielt meine Hand. Sie sagte mehrfach, wie leid es ihr tue und dass sie alles versuchen würde, damit ich nun bald drankäme. Ich erklärte ihr, dass ich wüsste, dass sie nichts mehr für mein Baby tun könnten, aber dass ich jetzt wenigstens die OP hinter mich bringen wolle.

Irgendwann war es dann endlich so weit und ich wurde in Richtung

Operationssaal geschoben. Dort machte das Team die ganze Zeit Späße, alle waren super gut drauf, und es wurde viel gelacht. Ich kam mir vor wie im falschen Film. Ich wartete auf meine Ausschabung und hier war Partystimmung angesagt!

Im OP selbst sprach ich vor der Narkose die, sehr nette, behandelnde Ärztin an, dass sie mir versprechen müsse, dass sie mein Baby nicht wegschmeißen würden. Ich wollte es unbedingt mit nach Hause nehmen. Das schreckliche Erlebnis in Griechenland sollte sich auf gar keinen Fall wiederholen. Das versprach sie mir auch, und so schlief ich einigermaßen beruhigt ein.

Als ich im Aufwachraum zu mir kam, hörte ich eine Gruppe Pfleger, die dort lautstark Halli Galli machten. Neben all der Trauer, die ich empfand, ergriff mich auch eine riesige Wut. Eine Wut auf das ganze System, das mit solchen Situationen so respektlos umging. In Griechenland sagte ich mir noch, dass ich ja auf einer kleinen Insel sei und deswegen keinen modernen westlichen Standard erwarten dürfe. Aber nun lag ich in einer der renommiertesten Frauenkliniken Deutschlands und hatte das Gefühl, dass kaum jemand hier mit Pietät und Rücksicht auf Frauen wie mich, die gerade einen schweren Verlust erlitten, reagierte. Das machte mich schon fassungslos.

Besser ging es mir erst, als mein Mann ein paar Stunden später kam. Er brachte unsere Tochter mit und ein Foto von ihr. Es zeigte sie mit elf Monaten und auf der Rückseite des Bildes stand:

»Für die allerbeste Mama auf der ganzen Welt«

Ich halte es auch heute noch in Ehren. Meine Tochter und meinen Mann bei mir zu haben, war für mich die beste Medizin. Und auch das Wissen, dass der Embryo, oder was mein Körper davon übrig gelassen hatte, dieses Mal untersucht werden würde, halfen mir.

Eine knappe Woche nach dem Eingriff durften wir die »medizinische Probe«, wie es hieß, in der Pathologie abholen. Am Empfang sagten wir, dass wir unser Kind abholen wollten. Es war ein sehr schwerer Gang, und ich habe nicht mal die Hälfte davon mitbekommen, was der wenig empathische Pathologe uns alles erzählt hat. Er schmiss mit Fachbegriffen und Statistiken um sich, und er erklärte uns dann, dass sie genetisch nichts Auffälliges hatten finden können. Ich schaute ihn nur ausdruckslos an und fragte, ob wir es dann jetzt einfach mitnehmen könnten. Das bejahte er, und so nahmen wir uns das Glas, in dem »unsere Probe« in einer Flüssigkeit war, und fuhren wie in Trance nach Hause.

Eine Woche vor der Fehlgeburt hatte ich geträumt, dass ich einen Jungen namens Alexander auf die Welt gebracht hatte. Im Traum wurde er entführt. »Das ist unser Alexander«, beschloss ich, als wir das, was unser Baby gewesen war, nach Hause gebracht hatten. Mein erstes Kind, das ich in Griechenland verloren hatte, taufte ich Jasmin. Eine Zeit lang hatte ich eine Art Gedenkstätte für sie in unserer Wohnung eingerichtet. Mit kleinen Fäustlingen, einer Rassel und einer Holzkerze in Herzform, die ich heute noch habe. Ich wollte aber etwas, das bleibt, und so kaufte ich eine Pflanze, die ich in unseren Garten setzte. Leider fehlte mir wohl der grüne Daumen, und sie überlebte nicht lange. Bei Alexander wollte ich es besser machen. Eine liebe Freundin von mir schlug vor, dass wir das Glas gemeinsam im Garten vergraben könnten, ein kleines würdevolles Begräbnis, nur für ihn. Diese Idee finde ich ganz wundervoll. Und ich hoffe, dass ich eines Tages dazu bereit sein werde. Im Moment ist das Behältnis immer noch in meiner Nachttischschublade, ich habe mich noch nicht getraut, es zu beerdigen. Ich glaube, ich habe einfach noch nicht abgeschlossen.

Inzwischen habe ich noch eine zweite, gesunde Tochter bekommen. Die Leute sagen immer, ich solle doch froh sein, dass ich zwei Kinder habe und die Fehlgeburten endlich hinter mir lassen. Selbstverständlich bin ich über alle Maßen froh, dass ich meine Töchter habe und weiß, dass das ein riesiges Geschenk ist. Aber trotzdem war ich nicht zweimal, sondern viermal schwanger. Und auch, wenn nur zwei der Kinder weiterwachsen durften, so sind es für mich dennoch vier Babys, die eine Zeit lang in meinem Bauch waren. Die meisten Menschen verstehen das nicht und finden es übertrieben. Ich glaube, dieser fehlende Respekt für das Leben meiner Babys ist es, was mich so umtreibt und nicht loslässt. Das man eines meiner Babys einfach vor meinen Augen in den Müll geworfen hat, hat mich so tief getroffen und auch ein Stück weit geprägt. Ich werde allen meinen Kindern immer den Respekt entgegenbringen, den sie verdienen. Und so erzähle ich, wenn ich nach meinen Kindern gefragt werde, nicht nur von meinen Töchtern, sondern auch von den zwei Kindern, die niemand gesehen hat und die es dennoch verdient haben, mit Würde behandelt zu werden. Und die es vor allem verdient haben, dass man sie nicht vergisst. Was ich niemals tun werde.

Ich kann allen Frauen in der Situation nur raten, auf das eigene Herz zu hören und sich nicht zu schämen, wenn sie trauern. Das ist unser gutes Recht. Mir helfen heute noch Therapiestunden bei meiner Psychotherapeutin und auch das Reden mit einer besonders guten Freundin, die mich versteht und sich in mich reinfühlen kann. Viele Menschen können das nicht, und auch das muss man akzeptieren. Wichtig ist das, was wir selbst im Herzen tragen. Und in meinem Herzen werden immer vier Babys einen Platz haben – und jedes einzelne von ihnen soll wissen, dass es immer geliebt werden wird.

Tanja, 36

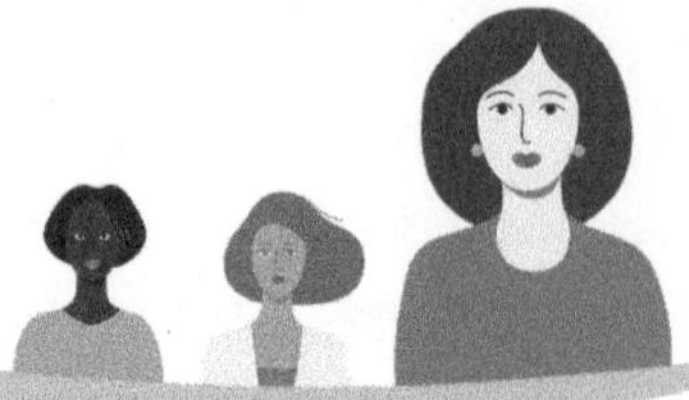

Karlsruhe

#ZweiFehlgeburtenhintereinander
#AusschabungohnePartner

Meine Traumvorstellung war es immer, zwei Kinder zu bekommen – und das am besten vor meinem 30. Geburtstag. Doch es kommt ja immer anders, als man denkt, und bis meine Lebensumstände so weit waren, dass ich meinen Kinderwunsch angehen konnte, war ich schon 33 Jahre alt. Dafür war ich umso glücklicher: frisch verliebt, und auch mein Freund war bereit dazu, Papa zu werden. Wir waren erst sechs Monate zusammen, und bevor er mich kennenlernte, wollte er nie Kinder. Aber manchmal im Leben passt einfach alles, und so war es damals glücklicherweise.

Wir haben es einfach darauf ankommen lassen und nicht mehr verhütet. Da ich im Freundeskreis und in der Familie viele Paare kannte, bei denen das Kinderkriegen nicht gerade reibungslos funktioniert hatte, war mir bewusst, dass der Weg lang und holprig werden könnte. Doch wir hatten zunächst großes Glück, und ich wurde sofort schwanger. Allerdings war das Timing etwas suboptimal, da mein Freund kurz vor dem positiven Test zu einem zweimonatigen Wanderurlaub nach Nepal aufgebrochen war. Er konnte seine Nachrichten teils nur einmal am Tag dank Satellitenverbindung checken, und so bekam er die frohe

Botschaft eben digital von mir übermittelt. Wie sehr ich ihn in den kommenden Wochen an meiner Seite gebraucht hätte, wusste ich zu diesem Zeitpunkt noch nicht.

Meine Vorfreude war wirklich groß. Auch wenn ich noch keinen Babybauch hatte, ertappte ich mich dabei, wie ich mir immer wieder eine Hand auf den Bauch legte und mit dem Baby sprach. Ich begann, mich mehr und mehr als Mama zu fühlen und war so glücklich und dankbar, dass ich dieses besondere Gefühl nun endlich auch erleben durfte. Kurz darauf bekam ich Schmierblutungen. Mich beschlich ein mulmiges Gefühl, aber natürlich hatte ich die Hoffnung, dass trotzdem alles gut werden würde. Mein Arzt bestätigte mir, dass dies ein schlechtes Zeichen sein könne, aber nicht müsse. Ich bekam vorsichtshalber eine Krankschreibung und sollte mich zu Hause schonen. Ich hatte also viel Zeit ..., auch Zeit zu googeln. Als ich die Maße meines Babys verglich, fiel mir auf, dass es um einiges zu klein für sein Alter war. Ich wusste, dass das kein gutes Zeichen war. Doch beim folgenden Ultraschall sah ich dann das kleine Herz schlagen und schöpfte neuen Mut.

Um mich nicht verrückt zu machen, versuchte ich, mich so viel wie möglich abzulenken. Schaute eine Serie nach der anderen, spielte stundenlang das Brettspiel »Terraforming Mars« und telefonierte, wann immer er zu erreichen war, mit meinem Schatz in Nepal. Aber das ungute Gefühl blieb.

Beim nächsten Arzttermin in der zehnten Woche wurden meine Befürchtungen leider wahr. Das Herz schlug nicht mehr, mein kleines Wunder hatte sich verabschiedet. »Tut mir leid«, sagte mein Arzt, und: »Machen Sie sich keine Vorwürfe, das kommt ganz oft vor, Sie haben nichts falsch gemacht.«

Ich war am Boden zerstört. Einerseits hatte ich zwar das Gefühl gehabt, dass etwas nicht stimmte. Andererseits macht man sich natürlich immer Hoffnungen und glaubt an ein gutes Ende. Doch gut war nun gar nichts mehr. Ich war hier, das Baby in meinem Bauch war nicht mehr da, und mein Freund weilte noch nichtsahnend in Nepal.

Es war ein schreckliches Gefühl.

Zu Hause habe ich nur noch geweint und mich verkrochen. Wollte am liebsten niemanden sehen. Das Wissen, dass ich mein totes Baby im Bauch hatte, war furchtbar. Und dann musste ich die Hiobsbotschaft, da mein Freund zu dieser Zeit kein Internet zum Telefonieren hatte, auch noch per SMS übermitteln: »Ich habe unser Kind verloren.« So fühlte es sich also an, wenn Schmerzwellen von Deutschland bis nach Nepal reichen.

Die nächsten Tage war ich wie im Tunnel. Vor mir lag die Ausschabung. In der Klinik, die mein Arzt mir empfohlen hatte, war immer mittwochs der ambulante OP-Tag der Gynäkologie. Das Gute an dem Krankenhaus war, dass ich nicht auf die Station musste, auf der die ganzen Schwangeren und frischgebackenen Mütter waren. Ich glaube, das wäre noch schrecklicher gewesen.

Meine Mutter begleitete mich zu dem Eingriff, und es ging dankenswerterweise alles sehr schnell. Ich kam direkt dran, das Klinikpersonal war sehr nett und einfühlsam, und ich durfte nicht allzu lange nach dem Eingriff wieder gehen. Meine Mutter blieb bis abends bei mir, am folgenden Wochenende reiste meine Schwester zur Unterstützung an.

Körperlich ging es mir erstaunlich gut. Seelisch war es dafür umso schlimmer. Es gab keinen Tag ohne Tränen. Schon mit dem positiven Test hatte sich in meinem Kopf immer wieder derselbe Film abgespielt. Ich sah mich Babysachen shoppen, mit dem Kleinen im Kinderwagen spazieren gehen, sah vor mir, wie ich mein Baby meiner Familie und meinen Freunden vorstellte ... Es war wie ein Lebensfilm, der plötzlich gerissen war und nur noch schwarz zeigte. Zudem kam die Angst, dass es mit dem Kinderkriegen bei mir vielleicht niemals klappen würde. Hatte ich doch zu lange gewartet? War irgendetwas nicht in Ordnung? Da mir keiner sagen konnte, wieso es ausgerechnet bei mir zu einer Fehlgeburt gekommen war, konnte ich ja auch nichts ausschließen. Zwar wurde mir von allen Ärzten gesagt, dass sehr viele Frauen Fehlgeburten hätten und ich nichts falsch gemacht habe, aber das Kopfkino läuft ja dennoch weiter.

Ich versuchte, mich weiter abzulenken und beschloss, mir mein ganz eigenes Andenken an das kleine Wesen zu kreieren. Ich ließ mir ein Tattoo zwischen die Schulterblätter stechen, einen Stern für mein Sternenkind mit zwei stilisierten Flügeln. Auch das lenkte mich ab, ich recherchierte nach Motiven, beschäftigte mich mit Tattoos und versuchte so, nicht ganz allein in meinem Gedankenchaos zu versinken.

Etwa drei Wochen nach der Ausschabung wartete eine Überraschung auf mich. Als ich abends von der Arbeit nach Hause kam, saß völlig überraschend mein Freund auf der Couch! Heimlich hatte er seinen Nepalurlaub frühzeitig beendet und nach einer kleinen Odyssee mit Zubringerflügen und Umbuchungschaos war er nun wieder hier, an meiner Seite.

Es tat so gut, nicht mehr allein zu sein!

Und endlich konnten wir auch richtig reden, ohne zigtausende Kilometer und Satellitenwellen zwischen uns. Mein Freund konnte den ersten Schock ja bereits in Nepal verarbeiten. Er erzählte mir, wie er auf einen Berg gestiegen und oben auf dem Gipfel einfach nur geschrien und geweint hatte. Nun konnten wir uns gegenseitig Halt geben.

Und natürlich war da auch nach wie vor ein riesengroßer Kinderwunsch. Ich fragte meinen Arzt, ob wir ein paar Monate warten müssen, doch er meinte, dass mein Körper wieder bereit sei, sobald meine Periode zurückkäme. Direkt im ersten Zyklus wurde ich wieder schwanger. Erst traute ich der Sache noch nicht. Dachte, dass sich meine Periode durch die Ausschabung einfach noch nicht richtig eingespielt habe. Doch ein Test ein paar Tage später war eindeutig positiv. Trotzdem drückte ich mich um den Arzttermin und ging erst in der achten Woche zum Ultraschall. Zu groß war die Angst, dass wieder etwas nicht stimmen würde. Doch dieses Mal sah alles wunderbar aus. Das Bild war gar kein Vergleich zum ersten Mal. Man konnte schon richtig den Kopf, den Rumpf, den Ansatz der Arme und Beine erkennen. Es war ein wunderschöner Anblick, und endlich durfte ich vorsichtig optimistisch sein.

Natürlich machte ich mir noch Sorgen, doch wir kauften uns ein Namensbuch und fingen an, konkrete Pläne zu machen, dieses Mal mit einem besseren Gefühl. Außerdem wusste ich, dass ich beim nächsten Ultraschall in vier Woche bereits die kritische Marke von drei Monaten überstanden haben würde. Dann konnten wir unser Glück endlich mit der ganzen Welt teilen.

Bei diesem Ultraschalltermin war mein Schatz dann auch das erste Mal mit dabei. Der Arzt fing an zu schallen, und ich hätte am liebsten gleich wieder die Augen geschlossen. Denn was ich sah, war kein Baby mehr, sondern nur eine leere Fruchthöhle. Ein Häufchen Masse war noch da, sonst nichts. Mein Gynäkologe musste gar nichts sagen, mir war sofort klar, dass auch diese Schwangerschaft zu Ende war.

Was das Ganze noch schlimmer machte, war das Timing. Denn direkt nach diesem Termin musste ich weiter zum Brautkleidkauf der Verlobten meines Bruders. Als Trauzeugin zählte sie auf mich, und trotz meines Schmerzes wollte ich ihr diesen besonderen Tag nicht verderben. Zudem wusste keiner von ihnen, dass ich schwanger war. Weinend stieg ich in die S-Bahn ein und wusste, dass ich nun diese Fahrt über Zeit hatte, um mich zu beruhigen und gute Miene zum bösen Spiel zu machen. Ich weiß nicht wie, aber ich habe es tatsächlich geschafft, die fröhliche Trauzeugin zu spielen. Vielleicht haben mir diese paar Stunden Verdrängung auch ganz gutgetan im ersten Schock.

Doch umso mehr holte mich später die Realität ein. Wieder stand mir eine Ausschabung bevor. Ich konnte es kaum glauben, als ich schon wieder in den gleichen Räumlichkeiten auf die Operation wartete. Und wieder mit einem toten Baby im Bauch. Obwohl ich schon alles kannte, war es emotional fast noch schlimmer als beim ersten Mal.

Und mein Gedankenkarussell begann sich aufs Neue zu drehen. Eine Fehlgeburt konnte mal passieren, das kam oft vor, ja. Aber zwei Fehlgeburten hintereinander? Da stimmte doch etwas nicht. Ich googelte und fand heraus, dass manche Paare körperlich nicht kompatibel waren, wenn es um die Familienplanung ging. Was, wenn das bei uns der Fall war? Ich fragte meinen Arzt, ob man weitere Untersuchungen machen könne. Dass wir nicht kompatibel seien, schloss er eher aus, da dies so selten war. Weitere Untersuchungen konnte er mir jedoch nicht anbieten, da diese erst nach der dritten Fehlgeburt üblich seien und dann von der Kasse übernommen würden. Das fand ich schon ganz schön makaber, aber ändern konnte ich es natürlich nicht. Er riet uns, es einfach weiter zu versuchen, wahrscheinlich hätten wir einfach Pech gehabt.

Emotional war die Zeit für mich wahnsinnig hart. Zwar war ich dieses Mal nicht allein in meiner Trauer, doch dafür war meine Angst, dass es niemals klappen würde, umso größer. Ich bin generell ein sehr emotionaler und sensibler Mensch. Man könnte auch sagen, dass ich mich manchmal richtig in Sachen hineinsteigere. Doch da bildete mein Freund den perfekten Gegenpol und Ausgleich. Er blieb die ganze Zeit über optimistisch, meinte, dass dies nur ein weiterer Rückschlag sei, aber dass es auf jeden Fall noch klappen würde mit unserem Baby.

Doch dieses Mal wurde ich nicht sofort schwanger. Die Monate vergingen, und meine Periode kam zuverlässig. Ich wurde immer nervöser und begann, mir eine App herunter zu laden, mit der ich meinen Eisprung tracken konnte. Bei der Planung unseres Liebeslebens nach Kalender kam ich mir ziemlich blöd vor, aber mein Kinderwunsch war stärker denn je, nachdem nun schon zweimal das Mutterglück bereits in greifbarer Nähe gewesen war, und ich hatte einfach Angst, dass es nun nicht mehr klappen würde.

Es war eine sehr ambivalente Zeit. Trotz meiner Angst versuchte ich, mir immer wieder Mut zu machen. Wenn ich in der Stadt war und die vielen Menschen sah, die an mir vorbeieilten, kam mir der Gedanke, dass jeder einzelne von ihnen auch eine geglückte Schwangerschaft war. Jedes Kind, jeder Erwachsene, ja sogar jedes Tier steht für eine Schwangerschaft, die erfolgreich verlaufen ist. Da würde es wohl doch möglich sein, dass auch ich, dass auch mein Körper das hinkriegen würde? Und trotzdem haderte ich mit ihm. Ich hatte in einem Interview mit der Sängerin Pink einmal gelesen, dass sie nach ihren Fehlgeburten das Gefühl gehabt habe, ihr Körper hasse sie, sei kaputt, tue nicht, was er soll. So ähnlich ging es mir. Immer wieder hatte ich die Bilder des Ultraschalls vor Augen. Das kleine Pünktchen aus der ersten Schwangerschaft, das nie die Chance bekommen hatte, zu leben. Und auch das kleine Wesen aus meiner zweiten Schwangerschaft, das schon so perfekt ausgesehen hatte. Auch dieses sollte nie lebend geboren werden. Selbst heute noch macht es mich wahnsinnig traurig, wenn ich daran denke. Manchmal dachte ich, vielleicht lassen wir es lieber, vielleicht verkrafte ich keinen weiteren Fehlschlag. Gott sei Dank habe ich diesen Gedanken immer wieder beiseitegeschoben, denn letztlich hat sich der Mut, es weiter zu versuchen, ausgezahlt.

Denn Monate später, kurz vor unserem Sommerurlaub, blieben sie dann das erste Mal wieder aus, meine Tage. Auch während der Reise kamen sie nicht, und ich war mir sicher, dass ich wieder schwanger war. Der Test zu Hause bestätigte es. Als ich die zwei Streifen sah, musste ich weinen. Vor Freude, aber auch aus Angst. Jetzt ging das große Bangen, die Achterbahn der Gefühle wieder los.

Beim ersten Ultraschall habe ich absolut nichts erkannt und dachte schon, das war es wieder. Doch der Arzt meinte, es sähe alles ganz normal aus. Und dieses Mal verlief auch der zweite Ultraschall nach den zwölf ersten Wochen positiv. Ich hätte überglücklich sein können. Doch die Angst hatte mich weiter fest im Griff. So sehr, dass ich mich bis zum sechsten Monat nicht traute, mir eine Hebamme zu suchen. »Es kann immer noch was schiefgehen«, dieser Gedanke hatte sich so fest in meinem Kopf verankert, dass ich ihn nicht mehr los wurde. Auch als ich das Baby, meine Tochter, in mir spüren konnte, blieb meine Furcht. Die Kleine war, als spüre sie meine Angst und wolle mich beruhigen, schon sehr früh ein sehr aktives Baby, doch sobald ich sie einmal längere Zeit nicht treten spürte, wackelte ich an meinem Bauch, um sie zu animieren. Ich brauchte Gewissheit, dass sie noch da war, dass es ihr gut ging.

Die ersten Babysachen habe ich erst wenige Tage vor dem Mutterschutz gekauft. Selbst kurz vor der Geburt hatte ich noch keine Ruhe. Der Gedanke, dass auf der Zielgeraden noch etwas schiefgehen könnte, machte mich wahnsinnig. Schwangerschaftsvergiftung, Nabelschnur um den Hals ... Es gab so viele mögliche Horrorszenarien, und ich traute meinem Glück einfach nicht. Wirklich genießen konnte ich die Schwangerschaft die ganze Zeit über nicht.

Und als ich drei Wochen vor dem Entbindungstermin stand, und die Kleine ab diesem Zeitpunkt nicht mehr als Frühchen auf die Welt kommen würde, habe ich gehofft (und sie ehrlich gesagt auch immer wieder darum gebeten), dass sie sich jetzt schon auf den Weg macht. Diesen Gefallen hat sie mir dann tatsächlich getan und kam drei Wochen zu früh, ein bisschen klein und ein Leichtgewicht, aber gesund und munter auf die Welt. Seitdem ist sie mein größtes Glück, und ich bin jeden Tag dankbar dafür, dass sie heil auf diese Welt gekommen ist.

Mir ist bewusst, welches Glück es ist, ein gesundes Kind im Arm halten zu dürfen. Ich kenne so viele Paare, deren Weg genauso oder noch schwerer war, als unserer. Aus meiner Perspektive heraus würde ich sogar sagen, dass es mehr Frauen mit solch einer Geschichte gibt als Frauen, bei denen alles auf Anhieb und reibungslos geklappt hat. Dennoch wird oft kaum darüber gesprochen.

In meinem Geburtsvorbereitungskurs habe ich kurz gestockt, als die Leiterin das Thema Mutterpass durchgenommen hat und uns den Eintrag über die Anzahl der Schwangerschaften und Geburten erklärte. Ich hielt meinen Pass in der Hand – dreimal schwanger, aber noch kein Baby, stand da. Einen Moment lang habe ich überlegt, ob ich etwas dazu sagen soll, und vielleicht hätten ja auch die anderen eine Geschichte zu erzählen gehabt ... Aber ich habe mich irgendwie nicht getraut. Mit einigen Müttern aus dem Kurs bin ich heute noch in Kontakt. Erst viel später haben wir uns gegenseitig von unseren Erfahrungen erzählt. Bei keiner von ihnen lief alles reibungslos. Fehlgeburten, lange Wartezeiten, Hormonbehandlungen mit teilweise krassen Nebenwirkungen – doch keine von ihnen spricht normalerweise darüber. Dabei könnten wir uns gegenseitig so viel helfen und uns so eher unterstützen.

Bei mir kam zum Beispiel nach meiner zweiten Fehlgeburt heraus, dass mein Schilddrüsenwert zu hoch war. Den Tipp habe ich nicht von meinem Frauenarzt bekommen, sondern tatsächlich von einer Krankenschwester im Klinikum nach der zweiten Fehlgeburt, und später, als ich endlich auch mit meinen Freundinnen über meine Fehlgeburten zu sprechen begann, erhielt ich denselben Ratschlag. Seitdem nehme ich unterstützende Hormone. Ich weiß nicht, ob sie ausschlaggebend für die erfolgreiche dritte Schwangerschaft waren, aber die Möglichkeit besteht. Eine gute Freundin hatte wenig zeitversetzt zu mir ebenfalls zwei Fehlgeburten hintereinander; nach meiner Diagnose habe ich ihr den Tipp gegeben, ihre Schilddrüse auch einmal überprüfen zu lassen. Auch bei ihr war der Wert zu hoch und sie bekam mit den entsprechenden Medikamenten ebenfalls beim nächsten Versuch ein gesundes Kind. Ob Zufall oder nicht, ich bin mir sicher: Das Reden und Erlebnisse teilen, tut uns allen in jedem Fall gut. Am Anfang wollte ich wie so viele Frauen nicht über meine Fehlgeburten sprechen, doch der Austausch mit anderen Betroffenen hilft, das Erlebte zu verarbeiten, und zeigt – wir sind nicht allein.

Ob meine Reise in puncto Familienplanung noch weitergehen wird, weiß ich noch nicht. Wenn es nach mir geht, dann setzen wir die Reise fort, und ich würde es jederzeit wieder wagen. Wenn es nach meinem Freund geht, dann sind wir am Ziel angekommen. Aber man weiß nie, was die Zukunft bringen wird. Und ob mit zweitem Kind oder nicht, ich bin dankbar, dass ich trotz der Rückschläge an meinem Traum festgehalten und heute meine Tochter habe. Denn dieses Glück war alles Unglück wert.

Simone, 32

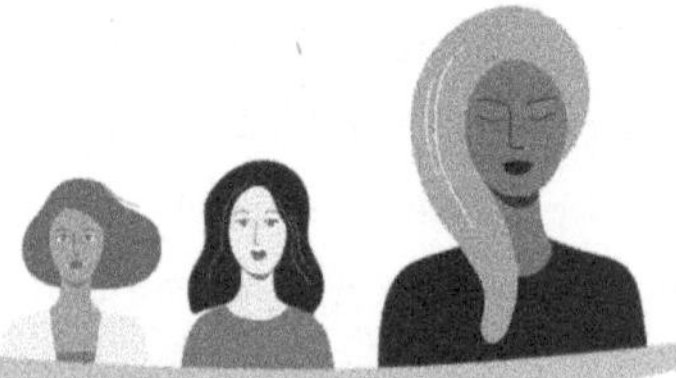

Freiburg

#WiederholteFehlgeburten
#TherapienachFehlgeburten

Ich habe in den letzten Jahren viel gelernt. Allem voran, dass man auch aus Schicksalsschlägen etwas Positives ziehen kann. Heute bin ich in der Lage zu akzeptieren, dass man nicht immer die Kontrolle über alles hat und auch mal loslassen muss. Auch kann ich heute unterscheiden, was die Gesellschaft und Medien dir zeigen, was normal und richtig sei und was ich selbst will. Ich konzentriere mich nun auf das, was ich wirklich selbst möchte. Doch bis ich so weit war, musste ich einen langen Weg gehen und viele Tiefen durchwandern.

Glücklicherweise wusste ich das noch nicht, als wir in unseren Kinderwunsch starteten. Ich wollte schon immer Mama werden, am liebsten sogar schon mit Anfang zwanzig. Doch dazu gehören natürlich immer zwei, und mein Mann war erst später bereit, diesen Schritt zu gehen. So setzte ich erst 2018 mit 29 Jahren die Pille ab, und was folgte, war erst mal hormonelles Chaos. Ich dachte schon, ich hätte gar keinen Eisprung, doch bei einer Untersuchung kam heraus, dass eigentlich alles funktionierte. Nur eben sehr unregelmäßig. Meine Traumvorstellung, die Pille abzusetzen und sofort schwanger zu werden, konnte ich jedenfalls ad acta legen. Da ich nie abschätzen konnte, ob meine

Tage mal wieder viel zu spät kamen oder ob ich tatsächlich schwanger war, machte ich regelmäßig Tests. Anfang 2019 ließen meine Tage mal wieder auf sich warten, ich machte mehrere Tests und der vierte war dann endlich positiv!

Durch den unregelmäßigen Zyklus war allerdings unklar, wie weit die Schwangerschaft tatsächlich fortgeschritten war. Ich musste deswegen jede Woche zum Ultraschall und beim dritten, es müsste die siebte oder achte Woche gewesen sein, konnte man endlich einen Herzschlag sehen. Da die Entwicklung des Embryos nun gut vorangeschritten war, musste ich erst wieder in der zwölften Woche zum Ultraschall kommen und verließ die Praxis mit einem guten Gefühl. Genauer gesagt: Ich war wahnsinnig glücklich! Natürlich wusste ich, dass es auch zu Fehlgeburten kommen kann, vor allem weil eine Freundin von mir das gerade erlebt hatte, aber ich rechnete nicht automatisch mit dem Schlimmsten, sondern war dankbar, dass es nun endlich geklappt hatte.

Drei Wochen später bekam ich Bauchschmerzen. Es zog die ganze Zeit im Unterleib und hörte gar nicht mehr auf. Ich war ja noch nie schwanger gewesen und wusste nicht, ob das so normal war oder nicht. Es beunruhigte mich irgendwann so sehr, dass ich in der Praxis meiner Frauenärztin anrief und nachfragte. Die Sprechstundenhilfe meinte zwar, es sei normal, dass es in der Frühschwangerschaft hin und wieder ziehen könnte, aber da die Ärztin kurz darauf in Urlaub ging, sollte ich dennoch zur Sicherheit vorbeikommen. Ich war vor dem Termin wahnsinnig nervös, auch wenn mein Mann mich zu beruhigen versuchte und meinte, dass sicher alles gut sei. Die Ärztin tastete erst mal und untersuchte den Muttermund – es schien alles in bester Ordnung zu sein. Dann begann sie mit dem Ultraschall, und auf einmal herrschte Stille im Raum. Kurz darauf sprach sie mich an.

»Es tut mir sehr leid, aber ihr Kind hat sich nicht weiterentwickelt, und ich kann keinen Herzschlag mehr finden.«

Ein Satz, der bei mir schlagartig eine Art Trance auslöste. Ich war ab sofort nur noch wie ferngesteuert, in einer Art Schockstarre. Meine Ärztin bemerkte, wie hart mich die Nachricht getroffen hatte und fragte, ob sie jemanden für mich anrufen solle. Doch ich meinte nur, dass ich schon nach Hause finden würde und rief vom Auto aus meinen Mann an.

»Wir haben unser Kind verloren. Da ist nichts mehr«, überbrachte ich ihm die furchtbare Neuigkeit und löste damit auch bei ihm tiefste Bestürzung aus. Wie per Autopilot fuhr ich anschließend nach Hause. Auch mein Mann kam sofort heim, und gemeinsam saßen wir stundenlang auf der Couch und starrten die Wand an. Die Nachricht hatte uns völlig aus der Bahn geworfen.

Noch in der Praxis wusste ich, dass ich so schnell wie möglich eine Ausschabung wollte. Die Vorstellung, dass ich mein totes Baby in mir trug, war kaum auszuhalten. Doch in der Klinik wollte man mir einen Termin fast zwei Wochen später geben. Erst als ich in Tränen ausbrach, bot man mir einen früheren Termin an, allerdings immer noch erst eine Woche später.

Ich befand mich in diesen Tagen in einer Art Zwischenwelt. Wusste selbst nicht, was ich wollte. Mit anderen darüber reden, oder lieber doch nur schweigen? Schließlich rief ich eine Freundin an, die selbst eine Fehlgeburt gehabt, inzwischen aber ein Kind bekommen hatte. Das hat mir etwas Hoffnung gegeben. Auch mit meiner Mutter habe ich gesprochen. Mein Mann konnte nicht verstehen, warum ich überhaupt mit anderen Menschen darüber reden wollte. Wir reagierten beide sehr unterschiedlich in unserer Trauer. Auch damit lernten wir erst später richtig umzugehen.

Kurz vor dem geplanten OP-Termin bekam ich Blutungen. Ich rief in der Klinik an und sollte direkt vorbeikommen. Ich wurde dann auch gleich stationär aufgenommen und bekam Cytotec, um den Muttermund weichzumachen. Daraufhin bekam ich sehr starke Blutungen. Sie wurden so stark, dass der Embryo wohl bereits auf der Krankenhaustoilette abging. Für mich war es schrecklich, das ganze Blut, das Wissen, dass mein Baby gerade abging ... Ich war mit den Nerven am Ende.

In meinem Zimmer lagen noch zwei andere Frauen, beide waren aus ganz anderen Gründen im Krankenhaus. Als ich weinend wieder von der Toilette kam, setzten sie sich direkt zu mir, nahmen mich in den Arm und trösteten mich. Es war eine so liebevolle Geste, die mich heute noch berührt, wenn ich daran denke. Überhaupt muss ich sagen, dass ich mich in dem Krankenhaus sehr gut aufgehoben gefühlt habe und auch das Krankenhauspersonal sehr respektvoll mit meiner Situation umgegangen ist. Sie alle haben versucht, in die ganze Situation etwas Wärme hineinzubringen.

Als ich schließlich für die Ausschabung in den OP geschoben wurde, überkam mich eine riesige Angst. Ich war unglaublich nervös und hatte leider auch keine Tablette zur Beruhigung mehr bekommen. In der Schleuse meinte eine Frau aus dem OP-Team mit ruhiger Stimme, ich solle mir Zeit nehmen, auch nach der OP, und dass meine Seele heilen müsse. Die Anästhesistin bemerkte, wie ich versuchte, meine Panik zu unterdrücken und meinte, ich könne mich ruhig fallenlassen und dürfe auch zittern.

»Lassen Sie los, es ist okay«, versicherte sie mir, und daraufhin konnte ich in die Narkose wegdriften.

Ich habe verdrängt, wie genau ich wieder aufgewacht bin, weiß aber noch, dass mein Mann mich am selben Tag abholen durfte.

Es ging mir sehr schlecht. Ich wollte nur für mich sein und nur meinen Mann, niemanden sonst, sehen. Im Büro haben sie sich sicherlich gewundert, als ich mich »wegen einer Grippe« krankgemeldet und dazu ein Attest meiner Frauenärztin eingereicht habe. In meiner Abteilung arbeiten sehr viele Frauen, und wir neigen ja alle dazu, uns immer erklären zu wollen. Doch in dem Fall war ich einfach nicht dazu in der Lage.

Als ich zwei Wochen später wieder arbeiten ging, habe ich mich erst mal nur einer einzigen Kollegin anvertraut. Sie war dann mein sicherer Hafen. Ging es mir besonders schlecht, rief ich sie an, sie kam in mein Büro, schloss die Tür und ich konnte weinen. Aber meistens musste ich so tun, als ob alles in bester Ordnung wäre. Es war wahnsinnig anstrengend, die ganze Zeit eine Maske zu tragen, und hin und wieder bröckelte sie auch.

So kam ich einmal morgens etwas zu spät zu einem Zahnarzttermin, und als mir mitgeteilt wurde, dass man mich nicht mehr drannehmen könne, brach ich unvermittelt in Tränen aus. Als ich danach wieder ins Büro fuhr, war ich so am Ende, dass ich mich einer zweiten Kollegin anvertraute. Ich bat sie kurz in die Küche und weinte sofort los. Daraufhin gestand ich ihr, dass bei mir gerade einfach alles scheiße war. Es tat gut, nun zwei Anlaufstellen im Büro zu haben, bei denen ich meine Maske auch mal ablegen konnte.

In unserem Freundeskreis wusste lange Zeit fast niemand Bescheid, weil mein Mann nicht wollte, dass wir die Fehlgeburt kommunizierten. Da wir einen gemeinsamen Freundeskreis haben, respektierte ich diesen Wunsch von ihm, auch wenn es mir sehr schwerfiel.

Doch bei aller Trauer wusste ich trotzdem, dass ich unbedingt Mama werden wollte. Die Ärzte rieten uns, nach der Ausschabung drei Monate zu warten, doch das kam mir endlos lange vor. Nach ungefähr drei

Monaten war ich tatsächlich wieder schwanger. Natürlich freuten wir uns darüber, aber die Verunsicherung war riesig. Ich war sehr zurückhaltend, und selbst als eine der beiden Kolleginnen, wie auch immer sie es gemerkt hatte, mich auf meine Schwangerschaft ansprach, bestätigte ich diese zwar, meinte aber, dass man ja erst mal schauen müsse. Ihrer Aufforderung »Freu dich doch!« konnte ich gar nicht richtig nachkommen, zu groß war die Angst vor einer erneuten Enttäuschung.

Am schlimmsten war meine Panik vor dem ersten Ultraschalltermin. Ich legte ihn extra spät, in die achte Woche, und schleppte mich als einziges Nervenbündel in die Praxis. Meine Ärztin konnte zwar eine Fruchthöhle erkennen, nur war sie scheinbar leer. Tief in mir drin wusste ich sofort, dass das nichts werden würde, doch die Ärztin meinte, ich solle in einer Woche erneut kommen und wir würden dann noch mal schauen. Mein Mann versuchte, mich aufzubauen und mir Mut zu machen, dass noch alles gut werden könne. Ich nahm mir auch wirklich vor, positiv zu bleiben, ging arbeiten und lenkte mich ab.

Doch nach einer Woche kam das ernüchternde Ergebnis: Die Fruchthöhle war immer noch leer.

Bei mir setzte daraufhin eine Art Verdrängung ein, ich googelte und klammerte mich an die Hoffnung, dass das Ultraschallgerät meiner Ärztin einfach nur nicht gut genug sei. Aber natürlich war dem nicht so. Die Gynäkologin ließ mir die Wahl, ob ich auf einen Abgang warten oder wieder eine Ausschabung machen wolle. Ich überlegte, ob ich meinem Körper mit einem natürlichen Abgang vielleicht einen Gefallen tun würde. Aber inzwischen war ich schon in der neunten Schwangerschaftswoche, es hatte sich noch nicht mal ein Dottersack oder ein Embryo gebildet, und mein Körper versuchte trotzdem, immer noch die Schwangerschaft aufrechtzuerhalten. Auch hatten wir kurz darauf einen emotional dringend benötigten Urlaub geplant und so entschied ich mich für den Eingriff.

Dieses Mal nahm ich die Tabletten, die den Muttermund weich machen sollten, bereits zu Hause am Abend zuvor. Nachts setzten dann starke Blutungen ein. Ich glaube, dass mein Mann es dieses Mal mitbekam, war gar nicht schlecht. Bei der ersten Fehlgeburt riet er mir immer wieder, ich solle das Ganze doch mehr von mir schieben und versuchen, es zu verdrängen. Nun, da er sah, dass ich bei jedem Gang auf die Toilette mit meinem Blut konfrontiert wurde, verstand er besser, dass Verdrängen schon rein körperlich kaum möglich war.

Auch wenn es vielleicht seltsam klingt, aber der reine Krankenhausaufenthalt war für mich dieses Mal schon so etwas wie Routine. Ich kannte die Abläufe, wusste, was kommt und auch wenn mich natürlich immer wieder meine Emotionen übermannten, so hatte der Prozess an sich doch auch etwas Emotionsloses.

Kurz darauf fuhren wir in unseren Urlaub nach Italien und atmeten erst mal durch. Die Zeit als Paar tat uns wahnsinnig gut, und wir merkten, dass wir trotz dieser zwei Schicksalsschläge ein starkes Team waren. Den Kinderwunsch legten wir zunächst komplett auf Eis. Ich konnte einfach nicht mehr. Stattdessen stürzten wir uns in ein neues Projekt und kauften ein Haus. Ich dachte, dieses Haus könnte meine Therapie sein und verlor mich regelrecht darin.

Doch in Wahrheit ging es mir alles andere als gut. Ich hatte das Gefühl, die Einzige zu sein, die beim Kinderthema »versagte«. Um mich herum wurden auf einmal alle schwanger. In dem Zeitraum der zwei Fehlgeburten hatten wir etwa sieben bis zehn Schwangerschaften in unserem Freundeskreis, und jede einzelne von ihnen hat mein Herz aufs Neue gebrochen. Ich schämte mich wahnsinnig dafür, das tue ich heute noch, aber ich konnte mich nicht aufrichtig für meine schwangeren Freundinnen freuen. Neid ist zwar etwas sehr Menschliches, doch man möchte kein neidischer Mensch sein. Und wenn eine Freundin ihre Schwangerschaft verkündet, dann hat man sich zu freuen. Doch ich konnte mich einfach nicht richtig freuen, ich war einfach nur tieftraurig und ja, ich war auch neidisch. Ich hätte diejenige sein sollen, die schon vor über einem Jahr meine Schwangerschaft hätte verkünden sollen. Stattdessen bekam ich eine Schwangerschaft nach der anderen präsentiert. Es war schrecklich.

Nach meiner ersten Fehlgeburt postete eine Freundin ein Ultraschallbild ihres Babys in einem unserer Gruppenchats und schrieb auch den errechneten Geburtstermin dazu. Es war dasselbe Datum, an dem auch mein Baby hätte geboren werden sollen. Ich kann gar nicht beschreiben, was das in mir ausgelöst hat. Als sie immer mehr Bilder in der Gruppe postete, hielt ich es nicht mehr aus und rief sie irgendwann an. Ich sagte ihr, was uns passiert war und warum ich die ganzen Fotos in der Gruppe schwer ertrug. Vor allem war es mir wichtig, ihr zu erklären, warum ich auf ihre Postings nicht reagierte. Ich hatte Angst, dass unsere Freundschaft darunter leidet, weil sie denken könnte, ich würde mich nicht für sie freuen. Danach konnte sie mich besser verstehen.

Noch schwieriger wurde es, als eine meiner längsten und engsten Freundinnen mich anrief und mir mit überglücklicher Stimme verkündete, dass sie schwanger sei. Das überforderte mich total. Ich beendete das Gespräch unter einem Vorwand ganz schnell und konnte danach nicht mehr aufhören zu weinen. Die Freundin wusste nichts von meinen Fehlgeburten und verstand natürlich die Welt nicht mehr. Nachdem ich ihr etwas später davon erzählte, war die Situation angespannt und für uns beide äußerst schwierig. Keine wollte die andere verletzen, und wir hatten daraufhin monatelang kaum Kontakt. Erst viel später, als ihr Kind bereits geboren war und ich bereits meine zweite Fehlgeburt erlebt hatte, telefonierten wir wieder. Ich fasste mir ein Herz und legte alle Karten auf den Tisch. Unter Tränen offenbarte ich ihr, wie schlecht es mir eigentlich ging. Wir heulten beide wie die Schlosshunde. Am Ende des Gesprächs meinte sie, sie gebe mir jetzt eine Aufgabe: Ich sollte mir Hilfe suchen. Mein Mann war skeptisch, ob eine Therapie wirklich das Richtige für mich sei. Doch beim nächsten Vorsorgetermin sprach ich meine Ärztin an und erklärte ihr, wie schlecht es mir ging. Daraufhin empfahl sie mir eine Hebamme, die außerdem noch systemische Therapeutin und in der Psychotraumatalogie tätig ist. Durch meinen Job im sozialen Bereich kannte ich diese Methode, und mir gefiel der lösungsorientierte Ansatz.

Die Hebamme begann dann mit mir zu arbeiten und meine Gedanken mit mir in Bildern aufzustellen. So zog mich beispielsweise jede Verkündung einer Schwangerschaft in unserem Umfeld wie ein Tornadostrudel in die Tiefe. Ich habe also versucht, meine Emotionen in Bilder und Figuren zu verpacken und konnte sie so, je nach Situation, näher an mich heranholen, oder eben auch wegschieben. Das hat mir wieder eine Kontrolle über meine Emotionen zurückgegeben, die ich so lange nicht mehr gehabt hatte. Hatten mich meine Gefühle vorher zermürbt, ohne dass ich etwas dagegen tun konnte, so war ich nun in der Lage, sie selbst zu steuern. Diese Arbeit mit der Hebamme hat mir unfassbar geholfen und die Aufforderung, mir Hilfe zu suchen, war der Wendepunkt für mich.

Auch mein Mann und ich haben sehr viel voneinander gelernt. Hatte es mich oft fast wahnsinnig gemacht, wenn er, anstatt mit mir zu Hause zu trauen, lieber feiern oder seinen Hobbys nachgegangen ist, so habe ich mit der Zeit verstanden, dass dies seine Art war, mit der

Trauer umzugehen. Ich denke, durch die Fehlgeburten haben wir Seiten aneinander kennengelernt, die wir ansonsten nie zu Gesicht bekommen hätten. Das hat uns auch noch ein Stück weiter zusammen und unsere Beziehung noch mal auf eine andere Ebene gebracht.

Ein Dreivierteljahr nach der zweiten Fehlgeburt waren wir wieder so weit, über den Kinderwunsch zu sprechen. Mein Mann wünschte sich, dass wir es dieses Mal lockerer angehen würden. Mir hingegen war es wichtig, nicht wieder ein Geheimnis aus allem zu machen. Sollte es noch einmal klappen, wollte ich nicht bis zur 13. Woche warten, sondern unseren engsten Freunden und unserer Familie früher von der Schwangerschaft erzählen und das Erlebte teilen. So gingen wir beide gegenseitig auf unsere Wünsche ein und wagten einen erneuten Versuch.

Im Frühjahr 2020 wurde ich wieder schwanger. Dieses Mal spürte ich es sofort und machte noch vor Fälligkeit der Periode einen Test. Doch die große Freude mischte sich sofort mit riesiger Panik. Vor allem vor den Arztterminen graute es mir, ich ging zitternd zu den Untersuchungen. Wir gingen trotzdem ganz offen mit der Schwangerschaft um und erzählten meinen Schwiegereltern schon nach dem ersten, glücklicherweise perfekt verlaufendem, Ultraschalltermin von der Neuigkeit. Zwar war die Schwangerschaft alles andere als unkompliziert, immer wieder hatte ich Blutungen, im vierten Monat sogar echte Sturzblutungen, doch erneut half mir die Arbeit mit meiner Hebamme bei der Bewältigung der Angst. Wir packten sie in das Bild eines Panikschalters, und mit der Zeit lernte ich, diesen an- und auszuschalten. Natürlich war es ein hartes Stück Arbeit, und meine Schwangerschaft war sicher nicht angstbefreit, aber ich habe gelernt, meine Gefühle besser zu kontrollieren.

Als meine wundervolle Tochter schließlich gesund zur Welt kam, war ich voller Demut. Der Babyblues hat mich dann noch mal mit großer

Wucht erfasst. Doch meine Hebamme meinte, das wäre bei meiner Vorgeschichte fast zu erwarten gewesen. Und auch aus diesem Tief bin ich wieder herausgekommen.

Ich habe gelernt, dass so vieles, was passiert, einfach Schicksal ist. Egal, wie sehr ich mich anstrenge, ich werde es nie schaffen, alles zu kontrollieren. Und das muss ich auch nicht. Dieser ganze Prozess, so schrecklich er mitunter auch war, hat mich wahnsinnig stark gemacht – und auch ein Stück weit näher zu mir selbst gebracht. Ich denke, wir alle können aus Herausforderungen im Leben auch etwas Positives ziehen. So habe ich auch zum ersten Mal gelernt, dass man sich ruhig Hilfe holen darf und sich dafür nicht schämen muss. Mir wurde durch diesen Weg klar, dass vieles, was in mir ist, von der Gesellschaft vorgegeben und angelernt wurde und gar nicht das ist, was ich unbedingt selbst möchte. Auch das war eine wichtige Erkenntnis für mich. Heute kann ich einfach mal loslassen, und das macht mein Leben wesentlich einfacher und entspannter.

Auch solche sicher gut gemeinten Sätze, wie »Sei doch nicht so verkrampft!« oder »Das Leben geht weiter!« kann ich mit Abstand anders bewerten. Sie haben mich früher unter Druck gesetzt. Heute weiß ich, dass sie völlig unangebracht sind und keiner betroffenen Frau helfen, aber ich weiß, was ich fühle und richte mich nicht danach, was andere denken, was ich fühlen müsste.

Für meine zwei Sternenkinder habe ich Sterne aus Stoff genäht, die ich heute bei meinen persönlichen Dingen aufbewahre. Und manchmal setze ich mich abends, wenn es dunkel wird, nach draußen, trinke ein Glas Wein, schaue in den Himmel hinauf und weiß, irgendwo da oben funkeln meine zwei Sterne. Und in diesen Momenten bin ich mir sicher, dass, egal, wo genau sie dort leuchten, es ihnen ganz bestimmt gut geht.

Laura, 24

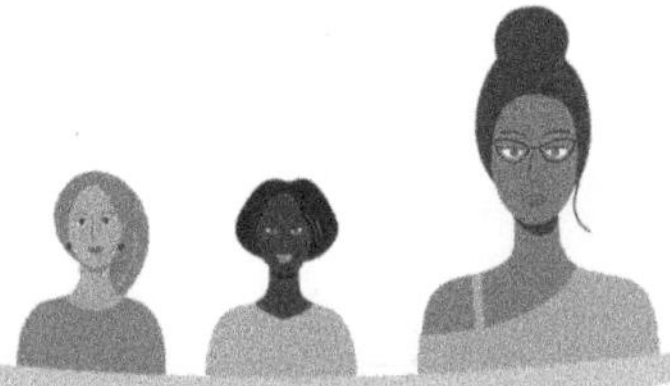

Stadthagen

#DiagnoseAnenzephalie
#Schwangerschaftsabbruch

Mein Mann und ich sind beide in einer streng christlichen Religionsgemeinschaft aufgewachsen, und so stand das Modell »Heiraten und viele Kinder bekommen« für uns früher nie infrage.

Bereits im März 2015, damals war ich 18 und er 21 Jahre alt, haben wir geheiratet, und Anfang 2016 habe ich dann auch die Pille abgesetzt. Schon drei Monate später wurde ich schwanger. Wir freuten uns sehr, und mein Mann begleitete mich zu jedem einzelnen Ultraschalltermin. Da ich anfangs eine Schmierblutung gehabt hatte, musste ich alle zwei Wochen zur Kontrolle. Doch bei den Terminen war alles gut, das Herzchen schlug kräftig, und unser Baby wuchs von Woche zu Woche fleißig.

In der zwölften Schwangerschaftswoche meinte der Arzt zu uns, dass wir trotzdem einmal zur Pränataldiagnostik gehen sollten, da er den Schädel nicht richtig vermessen könne. Da es sich um einen älteren Arzt handelte und auch seine Geräte sehr alt waren, verstand ich ihn so, dass seine Technik einfach nicht gut genug sei und machte mir keine großen Gedanken wegen der Überweisung. Er deutete auch nichts an, das irgendwie beunruhigend wäre.

So freute ich mich auf den Termin in der auf Pränataldiagnostik spezialisierten Praxis, auch wenn mein Mann leider das erste Mal nicht dabei sein konnte. Da er damals noch zur Schule ging und der Termin vormittags war, gab es leider keine Möglichkeit für ihn, dabei sein zu können. Doch ich wollte ihm schöne Fotos mitbringen und im Anschluss alles genau berichten.

Eine sehr nette Ärztin begrüßte mich zur Untersuchung, und ich nahm auf der bereitstehenden Liege Platz. Sie drehte ihren Bildschirm zu mir und begann zu schallen. Und dann sah ich es. Es war unglaublich. Da strampelte ein echtes Baby auf dem Bildschirm! Es war ein wunderschöner Moment. Endlich konnte ich ihn einmal richtig sehen, den kleinen Menschen in mir. Es war so faszinierend, dass dieses kleine Wesen, das da herumturnte und seine Arme und Beine bewegte, in meinem Bauch war. Das Gefühl war unbeschreiblich schön. Und doch mischte sich nach und nach auch Unsicherheit in meine Rührung, denn die Ärztin blieb die ganze Zeit über merkwürdig still. Je länger diese Stille andauerte, desto nervöser wurde ich. Anscheinend bemerkte die Ärztin meine Unruhe und klärte mich kurz auf, dass sie erst die Untersuchung beenden und dann im Anschluss alles mit mir besprechen würde. Das beruhigte mich etwas, und ich dachte mir, dass das wohl ihre normale Vorgehensweise sei. Also konzentrierte ich mich wieder auf den Anblick meines fröhlich zappelnden Babys und genoss diesen ganz besonderen Moment.

Als die Untersuchung beendet war, gab die Gynäkologin mir Bescheid, dass ich mich wieder anziehen könne. Ihr Ton war ganz nüchtern, kein bisschen positiv, und sie vermied den Blickkontakt mit mir. Das mulmige Gefühl kehrte zurück. Doch für mich sah das schlimmste Worst-Case-Szenario so aus, dass unser Kind eine Behinderung haben könnte. Da mein Mann und ich uns einig waren, dass wir uns auch in einem solchen Fall auf unser Kind freuen würden, war dies zwar keine schöne Möglichkeit, aber auch kein Weltuntergang. Doch was die Ärztin mir kurz darauf verkündete, brachte meine Welt dann doch ins Wanken.

Sie redete nicht lange um den heißen Brei herum, sondern sagte es mir gleich, nachdem wir uns gesetzt hatten.

»Ihr Kind hat leider eine Fehlbildung namens Anenzephalie.«

Sie erklärte weiter, dass es damit keine Überlebenschancen habe.

Mir schossen sofort die Tränen in die Augen, und ab dem Zeitpunkt sind meine Erinnerungen sehr verschwommen. Ich weiß noch, dass sie mir anbot, jemanden anzurufen und zum Gespräch dazuzuholen, bevor sie weitere Details erläutern würde. Das Angebot nahm ich sofort an und eilte weinend auf den Parkplatz, um meinen Mann anzurufen. Doch der war natürlich im Unterricht und ging nicht dran. Ich versuchte es bei meiner Mutter, die mir auch zusicherte, sich direkt auf den Weg zu machen, da rief glücklicherweise auch schon mein Mann zurück, und ich schluchzte ins Telefon, dass er so schnell wie möglich kommen müsse. Viel erklären konnte ich nicht, meine Stimme brach die ganze Zeit.

Doch auf ihn war Verlass. Innerhalb von fünf Minuten war er da, und nachdem wir erst einmal eine gefühlte Ewigkeit weinend Arm im Arm auf dem Parkplatz standen, gingen wir gemeinsam wieder in das Zimmer der Ärztin.

Dort klärte sie uns auf, was unserem Baby genau fehlte. Anenzephalie ist ein schwerer Neuralrohrdefekt, dadurch fehlt dem Kind die Schädeldecke sowie das Großhirn. Uns wurde gesagt, dass es zwar wahrscheinlich die Schwangerschaft überleben, aber spätestens bei oder kurz nach der Geburt sterben würde. Nun stünden uns zwei Optionen zur Verfügung. Entweder ein Abbruch oder eine Fortführung der Schwangerschaft in dem Wissen, dass das Kind sicher sterben wird.

Das Krankenhaus, in dem die Praxis sich befand, war ein katholisches und generell kritisch gegenüber Abtreibungen eingestellt. Doch die Ärztin meinte, dass bei dieser Diagnose einem gewünschten Abbruch nichts im Wege stehen würde. Dennoch gab sie mir nicht das Gefühl, dass es einen richtigen und einen falschen Weg geben würde, sondern dass ich beide Möglichkeiten hätte und selbst entscheiden könne. Sie drängte mir nichts auf, und ich fühlte mich gut aufgehoben.

Doch die Situation selbst war kaum zu ertragen. So oder so sollten wir einen Beratungstermin bei Profamilia machen, bei einem Abbruch sei das außerdem Pflicht. Ich solle mir ein paar Tage nehmen, um die Entscheidung zu treffen.

Als mein Mann und ich wieder zu Hause waren, ließen wir das Gehörte erst mal sacken. Ich glaube, ich weinte ununterbrochen. Aber wir redeten auch unglaublich viel und waren uns relativ schnell einig, dass ich die Schwangerschaft und Geburt unter diesen Voraussetzungen psychisch nicht durchstehen würde. Eine solche Situation ist in keinem Alter einfach zu ertragen, aber ich war damals erst 19, und aus heutiger Sicht würde ich sagen, dass ich emotional sehr instabil war. Auch fehlten mir die Reife und die innere Stärke, um mit dieser enormen Belastung monatelang umgehen zu können. Jedes Mal, wenn ich über das, was gerade passierte, nachgedacht habe, bin ich in Panik ausgebrochen. Deswegen entschieden wir uns schweren Herzens dafür, das Kind gehen zu lassen.

Ich habe in diesen Tagen eigentlich nur noch geweint. Natürlich war es für uns auch eine Glaubensfrage, da unsere streng christliche Gemeinde Abtreibungen in der Regel ablehnte. Mein Mann rief damals den Gemeindebischof an und schilderte ihm unsere Situation. Dieser meinte daraufhin, dass er uns nicht sagen könne, was die richtige Entscheidung sei und dass diese Entscheidung nur bei uns läge.

Besonders belastend war es für mich, dass wir, nachdem die ersten zwölf Wochen vermeintlich komplikationsfrei hinter uns lagen, größere Teile unserer Familie und unseres Freundeskreises über die Schwangerschaft bereits informiert hatten. Nun mussten wir ihnen sagen, dass die Schwangerschaft bald und viel zu früh zu Ende gehen würde. Eine nahestehende Person hat mir daraufhin eine Webseite geschickt, auf der von Frauen berichtet wurde, die trotz dieser schweren Diagnose ihr Kind ausgetragen hatten. Sicher hatte die Person nichts Böses im Sinn, aber das hat mich enorm unter Druck gesetzt.

Ein paar Tage später waren wir bei dem Beratungsgespräch bei Profamilia. Eine sehr einfühlsame Frau bat uns, ihr unsere Situation zu erklären. Natürlich kannte sie die Diagnose längst, aber ich denke, sie wollte überprüfen, wie gut wir uns damit auseinandergesetzt hatten und wie sicher wir in unserer Entscheidung waren. Ich konnte gar nicht viel sagen, zu sehr nahm mich das alles mit. Also übernahm mein Mann das Reden und erklärte ihr unsere Gedanken und Beweggründe.

Überhaupt beschützte und unterstützte mein Mann mich in dieser Zeit enorm. Er versuchte immer, für mich da zu sein und ließ sich sogar die ganze Zeit über extra krankschreiben. Meine größte Angst war es, allein zu sein, und so blieb er immer an meiner Seite. Er organisierte Hilfe aus der Familie für den Haushalt, und immer wenn er die Befürchtung hatte, jemand könnte mich für meine Entscheidung kritisieren, stellte er sich vor mich und schützte mich. Seine oberste Priorität war es, dass mir geholfen wird. Er selbst hat die ganze Situation erst Jahre später verarbeiten können, da vorher sein ganzer Fokus nur auf mir lag.

Und mir ging es auch sehr schlecht. Das Wissen, dass in mir ein lebendiges Kind war, das bald nicht mehr lebendig sein würde, weil ich das so entschieden hatte, war furchtbar. Glücklicherweise konnte ich noch keine Bewegungen des Kindes spüren, aber ein kleiner Babybauch war bereits da. Besonders morgens und abends, wenn wir im Bett lagen, brachte mich das Wissen um das kleine Wesen in mir fast um. Ich habe das Kind als Teil von mir wahrgenommen. Ich hatte es auf dem Bildschirm strampeln gesehen und wusste, dass es ein echtes kleines Baby war, das da in mir lebte. Es war so unwirklich, sich an diesen so wunderbaren Moment des Ultraschalls zurückzuerinnern und sich dann den krassen Bruch, nur ein paar Minuten später, vor Augen zu führen.

Da ich erst in der fünfzehnten Woche war, konnte man noch eine Ausschabung durchführen, und es musste keine stille Geburt eingeleitet werden. Dafür war ich sehr dankbar, doch auch diesen Termin wollte ich so schnell wie möglich hinter mich bringen. In den Tagen vor der Operation versuchten wir, uns irgendwie abzulenken, auch wenn das schwer möglich war. Wir schauten viele Filme und ließen uns von Netflix berieseln. Versuchten, so wenig wie möglich nachzudenken und irgendwie die Stunden rumzukriegen.

In der Nacht vor der Ausschabung schlief ich kaum. Ich war unfassbar nervös. Mein Mann durfte mich ins Krankenhaus begleiten, und gemeinsam warteten wir in einem Krankenzimmer auf die OP. Wir mussten bereits frühmorgens in der Klinik sein, und ich bekam mehrere Zäpfchen, die meinen Muttermund weichmachen sollten. Dann begann das große Warten. Wir hatten uns Spiele zur Ablenkung mitgenommen, doch wir waren viel zu nervös. Ich durfte wegen der Narkose weder essen noch trinken, irgendwann schlief ich vor Erschöpfung ein. Etwa um 15 Uhr war es dann so weit, und ich wurde abgeholt. Als mir mitgeteilt wurde, dass ich mich schon auf dem Zimmer von meinem Mann verabschieden musste, brach ich in Tränen aus. Ich hatte panische Angst davor, allein zu sein und wollte ihn bei mir haben. Die Schwester musste mich beruhigen, erst dann konnten wir nach unten fahren.

Die ganze Zeit habe ich gezittert und geweint. Sogar so stark, dass ich das Gefühl hatte, das Narkosemittel würde bei mir nicht wirken. Es dauerte ewig, bis ich schließlich eingeschlafen war, und immer wieder habe ich vorher panisch gerufen, dass es nicht wirken würde.

Später im Aufwachraum ist mir gleich als ich zu mir kam, der Gedanke »Jetzt ist es vorbei!« in den Kopf geschossen. Ich fing sofort wieder an zu weinen und war völlig aufgelöst, wollte nur noch zu meinem Mann.

Als wir später zu Hause ankamen, war plötzlich alles so leer. Es war dieselbe Wohnung, doch etwas war anders als vorher. Einerseits war ich erleichtert, dass diese mich zerreißende Situation vorbei war. Andererseits waren wir ohne Baby im Bauch nach Hause gekommen. Ein Baby, das wir uns so sehr gewünscht hatten.

Ein Begräbnis oder eine Zeremonie haben wir damals nicht abgehalten. Aus heutiger Sicht hätte ich es mir gewünscht, aber damals war ich dazu nicht in der Lage. Was ich aber wirklich bereue, ist, dass ich mich damals nicht getraut habe, nach dem Geschlecht zu fragen. Ich hätte es zwar gern gewusst, aber meine Angst war zu groß. So konnten wir unserem Kind auch keinen Namen geben. Eine starke Bindung hatte ich zu diesem Baby dennoch aufgebaut, und auch heute noch will ich es nicht wegdenken. Es war ein Teil von mir, und das wird es auch immer sein.

Mein Mann und ich haben nach der Ausschabung sehr viele Gespräche geführt und haben uns viel Zeit füreinander genommen. Unser Kinderwunsch war nach wie vor groß, und so warteten wir die empfohlenen drei Monate und versuchten es dann wieder. Dieses Mal wurden wir endlich belohnt.

Mit 20 Jahren bekam ich meine Tochter. Ich war so froh und dankbar, dass ich sie gesund zur Welt bringen durfte. Uns war klar, es sollte nicht bei einem Kind bleiben, wir wollten eine große Familie. Was folgte, waren vier Fehlgeburten. Schon nach der ersten hatte ich, auch wegen meiner Vorgeschichte, das Gefühl, dass etwas nicht stimmte und wollte gern die Ursache untersuchen lassen. Meine Ärztin meinte aber, dass man mit solchen Untersuchungen abwarte, bis man drei Fehlgeburten hatte. Das kam mir schon reichlich absurd vor. Noch absurder wurde es, als ich die drei quasi »voll hatte« und mir dann gesagt wurde, dass nur ein Kinderwunschzentrum mir bei der Ursachenforschung weiterhelfen könne. Diese nähmen aber erst Patientinnen ab 25 Jahren an.

So gaben wir uns nach der vierten Fehlgeburt nur noch einen letzten Versuch, danach wollten wir unseren Kinderwunsch begraben. Aber es klappte erneut, und ich wurde recht bald wieder schwanger. Doch in der Frühschwangerschaft bekam ich Blutungen. Wir gingen direkt vom Schlimmsten aus, und ich dachte schon, das war es jetzt. Der Ultraschall zeigte jedoch, dass es dem Embryo gut ging und er sich völlig normal entwickelte. Zwar war die Schwangerschaft nicht leicht für mich, ich hatte ein sehr aktives Kleinkind zu Hause und außerdem litt ich unter einer Schwangerschaftsdepression, doch am Ende brachte ich unseren gesunden Sohn zur Welt.

Unseren ursprünglichen Lebensentwurf, viele Kinder zu bekommen (wir beide haben selbst je vier Geschwister) haben wir zwischenzeitlich allerdings verworfen. Zu sehr hat uns jeder Verlust aus der Bahn geworfen und unser Leben glich über lange Zeit hinweg einer emotionalen Achterbahn. Uns war klar, dass wir es nicht ertragen würden, noch ein Kind zu verlieren, und so ist unsere Familienplanung heute abgeschlossen. Auch habe ich gemerkt, dass es mich nicht dauerhaft glücklich macht, »nur« Hausfrau und Mutter zu sein. Ich möchte gern arbeiten, Raum für mich haben und mich weiterentwickeln können. Meine Kinder sind wunderbar und unser größtes Geschenk. Sie sind perfekt, wie sie sind, und auch diese zwei Kinder machen uns bereits vollkommen.

Wenn ich einer Person, egal ob Mutter oder Vater, in einer ähnlichen Situation heute etwas raten müsste, dann wäre das, dass alles, was man fühlt, in Ordnung ist. Dass man alles, was man fühlt, auch fühlen darf. Auch wenn es Erleichterung oder ein anderes, scheinbar »falsches« Gefühl ist. Gefühle sollte man niemals wegdrücken.

Außerdem bin ich überzeugt davon, dass es wahnsinnig wichtig ist, über seine Gefühle zu sprechen. Natürlich sollte sich niemand unter Druck gesetzt fühlen, zu reden. Aber wenn man es gern möchte, sollte man dies tun. Und das ist auch das, was Angehörige oder Freunde tun können: keinen Druck ausüben, aber doch signalisieren, wenn du reden möchtest, dann bin ich für dich da. Das ist das größte Geschenk, das man einer betroffenen Person in diesem Moment machen kann. Denn keine von uns sollte sich mit ihrem Leid allein gelassen fühlen müssen.

Ursula, 40

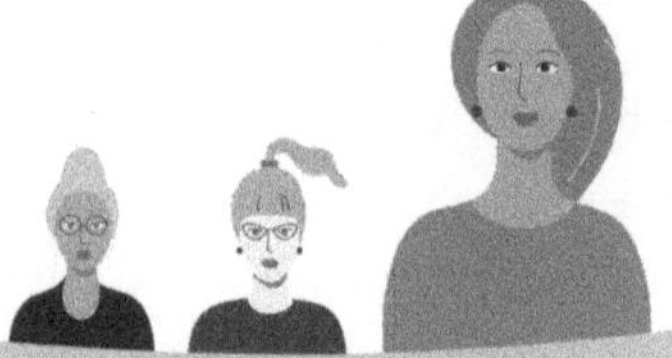

aus einer bayerischen Kleinstadt

#StilleGeburtinSSW39
#NotoperationnachGeburt

An meinem letzten Arbeitstag vor der Geburt meiner Tochter im Februar 2017 verabschiedeten mich über 1000 Schüler. Durch meinen Job als Lehrerin wurde ich früher als üblich in den Mutterschutz entlassen. Ich weiß noch genau, wie es war. So viele freuten sich mit mir, ich wurde mit Geschenken überhäuft und bekam fast schon ganze Berge an süßer Mädchenkleidung geschenkt.

Kleidung, die meine Tochter nie tragen sollte.

Da ich mit dem Mutterschutz zu meinem Mann aufs Land ziehen würde, war es ein Abschied für immer von der Schule, an der ich so viele Jahre gelehrt hatte. Nach meiner Elternzeit wollte ich die Versetzung an eine Schule im Landkreis meines neuen Zuhauses beantragen. Ein komplett neuer Lebensabschnitt lag vor mir. Ein neues Umfeld, eine neue Wohnung und vor allem meine neue Rolle als Mutter.

Schon lange wollten mein Mann und ich ein Kind bekommen, doch es hatte länger gedauert, bis es nun, mit 36 Jahren, endlich klappen sollte. Als ich dann auch noch erfuhr, dass wir ein Mädchen bekommen würden, war ich überglücklich, denn das hatte ich mir immer gewünscht. Nach anfänglicher Übelkeit hatte ich eine schöne Schwangerschaft, war fit und konnte weiterhin Sport machen. Ich ging regelmäßig zur Kontrolle und machte auch sämtliche üblichen Untersuchungen zur Pränataldiagnostik, alle Ergebnisse waren prima, und bis auf ein paar Eiseninfusionen, die ich bekommen musste, weil ich einen Mangel hatte, verlief alles nahezu ideal.

Da ich Probleme mit meiner Netzhaut habe, wurde mir von einer natürlichen Geburt ab- und zu einem geplanten Kaiserschnitt geraten. Durch das starke Pressen beim Geburtsvorgang hätte es in meinem Fall zu Netzhautablösungen kommen können, das wollten die Ärzte natürlich gern vermeiden. Wenige Tage vor dem Termin, ich war in der 39. Schwangerschaftswoche, stand wieder eine Routinekontrolle an. Es war der 26. Mai 2017. Ein Datum, das ich niemals vergessen werde. Vor dem Ultraschall wurde ich wie üblich ans CTG angeschlossen. Doch anders als sonst, konnten dieses Mal keine Herztöne aufgezeichnet werden. Ich sollte mir aber keine Sorgen machen, manchmal seien diese einfach nur sehr schwer zu finden. Stattdessen nahm der Arzt mich mit zum Ultraschall. Inzwischen war ich sehr nervös und fragte ihn immer wieder: »Das Kind ist aber nicht tot, oder?«

Er sagte lange nichts, doch schließlich bestätigte er meine Angst, dass mein Kind leider tatsächlich gestorben sei.

Ich weinte und schrie die ganze Praxis zusammen, aber gleichzeitig glaubte ich ihm nicht wirklich. Ich spürte nach wie vor Kindsbewegungen und war mir sicher, dass meine Tochter noch leben musste.

Mit rot geweinten Augen verließ ich die Praxis allein, obwohl die Sprechstundenhilfe mir angeboten hatte, mich nach Hause zu fahren. Doch ich wusste erst einmal gar nicht, wohin mit mir. In meiner Verzweiflung ging ich meiner normalen Routine nach und fuhr in die Reinigung, um einen Anzug meines Mannes abzuholen. Mit riesiger

Sonnenbrille, die meine Tränen verdecken sollte, betrat ich die Wäscherei. Mitfühlend fragte die Frau hinter dem Tresen mich, ob ich unter Heuschnupfen leide, was ich bejahte.

Dann fuhr ich weiter nach Hause. Dort traf ich auf meinen Schwiegervater, dem ich weinend erzählte, was passiert war. Meinen Mann anzurufen und das auszusprechen, was ich gerade erfahren hatte, schaffte ich nicht. Mein Schwiegervater rief stattdessen an und informierte ihn.

Ich hatte aber noch nicht aufgegeben und bat den Vater meines Mannes, mich ins Krankenhaus zu fahren. Dort wollte ich eine zweite Meinung einholen. Nachdem das erste Krankenhaus die Diagnose nach einem CTG bestätigte, fuhren wir ein drittes an. Doch auch hier bekam ich nicht die erhoffte Erlösung. Es fiel mir schwer zu glauben, dass mein Kind tot sein sollte, wo ich doch noch seine Bewegungen spüren konnte. Bis mir erklärt wurde, dass sich so kurz vor der Geburt die Gebärmutter immer wieder zusammenzieht und so das tote Baby im Bauch bewegt wird. Mir blieb nichts anderes mehr übrig, als zu akzeptieren, dass meine Tochter in meinem Bauch tatsächlich gestorben war.

Da man nicht genau wusste, wann sie gestorben war und mein Frauenarzt Angst hatte, dass es zu Vergiftungserscheinungen kommen könnte, sollte ich so schnell wie möglich entbinden. Mir wurde die Wahl zwischen einem Kaiserschnitt und einer natürlichen Geburt gelassen, aber stark zu der zweiten Variante geraten. Einmal aus psychischen Gründen und dann, weil ich im Falle einer natürlichen Geburt schneller wieder schwanger werden konnte. Das Argument überzeugte mich schließlich und mit der Versicherung, dass man mich mit starken Schmerzmitteln beim Geburtsvorgang unterstützen, und die Schmerzen so extrem eindämmen könne, ging ich noch am selben Abend ins Krankenhaus. Ich entschied mich für das kleine Krankenhaus in unserem Ort, da mein Frauenarzt dort Belegarzt war. Was für ein großer Fehler das sein würde, dämmerte mir zu diesem Zeitpunkt natürlich noch nicht.

Für die Nacht bekam ich Schlafmittel sowie erste, Wehen auslösende Tabletten. Am nächsten Morgen wurde ich noch einmal gefragt, ob ich bei meiner Entscheidung für eine natürliche Geburt bleiben wolle. Als ich bejahte, kam ich an den Wehentropf, dessen Dosis kontinuierlich gesteigert wurde. Denn das Ganze zog sich ewig hin, ich war wie ferngesteuert, bekam Schüttelfrost und musste mich die ganze Zeit übergeben. Die Geburt war schrecklich, und der Wehentropf wurde immer höher eingestellt, um sie zu beschleunigen.

Als meine Tochter schließlich kurz vor Mitternacht des 27. Mai 2017 da war, hatte ich etwa drei, vier Minuten mit ihr. Sie sah wirklich süß aus, so, wie ich mir meine Tochter vorgestellt hatte. Doch während ich mein Kind betrachtete, wurde mein Arzt immer nervöser und unruhiger. Meine Plazenta löste sich nicht, und ich verlor ungewöhnlich viel Blut. Schließlich meinte mein Arzt, er könne den Blutverlust nicht weiter verantworten und ich müsse sofort in den OP. Hektik brach aus. Anscheinend war niemand auf eine solche Notsituation vorbereitet gewesen. Im Operationssaal selbst stritt das Team sich, weil wichtige Geräte, unter anderem zur Beatmung, nicht bereitgestellt waren. Die Situation war alles andere als vertrauenserweckend, und ich konnte die Unsicherheit aller Beteiligten deutlich spüren. Es war die erste Vollnarkose in meinem Leben, aber ich hatte keine Angst davor, eventuell nicht mehr aufzuwachen, da ich dann für immer bei meiner Tochter sein würde.

Im Nachhinein erzählten mir mehrere Ärzte aus unterschiedlichen Perspektiven, welche Odyssee nun folgte. Mein Frauenarzt schaffte es nicht, die Plazenta zu entfernen und die Blutungen zu stillen. Auch der zweite anwesende Arzt war nicht in der Lage, die Operation so durchzuführen, dass keine Schäden an der Gebärmutter entstanden wären. Zum Verschließen der Wunde war wohl eine sogenannte Matratzennaht notwendig, eine Technik, die keiner der anwesenden Ärzte je angewandt hatte und sich diese somit nicht zutrauten. Verzweifelt rief mein Arzt den Professor einer Klinik einer nahe gelegeneren größeren Stadt an, der zwar in der Lage gewesen wäre, die Technik durchzuführen, aber seine eigene Klinik nicht allein lassen wollte. Stattdessen bot er an, meinen Arzt anzuleiten, sodass er mich doch noch selbst operieren könne. Das lehnte dieser aber ab, weil er es sich nicht zutraute. Später wurde ich in die größere Klinik verlegt und traf auf besagten Professor. Als er mir die Geschehnisse dieser Nacht schilderte, meinte er, dass ein Pilot auch in der Lage sein müsse, ein Flugzeug nach Anleitung notzulanden. Könne er dies nicht, sei er eben kein guter Pilot. Ganz offensichtlich war ich zwischen die Fronten eines Ärztezwistes geraten, doch natürlich half das meinem narkosebetäubten Ich auf dem Operationstisch in dieser schrecklichen Nacht nichts.

Mein Frauenarzt stand nun vor der Option, meine Gebärmutter zu entfernen oder zu riskieren, dass ich verbluten würde. Mein Glück war, dass er, der gerade die Geburt meines toten Kindes begleitet hatte, es nicht über sich brachte, mir nun auch jegliche Chancen auf weitere Kinder zu nehmen. Er rief einen weiteren Kollegen an, der ebenfalls diese Operationstechnik beherrschte und der glücklicherweise mitten in der Nacht ans Telefon ging, ohne Bereitschaft zu haben. Dieser sagte sofort zu, aus einer 35 Kilometer entfernten Stadt zu kommen, um meine Gebärmutter zu retten. Fast drei Stunden nach der eigentlichen Geburt wurde nun also endlich meine Plazenta entfernt.

In der Zwischenzeit hatte ich etwa drei Liter Blut verloren, und mein

Zustand war sehr kritisch. Der Blutverlust war so groß, dass die Ärzte einen Herzstillstand befürchteten und mir vorsorglich Adrenalin spritzten.

Als ich schließlich aus der Narkose geholt wurde, war ich deswegen wie aufgekratzt. Eigentlich hätte ich halb tot sein müssen, doch das Adrenalin pushte mich. Dadurch, dass ich so wach war, verstand auch meine Mutter nicht sofort, wie ernst mein Zustand war. Sie und mein Mann waren während der Geburt im Krankenhaus gewesen und hatten die letzten Stunden um mich gebangt. Nun sollte ich mit dem Krankenwagen auf die Intensivstation einer nahe gelegenen größeren Klinik gebracht werden, wo ich besser überwacht werden konnte. Meine Mutter meinte erst, sie würden jetzt nach Hause fahren und sich ausruhen, doch mein Mann konnte sie davon überzeugen, dass sie mir in die andere Klinik folgten. Zu diesem Zeitpunkt war noch nicht klar, ob ich die Nacht überstehen würde.

Ich bekam insgesamt fünf Bluttransfusionen und musste eine Woche auf der Intensivstation bleiben. Mein Hämoglobinwert lag nur bei etwas über drei und war somit lebensbedrohlich niedrig. Es ging mir sehr schlecht, und in der großen Klinik wurde ich ein zweites Mal operiert. Doch meine Gebärmutter konnte erhalten werden.

Diese Situation, in der ich selbst um mein Leben kämpfte, überschattete das Drama, dass ich mein totes Baby zur Welt gebracht hatte. Mir wurde immer wieder gesagt, wie froh ich sein könne, dass ich überlebt habe. Trotzdem bestand ich noch von der Intensivstation aus darauf, dass meine Tochter obduziert werden würde. Ich wollte wissen, warum sie in meinem Bauch gestorben war.

Es stellte sich heraus, dass eine Nabelschnurthrombose der Auslöser gewesen war. Alle drei Gefäße, die das Kind mit Sauerstoff versorgt hatten, hatten innerhalb weniger Minuten dichtgemacht. Selbst, wenn man früher gemerkt hätte, dass etwas nicht stimmte, wären die Chancen gleich null gewesen, ein gesundes Kind auf die Welt zu bringen. Dies und die Tatsache, dass ein Embryo seinen eigenen Blutkreislauf hat und ich somit nichts mit der Thrombose zu tun hatte, beruhigten mich etwas.

Denn am Abend vor der Routineuntersuchung hatte ich tatsächlich auf einmal das Gefühl gehabt, dass etwas nicht stimmte. Mein Bauch wölbte sich so seltsam nach einer Seite, und irgendwie fühlte es sich anders an. Ich hatte überlegt, ins Krankenhaus zu fahren, doch da am nächsten Morgen die Untersuchung anstand, verwarf ich den Gedanken wieder. Nun wusste ich wenigstens, dass auch eine Fahrt in die Klinik meine Tochter nicht hätte retten können.

Während ich auf der Intensivstation lag, musste mein Mann zu allem Überfluss auch noch unseren Umzug stemmen. Für die Ankunft unseres Nachwuchses hatten wir uns eine größere Wohnung gesucht. Es war eine unbeschreibliche Situation. Im Krankenhaus selbst war ich noch ständig abgelenkt, die Betreuung auf der Intensivstation ist, wie der Name schon sagt, sehr intensiv, und ich war eigentlich kaum allein. Irgendjemand war immer um mich herum und hat irgendetwas untersucht.

Die große Leere kam erst zu Hause. Doch auch hier ging es immer wieder darum, wie froh ich sein könnte, dass ich noch lebte. Mein Mann war unglaublich dankbar, dass er mich nicht verloren hatte, und auch mein Arzt rief immer wieder an und sagte mir, dass ich froh sein müsse, am Leben zu sein. Und natürlich war ich dankbar, dass ich nicht gestorben war und auch, dass ich meine Gebärmutter noch hatte. Der Gedanke daran, ohne Gebärmutter und folglich ohne Kind weiterleben zu müssen, bringt mich heute fast noch um.

Doch wie sollte ich mein Leben feiern, wenn meine Tochter gestorben war? Zudem hatte ich immer wieder eine unglaubliche Wut auf alles und jeden. Wie konnte ein Krankenhaus derart unvorbereitet sein? Warum hatte die Zusammenarbeit zwischen den Ärzten nicht besser geklappt? Wieso musste mein Kind sterben? Und wenn es so hatte kommen müssen, wieso hätte die Thrombose nicht schon früher auftreten können? Warum musste ich kurz vor der Geburt noch mein Kind verlieren? Und wieso passierte mir überhaupt so etwas? Es war alles so sinnlos und unfair.

Gleichzeitig ging es mir immer noch auch körperlich sehr schlecht. Ich durfte sogar eine ganze Weile nicht Autofahren, weil ich mit meinem niedrigen Hämoglobinwert jederzeit in Ohnmacht hätte fallen können.

Es war kein einfacher Weg zurück ins Leben. Und die Bürokratie machte es uns auch nicht leichter. Wir mussten unsere Tochter beerdigen, da dies bei totgeborenen Kindern über 500 Gramm in Deutschland Pflicht ist. Noch während ich im Krankenhaus lag, kümmerten sich meine Mutter und mein Mann um die Formalitäten. Es folgte ein Organisationsmarathon, etliche Formulare und Behördengänge, die kein Mensch in einer solchen Situation braucht. Am 9. Juni fand die Beerdigung statt. Ich war wie betäubt, noch nicht in der Lage zu trauern und konnte auch am Grab meiner Tochter nicht weinen.

Ich suchte mir Hilfe und wandte mich an eine Organisation namens »Verwaiste Eltern«, die eine spezielle Gruppe für Eltern hatten, die ihre Babys kurz nach der Geburt oder in der Schwangerschaft verloren hatten. Auch begann ich eine Gruppentherapie mit dem Namen »Leere Wiege«. Die Gespräche mit anderen Betroffenen halfen mir, auch wenn ich merkte, dass ich nicht so trauern konnte wie die anderen Mütter. Ich hatte immer das Gefühl, dass von mir Dankbarkeit darüber, dass ich überlebt hatte, erwartet wurde, und das hemmte mich in meiner Trauer um mein Kind. Doch je besser es mir ging, desto mehr bahnte sich die Trauer um meine Tochter doch an die Oberfläche. Sie kommt auch heute noch in Schüben.

Nach dem Mutterschutz konnte ich durch eine Notversetzung an eine neue Schule wechseln. Dort übernahm ich noch mehr Stunden als an meiner alten Schule und lenkte mich durch die Arbeit ab. Als Lehrer betrittst du jeden Tag eine Art Bühne. Und Schüler spüren, ob du bei der Sache bist oder nicht. Da ich einige schwierige Klassen unterrichtete, half mir diese Herausforderung, mich ganz auf die Sache konzentrieren zu können und nicht in die Trauer einsinken zu müssen. Mein Rezept hieß: ablenken, ablenken, ablenken. Aber vielleicht war auch genau das ein Segen. Denn jetzt in der Coronakrise, mit Distanzunterricht und vielen ruhigen Stunden zu Hause, holt sie mich dagegen immer wieder ein, meine Trauer.

Allerdings habe ich heute einen dreijährigen Sohn, der mich natürlich fordert und braucht. Tatsächlich war auch damals in der schlimmsten Zeit mein Kinderwunsch nie weg. Direkt nach der stillen Geburt wusste ich, dass ich es möglichst bald wieder versuchen wollte. Das klingt jetzt makaber, aber es war ein bisschen so, als ob man einen Kuchen gebacken hätte, der nichts geworden ist und nun einen neuen backt. Ich versuchte, es so nüchtern wie möglich zu betrachten. Anderenfalls wäre ich wohl durchgedreht. Mein Kind ist von der wohligen Wärme meiner Gebärmutter in die Hände Gottes übergegangen, ihm ist das irdische Leid, Krankheit, Schmerzen, Krieg und vieles mehr erspart geblieben. Das gibt etwas Trost.

Aufgrund meines großen Bauchschnitts nach der OP mussten wir einige Monate warten. Meine erste Schwangerschaft nach dem Tod meiner Tochter endete mit einem frühen Abgang in der sechsten Woche. Ich kann mich gar nicht mehr richtig daran erinnern, da es wirklich sehr früh war und neben dem Verlust meiner Tochter in meiner Erinnerung verblasst ist.

Ich hatte mir geschworen, bei einer erneuten Schwangerschaft nie wieder das Kind ab dem ersten Herzschlag in mein Herz zu lassen. Als ich einen Monat nach der frühen Fehlgeburt wieder schwanger wurde, zwang ich mich dazu, das Wesen in meinem Bauch abstrakt als Zellklumpen zu betrachten. Ein Zellklumpen, der vielleicht bleibt, vielleicht aber auch nicht. Ich versuchte, so viel emotionale Distanz wie möglich aufzubauen und eine Mutter-Kind-Beziehung erst nach der Geburt entstehen zu lassen. Was mir auch gelang. Tatsächlich war es zu Beginn erst einmal schwierig, überhaupt eine Bindung zu meinem Sohn aufzubauen. Die Ärzte hatten aufgrund meiner Vorgeschichte während der Schwangerschaft sämtliche Pränataluntersuchungen, die es gibt, durchgeführt. Und obwohl eigentlich alles unauffällig war, hatten sie bei den genauesten Untersuchungen eine Besonderheit am Herzen gefunden, die sich im Nachhinein als harmlos entpuppte. Aber aufgrund dieser Auffälligkeit kam mein Sohn nach dem Kaiserschnitt direkt auf die Neugeborenenüberwachungsstation, während ich in der Gynäkologie bleiben musste. So waren wir nach der Geburt erst einmal getrennt, auch nachts. Das machte es mir schwer, eine emotionale Bindung aufzubauen. Auch verglich ich ihn mit meiner Tochter und, das klingt jetzt schlimm, aber er gefiel mir nicht so gut wie sie. So was darf man ja nicht sagen, dass einem das eigene Baby nicht gefällt, aber bei mir war es zu Beginn einfach so. Erst später, auf der Wöchnerinnenstation, als ich auch stillen konnte, änderte sich das. Endlich konnten wir eine schöne, tiefe Mutter-Kind-Beziehung aufbauen, und heute bin ich sehr dankbar für meinen wunderbaren, süßen und liebevollen Sohn. Doch der Start war nicht leicht.

Tatsächlich wünsche ich mir inzwischen trotz allem noch ein weiteres Baby. Heute mit all dem Wissen kann man das Risiko bei der Geburt ja auch minimieren. Mein Mann und ich haben uns in einem großen Uniklinikum untersuchen lassen, und wir beide neigen nicht zu Thrombosen. Wahrscheinlich litt meine Tochter unter einer Gerinnungsstörung. Um dieses Risiko für meinen Sohn auszuschließen, wurde er früher als üblich durch einen geplanten Kaiserschnitt auf die Welt geholt. Dieses Mal ging ich zur Geburt gleich in die größere Klinik, die Ärzte waren vorbereitet und Blutkonserven standen bereit. Auch wenn dieses Mal glücklicherweise alles gut gegangen war.

Natürlich war die Schwangerschaft mit meinem Sohn trotzdem alles andere als leicht für mich. Zwar wahrte ich bis zuletzt die emotionale Distanz so weit es eben möglich war, aber die Angst war auch so riesig. Ich litt unter psychosomatisch bedingten Magenproblemen und konnte kaum noch etwas essen. Ich nahm während der gesamten Schwangerschaft nur acht Kilogramm zu, was mich später beim Stillen aufgrund der fehlenden Reserven viel Kraft gekostet hat.

Und dennoch würde ich mich freuen, noch ein Kind zu bekommen. Mein Mann sieht das völlig anders, und so ist die Zukunft unserer Familienplanung aktuell noch offen. Aber wenn es nach mir geht, bekommt mein Sohn noch ein Geschwisterchen, vielleicht ja sogar ein kleines Schwesterchen?

Was ich aber trotz Kinderwunsch wirklich hasse und komplett ablehne, sind Babyshowerpartys. Für mich ist es völlig unverständlich, dass man ungeborenes Leben zu einem so frühen Zeitpunkt feiert. Ich musste einfach auf sehr harte Art und Weise lernen, dass bis zum Schluss alles möglich ist. Auch ich hatte körbeweise Geschenke zu Hause und wurde an meiner alten Schule mit riesigem Babybauch freudestrahlendend gefeiert. Das war neben dem Umzug einer der Gründe, warum ich nach dem Mutterschutz keinesfalls wieder an diese Schule zurückwollte. Denn eine Rückkehr ohne Baby nach so einem Abschied, das wäre kaum auszuhalten gewesen.

Ich weiß, dass mein Weg der emotionalen Distanz in der Schwangerschaft nicht der richtige für alle ist, für mich ist er es. Und ich weiß auch, dass ich anders trauere als die meisten der Mütter, die ich durch meine Therapie kennengelernt habe. Aber auch wenn ich bisher noch keine fünfmal am Grab meiner Tochter war und leiser leide als andere, so ist meine Trauer kein Stück weniger tief als die von anderen. Und das ist vielleicht etwas, was ich Betroffenen mitgeben kann. Jeder von uns trauert auf seine Art, und keine davon ist verkehrt. Der Verlust eines Kindes ist schrecklich, und jeder geht damit anders um, jeder muss seinen eigenen Weg finden. Und erst wenn er das geschafft hat, kann es wieder aufwärtsgehen. Deswegen sollten wir nicht übereinander urteilen. Trauer ist Trauer und egal, ob man am Geburtstag des toten Kindes eine Kerze anzündet, sich zur Erinnerung ein Tattoo mit dem Namen des verstorbenen Kindes stechen lässt oder sich in die Arbeit stürzt und ablenkt – das Wichtige ist, dass wir alle unseren Weg finden, mit unserem Verlust umzugehen. Denn dann können wir wieder nach vorn schauen und wieder damit beginnen, ein schönes Leben zu leben – und das ist schließlich das, was wir uns alle wünschen.

Würde man mich fragen, was ich aus meinem Schicksalsschlag gelernt habe, würde ich Folgendes antworten: Ich als Kontrollfreak, der stets sein Leben eigenverantwortlich in die Hand genommen und nichts dem Zufall überlassen hatte, musste die Erfahrung machen, dass letzten Endes eine höhere Macht, Gott oder wer auch immer, für uns die Entscheidungen trifft. Planbar ist das Leben nur bis zu einem gewissen Grad, der Rest steht im »großen Buch«.

Ines, 50

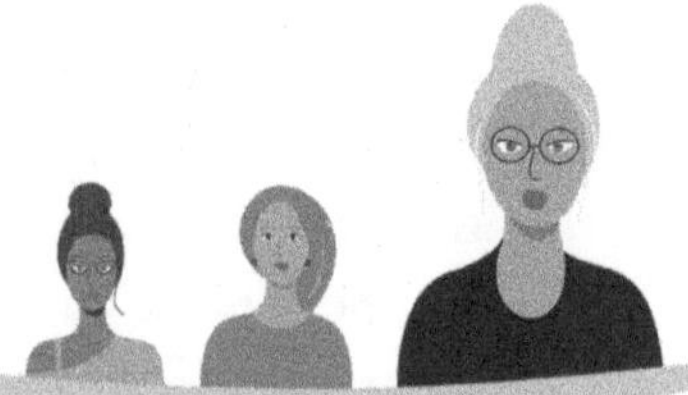

München

#TherapienachFehlgeburt
#AbschiedvomKinderwunsch

Kinder gehörten für mich immer dazu, und mir war klar, dass ich einmal welche haben wollte. Doch zu dem Zeitpunkt, als ich tatsächlich schwanger wurde, war das weder geplant, noch aktuell ein akuter Wunsch von mir, da meine damalige Beziehung alles andere als harmonisch und stabil war. Ich rechnete außerdem nicht damit, dass ich einfach so schwanger werden konnte, da ich mit Mitte zwanzig die Diagnose bekommen hatte, kaum auf natürlichem Weg schwanger werden zu können. Meine Eierstöcke waren zu verwachsen, und mir wurde damals schon in Aussicht gestellt, dass ich bei einem aufkommenden Kinderwunsch wahrscheinlich auf die Methode der künstlichen Befruchtung zurückgreifen müsse.

Als ich dann mit 35 Jahren ganz natürlich und ungeplant schwanger wurde, merkte ich das erst mal lange Zeit nicht. Meine Periode bekam ich, wenn auch etwas weniger stark als üblich, weiterhin. Ich hatte jedoch die ganze Zeit ein relativ starkes Ziehen im Unterleib sowie Brustschmerzen und den Verdacht, dass etwas nicht stimmte. An eine Schwangerschaft habe ich aber im Leben nicht gedacht. Im Nachhinein erkannte ich natürlich diverse Anzeichen, so musste ich mich auch einmal während einer Autofahrt übergeben, doch in der Situation selbst lag mir der Gedanke total fern. Meinem damaligen Partner ging es wohl anders, denn zum ersten Mal überhaupt bestand er darauf, mich zum Arzt zu begleiten. Er ließ zwar nichts von seinem Verdacht – oder besser gesagt von seiner Befürchtung – verlauten, aber anders kann ich mir seinen plötzlichen Drang, mich zu begleiten, heute nicht erklären.

Wir waren damals schon zehn Jahre ein Paar und haben auch zusammengewohnt. Er war 16 Jahre älter als ich und leider ein sehr manipulativer Mensch, der mich die ganze Zeit kontrollierte. Während er zu dem damaligen Zeitpunkt arbeitslos war, arbeitete ich von morgens bis abends in einer Unternehmungsberatung und hatte noch einen Nebenjob am Wochenende, um unser Münchner Leben zu finanzieren. Aus heutiger Sicht schüttle ich den Kopf, wenn ich daran denke, doch damals war ich emotional noch weitaus nicht so stark wie heute und habe mich, wie so viele andere, von diesem Mann blenden lassen. Es gibt solche Menschen, die haben nicht viele Talente, aber dafür ein ganz großes und zwar, Menschen für sich einzunehmen und sie zu manipulieren. Mein Ex-Partner war genau ein solcher Mensch. Das habe nicht nur ich spüren müssen. Doch das ist eine andere Geschichte.

Damals durfte er jedenfalls in der Praxis nicht mit in den Untersuchungsraum, worüber ich sehr froh war. Als ich auf dem berühmten Stuhl lag und auf den Monitor schaute, dauerte es nicht lange, da sah ich auf einmal ein Bläschen und ein regelmäßiges »Blubb blubb«. Wenn man in einem Moment vollkommenes Glück erlebt, dann ist es wohl genau dieser Moment. Ich war sofort geflasht und eine riesige Welle von Glücksgefühlen überflutete mich. Meine Frauenärztin bestätigte mir dann, was ich glaubte, direkt erkannt zu haben:

»Ja, Sie sind schwanger!«

Gleich darauf kam noch ein zweiter Arzt dieser Praxis, um das Unglaubliche noch einmal zu bestätigen. Ich glaube, es war schlicht und einfach das schönste Gefühl der Welt. Da ich die Schwangerschaft lange nicht bemerkt hatte, war ich zu diesem Zeitpunkt bereits in der elften Woche und das Bild, das mir die Ärztin nach der Untersuchung ausdruckte, zeigte schon ein richtiges kleines Baby. Es war unglaublich.

In der Woche darauf sollte ich gleich noch einmal für diverse Untersuchungen kommen, die zu diesem Zeitpunkt der Schwangerschaft anstanden. Ich schwebte wie auf Wolken, zumindest so lange, bis ich den geschützten Untersuchungsraum verließ. Mit Glücksgefühlen und meinem Baby im Bauch, das Ultraschallfoto in der Hand, traf ich dann auf meinen Partner. Er hatte sofort gecheckt, was los war, und ich blickte in sein entsetztes Gesicht. Seine erste Reaktion traf mich wie ein Hammer: »Du denkst jetzt nicht wirklich darüber nach, es zu bekommen?!« Ich erwiderte, dass es dazu glücklicherweise ja wohl keine Alternative gebe und versuchte, mich innerlich gegen ihn zu wappnen.

Im Anschluss gingen wir in ein Café gegenüber der Praxis, von wo aus er seine Mutter anrief. Sie war genauso entsetzt wie er und rief mich am nächsten Tag noch einmal an, um auf mich einzureden, dass es ja wohl besser wäre, wenn das Kind nicht auf die Welt kommen würde. Ihr war wohl klar, dass ich als Mutter nicht weiter die Vollfinanzierung ihres Sohnes übernehmen könnte, und sie meinte, dass das ja wohl in dieser Situation keine Zukunft haben könne. Ich legte einfach auf.

Auch die ganzen folgenden Tiraden meines Partners wollte ich mir nicht anhören, sondern einfach in meinem seligen Zustand bleiben. Mein Leben lang hatte ich gedacht, niemals auf natürlichem Wege schwanger werden zu können, und nun trug ich dieses kleine Blubberwunder unter meinem Herzen. Ich wollte einfach nur glücklich sein, und in den Momenten, in denen mein Partner nicht bei mir war, gelang mir das auch.

Ich gab diesem Mann während unserer Beziehung selten Widerworte, doch als er immer wieder davon anfing, dass ich das Kind doch nicht austragen könne, sagte ich ihm, dass er einfach ruhig sein solle und ich ihm nicht länger zuhören könne. Ich versuchte, mich so gut es ging selbst zu schützen und abzukapseln.

Bei meinem Arzttermin eine Woche später war wieder alles bestens mit dem Baby, und wenn ich allein unterwegs war, lief ich nur noch mit einem breiten Grinsen durch die Gegend. Ich redete viel mit dem kleinen Wesen in mir, freute mich, und auch körperlich ging es mir blendend. An sich war ich eine sehr glückliche Schwangere.

Eines Tages kam mein Partner dann mit dem Flyer einer Beratungsstelle zu mir und meinte, er wäre bereits dort gewesen, um sich über Möglichkeiten zu informieren, ein Kind auch im späteren Verlauf einer Schwangerschaft wegmachen zu lassen. Ich war einfach nur fassungslos und versuchte, ihn so gut es ging zu ignorieren. Doch nach dem nächsten Arzttermin, bei dem wieder alles wunderbar war, holte er mich ab und schleppte mich zu der Beratungsstelle einer bekannten caritativen Organisation. Dort hatten wir einen Termin mit einer Frau, die sich die ganze Zeit nur mit meinem Partner unterhielt. Ich saß nur daneben und wurde ins Gespräch gar nicht einbezogen. Schnell war mir klar, dass die Dame auch komplett von meinem Partner eingelullt worden war. Es war wie in einem sehr schlechten Schauspiel. Irgendwann hatte ich genug und fragte sie, ob sie nicht auch mit mir reden wolle, schließlich sei dies eine Beratungsstelle für Schwangere und nicht für Männer. Als ich ihr weiter erklärte, dass ich mein Kind auf jeden Fall behalten und austragen wolle, war sie komplett verdattert und meinte, da würde es sich dann wohl um ein Missverständnis handeln. Ich stand auf und ging einfach. Noch im Treppenhaus holte mein Partner mich ein und faltete mich zusammen, wie ich mich denn so unmöglich benehmen könne.

Für mich gab es zu dem Zeitpunkt zwei Alternativen. Ich sagte mir, entweder er kriegt sich noch ein und freundet sich mit der Schwangerschaft an, oder ich gehe und bekomme mein Baby als alleinerziehende Mutter. Ich hatte durchaus den Grundoptimismus, das auch ohne Vater zu schaffen. Das Wichtigste für mich war längst mein Baby geworden, nicht mehr der Mann. Doch trotzdem war da immer noch die Hoffnung, dass sich alles ändern würde, sobald das Kind da war. Mein Partner hatte schon eine ältere Tochter und mir einmal erzählt, dass er damals unzählige Nächte an ihrem Bettchen verbracht hatte, weil sie ein Schreibaby gewesen war. Vielleicht würden seine Vaterinstinkte ja wiedererwachen, wenn das kleine Bärchen auf die Welt kam. Denn natürlich wollte ich meinem Kind gern beides bieten, Mutter und Vater. Eine komplette Familie eben und beide Elternteile, die an der Entwicklung des kleinen Menschleins beteiligt sein würden. Wahrscheinlich hofft jede Schwangere darauf, ihrem Kind ein heiles und sicheres Nest bieten zu können, da war ich keine Ausnahme. Und in meinem schwangeren Glückszustand hoffte ich auf das Beste.

Teilen konnte ich mein Glück damals nicht mit vielen Menschen, da ich im Laufe unserer Beziehung den Kontakt zu fast allen Freunden und meiner Familie auf Wunsch meines Partners habe einschlafen lassen. Ich konnte mich also auch nicht mit vielen Menschen über die Situation austauschen. Das Internet war damals noch nicht die allzeit verfügbare, umfassende Informationsquelle wie heute und Beratungsstellen waren nach der Erfahrung dieses schrecklichen Gesprächs für mich verbrannt. Schließlich vertraute ich mich einer ehemaligen Arbeitskollegin an, die deutlich älter war und mehr Lebenserfahrung hatte als ich. Sie wusch mir den Kopf und meinte, dass dieser Mann mich komplett kontrolliere und ich nicht meinen solle, dass er sich ändern würde. Sie riet mir dazu, mich frei zu machen, da er niemals ein guter Vater werden würde. Und dann sagte sie noch einen Satz, an den ich sehr viel zurückgedacht habe. Sie meinte, er würde mich so lange weiter terrorisieren, bis ich das Kind verlieren würde.

In den kommenden Wochen schwankte ich zwischen vollkommenem Glück und dem Gefühl, dass mir gerade etwas ganz Einzigartiges und Wunderschönes passierte und dem Versuch, mich gegenüber den Gemeinheiten meines Partners abzuschotten. Als wir eines Tages auf den Weihnachtsmarkt gingen und ich mit Heißhunger einen Reibekuchen mit Apfelmus und Knoblauchsoße verschlang, zischte er mir zu, ich solle doch nicht so tun, als ob ich schwanger wäre und wie übertrieben das doch sei. Es war ihm regelrecht peinlich, dass andere denken könnten, ich sei schwanger. Er versuchte, mir auch sukzessive einzureden, dass ich keine gute Mutter sein könne, dass ich keine Ahnung hätte, was auf mich zukam und das alles gar nicht schaffen würde.

In der 16. Woche war ich wieder bei der Ärztin, und es sah wie immer alles super aus. Nur war ich plötzlich so dauermüde, hatte das Gefühl, nur noch in der Kurve zu hängen und merkte, dass meine Kraft weg war. Sie beruhigte mich aber und meinte, dass jetzt bald ein Energieschub kommen würde und das alles ganz normal sei in einer Schwangerschaft.

Ich arbeitete weiterhin 14 Stunden am Tag in der Unternehmensberatung und hoffte, dass sich dieses versprochene Energiehoch bald zeigen würde.

Ende der 17. Woche holte ich mir im Büro eine halbe Tasse Kaffee aus der Küche. Ich trank nur noch ganz wenig Kaffee, um dem Baby nicht zu schaden. Als ich meinen Schreibtisch erreichte, klappte ich plötzlich einfach zusammen. Mein Kreislauf kollabierte, und ich wurde ohnmächtig. Als ich wieder zu mir kam, meinte ein Kollege noch scherzhaft, dass der Kaffee so schlimm ja nun auch wieder nicht sei. Zur Sicherheit riefen meine Kollegen wegen der Schwangerschaft aber den Notarzt, der mich daraufhin ins Krankenhaus fuhr.

Dort angekommen, machte eine junge Ärztin gleich einen Ultraschall bei mir. Allerdings hatte sie den Monitor so gedreht, dass ich nichts sehen konnte. Nach kurzer Zeit griff sie zum Telefon und rief einen älteren Arzt hinzu. Er stellte sich neben sie und schaute mit ernster Miene auf den Monitor. Keiner sagte mir, was genau los sei, bis ich den Satz hörte, dass man operieren müsse. Ich verstand die Welt nicht mehr, wieso sollte ich wegen einem Kreislaufzusammenbruch operiert werden? Schließlich kam noch eine dritte Ärztin hinzu, die mit dem älteren Arzt flüsterte und mir dann erklärte, dass mein Kind nicht mehr leben würde.

Sie fragte mich, ob ich in letzter Zeit Fruchtwasser verloren hätte, doch ich war nur noch völlig geschockt. Mit einem Schlag fühlte sich alles in mir leer und tot an. Innerlich schrie ich nur noch, doch es kam nichts aus mir heraus. Ich meinte dann tonlos, dass ich das nicht glauben könne und es selbst sehen müsse. Daraufhin wollte die junge Ärztin den Monitor umdrehen, doch die andere drehte ihn gleich wieder weg. In dem Moment spürte der ältere Arzt, ich meine, es war der Chefarzt, wohl meine Not. Langsam drehte er den Bildschirm zu mir, und ich konnte es selbst sehen. Das Blubbern war weg. In dem Moment ist ein Teil von mir mitgestorben.

Ich fasste dem Arzt wie eine Ertrinkende an den Arm und meinte, ich müsse es verstehen. Daraufhin hat er sich zu mir gesetzt und mir mit ruhiger Stimme lang und breit erklärt, was jetzt gemacht werden müsse und wie es nun weitergehen würde. Er war so etwas wie mein Notanker in diesem Moment und gab mir das Gefühl, mich zu verstehen. Ich kann gar nicht beschreiben, wie wichtig das in diesem Augenblick für mich war.

Wenn man das so sagen kann, hatte ich noch Glück im Unglück und konnte direkt im Anschluss eine Ausschabung machen lassen, musste mein Kind also nicht still gebären. Meine Zimmernachbarin im Krankenhaus musste ihr Kind dagegen in einer kleinen Geburt auf die Welt bringen, und ich war sehr dankbar, dass mir das erspart geblieben war. Ich bekam auch nach dem Gespräch mit dem Chefarzt gar nicht mehr viel mit. Dank einem Medikament zur Beruhigung nahm ich alles nur wie hinter einem Schleier wahr.

Erst im Aufwachraum kam ich wieder zu mir. Dort habe ich wohl das erste Mal in meinem Leben richtig gejammert, ich hatte starke Schmerzen, und alles fühlte sich furchtbar an. Ich sehe mich regelrecht vor mir, wie ich dort auf dieser Liege lag und geweint habe, dass alles so wehtue. Ich denke, damit habe ich die Gesamtsituation ausgedrückt: Alles hat geschmerzt, innen und außen.

Eine Schwester hat meinen Partner benachrichtigt, der dann am zweiten Tag meines Aufenthalts vorbeikam. Ich brach natürlich sofort in Tränen aus, als ich ihn sah. Er versuchte, mich dann mit einem Tätscheln zu beruhigen, doch er konnte nicht verbergen, wie erleichtert er eigentlich war. Kurz darauf war er wieder weg, und das war gut so. So hatte ich während der drei Tage in der Klinik noch etwas Zeit unter einer Art Käseglocke und konnte mich in Ruhe selbst mit der Situation auseinandersetzen. Ich führte viele Gespräche mit meinem Kind, das nun nicht mehr da war, und habe mich mit mir selbst befasst. Der Chefarzt sagte dann noch einen Satz, der mir sehr geholfen hat. Er meinte, wenn die Kinder gehen, hat es immer einen Grund. Meist wären sie nicht lebensfähig. Das hat mich getröstet, denn ich hätte natürlich nicht gewollt, dass mein Baby leiden müsse.

Als ich entlassen wurde, fuhr ich mit der S-Bahn nach Hause. Dort war es einfach nur furchtbar. Es fühlte sich nicht mehr nach einem Zuhause an. Zwei Wochen blieb ich in meinem Elend gefangen, dann rief ich eine Psychologin an, die mir in der Klinik empfohlen worden war. Nach einem ausführlichen Gespräch riet sie mir, in die stationäre Krisenintervention zu gehen. Drei Tage später wurde ein Platz frei und ich konnte eine stationäre Therapie beginnen. Aus zuerst anvisierten zehn Tagen wurde ein vierwöchiger Aufenthalt, in dem noch ein viel größeres Paket, das ich aus meiner Vergangenheit mitgebracht hatte, aufgearbeitet wurde. Heute noch bin ich der Klinik dankbar, dass mir der Kontakt zur Psychologin mitgegeben wurde, denn von selbst wäre ich nie auf die Idee gekommen, mich in Behandlung zu begeben.

Zum Abschluss der vier Wochen wurde ein gemeinschaftliches Gespräch mit meinem Partner und dem Therapeuten geführt. Zuvor sollte ich aufschreiben, was ich glauben würde, wie das Gespräch verlaufen würde. Es kam genau so. Der Therapeut meinte nur, wenn ich jetzt nicht die Reißlinie ziehen würde, dann würde ich es nie tun. Nach meiner Entlassung flüchtete ich direkt mit einer Freundin in den Urlaub und sagte meinem Partner, dass er aus meiner Wohnung raus sein sollte, wenn ich zurückkam. Das war er dann auch, allerdings nicht ohne mir die Wohnung noch leer geräumt zu haben. Doch das war es wert. Denn das Universum hat mir genau in diesem Moment jemanden gesendet, der mir zur Seite stand. In dem Urlaub mit meiner Freundin habe ich meine große Liebe kennengelernt. Meinen Mann, mit dem ich heute glücklich verheiratet bin. Manchmal schreibt das Leben einfach unglaubliche Geschichten.

Unsere gemeinsame Geschichte startete bereits mit einem sehr großen Kinderwunsch. Nun, da ich endlich den richtigen und einen liebevollen Mann gefunden hatte, wollte ich unbedingt ein Kind. Und auch mein Mann wollte unbedingt eine Familie mit mir gründen. Ich war von Anfang an offen mit ihm und erzählte ihm von der Fehlgeburt und der Diagnose. Ich trug in diesen Jahren auch ein Medaillon mit dem allerersten Ultraschallbild meines Babys als Symbol dieses ganz besonderen Glücksmomentes um den Hals.

Eine Bauchspiegelung zeigte zwar, dass einer meiner Eierstöcke offen war, jedoch wurde ich einfach nicht schwanger. Da ich mittlerweile nicht jünger geworden war, gingen wir recht bald in eine Kinderwunschklinik. Dort versuchten wir es erst mit einer Insemination, aber der Versuch in der Petrischale zeigte, dass sich wohl unsere DNA zu ähnlich sein musste, denn Eizelle und Spermium stießen sich wie zwei gleich gepolte Magnete gegenseitig ab. Tatsächlich sind wir uns auch charakterlich total ähnlich, was im Alltag sehr hilfreich, in Bezug auf den Kinderwunsch aber anscheinend kein Vorteil war.

Es ging weiter mit einer klassischen künstlichen Befruchtung, der sogenannten ICSI. Beim ersten Versuch war ich noch entspannt, doch als es wieder nicht klappen wollte, wurde es schon schwerer. Wer sich mit Kinderwunschbehandlungen auskennt, weiß, wie belastend diese Prozeduren und das wochenlange Spritzen von Hormonen sind. Auch finanziell war das Ganze ein Kraftakt. Da ich mittlerweile schon 40 Jahre alt war, mussten wir die Versuche komplett selbst zahlen. Unsere Hoffnungen waren groß, als wir beim nächsten Versuch zwei Eizellen einsetzen konnten, aber auch dieser Versuch scheiterte. Es funktionierte einfach nicht, und gefühlsmäßig war das Ganze ein einziges Chaos. Von Anfang an hatten wir uns ein finanzielles Limit gesetzt, wollten nicht um jeden Preis alles daransetzen, die Natur zu überlisten. Dieses Limit war nun erreicht. Natürlich hatten wir auch über eine Eizellenspende nachgedacht, doch irgendwie ging mir das zu weit. Auch mein Mann meinte, der Herr gibts, der Herr nimmts, wenn es nicht sein soll, dann ist es halt so. Und so entschieden wir gemeinsam, den Kinderwunschweg nicht weiterzugehen. Wir waren uns einig, dass wenn der liebe Gott uns noch segnen wollte, dann würde er das auch so tun.

Und gesegnet hat er mich sowieso schon mit meinem Mann. Er steht immer hinter mir und gibt mir das Gefühl, nicht allein zu sein. Als ich ihm sagte, dass ich es verstehen könne, wenn er lieber eine Frau finden möchte, mit der er Kinder bekommen kann, meinte er nur, ich würde ja spinnen. Er gibt mir nie das Gefühl, falsch zu sein.

Trotzdem ist es jetzt, wo langsam die Wechseljahre kommen, natürlich keine schöne Tatsache, mit der man sich abfinden muss. Ausknipsen kann man einen Kinderwunsch nicht einfach, auch wenn die Biologie da knallhart ist. Doch ich habe mein Glück auch in anderen Dingen gefunden. Ich führe eine wunderbare Ehe, habe mit meinem Kosmetikstudio mein eigenes erfolgreiches Unternehmen gegründet und 2013 eine Ausbildung zum Mentalcoach abgeschlossen, die nicht nur mich selbst noch mal gestärkt hat, sondern es mir auch ermöglicht, anderen Menschen zu helfen.

Und dann gibt es da auch noch diesen einen ganz besonderen Moment, den ich für immer für mich in meinem Herzen gespeichert habe. Diesen Moment, als ich das erste Mal das Blubbern im Ultraschall gesehen habe, das schlagende Herzchen meines Babys. In diesem magischen Augenblick war ich in einer ganz eigenen Welt, einer Welt, die plötzlich stillstand. Es gibt viele Menschen, die einen solchen Moment nie erfahren dürfen, und ich bin unglaublich dankbar, dass ich dieses riesige Gefühl des Glücks einmal erleben durfte. Jedes Jahr am Jahrestag dieses besonderen Moments denke ich daran zurück, und natürlich frage ich mich hin und wieder auch, wie mein Kind heute wohl wäre. Wie ich das Homeschooling während Corona mit ihm gemeistert hätte und wie mein Kind heute wohl aussähe. All diese Fragen werde ich nie beantwortet bekommen. Und doch bleibt mir die Erinnerung an diesen einen großen, wundervollen Glücksmoment. Und diese Erinnerung kann mir niemand mehr nehmen, sie wird mir immer bleiben. Genauso wie die Dankbarkeit dafür.

Eva, 42

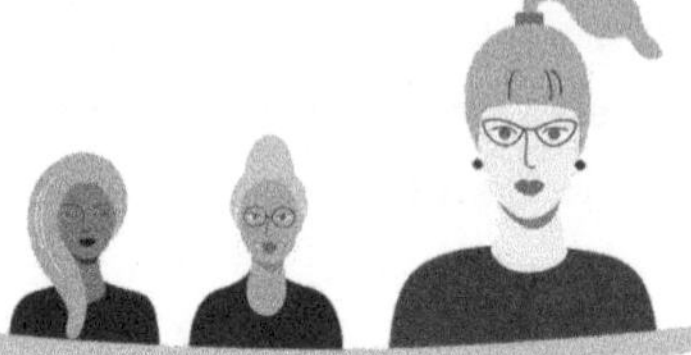

Ebersberg

#FehlgeburtinChina
#KinderwunschnachFehlgeburt

Ich muss sagen, rückblickend gesehen fand meine erste Schwangerschaft in einer Art »Heile-Welt-Blase« statt. Zwar dauerte es neun Monate, bis ich endlich schwanger wurde, aber ab dem positiven Test schwebte ich auf rosa Wolken. Ich war damals 31 Jahre alt und hatte schon immer gewusst, dass ich einmal eine eigene Familie haben wollte. Einen Draht zu Kindern hatte ich auch, und ich bin nach meinem Psychologiestudium beruflich immer wieder im Familienbereich gelandet. So ging mit meiner Schwangerschaft ein Traum von mir in Erfüllung. Ich hatte am Anfang kurz einmal Blutungen, doch die Schwangerschaft stabilisierte sich schnell, und ich liebte es, schwanger zu sein! Ich war richtig unbeschwert und stellte nicht infrage, dass meine Tochter gesund auf die Welt kommen würde. Die Geburt verlief relativ problemlos und war absolut nicht traumatisch. Im Nachhinein betrachtet, war es eine wundervolle Zeit voller Leichtigkeit und ein Geschenk, dass ich so eine schöne Schwangerschaft erleben durfte.

Dass eine solche Unbeschwertheit nicht selbstverständlich ist, erlebte ich einige Zeit später, als meine beste Freundin schwanger wurde. Ihre Schwangerschaft endete mit einer Stillen Geburt in der

21. Schwangerschaftswoche, und all unsere Vorstellungen von heiler Welt zerbrachen mit diesem schweren Schicksalsschlag. Ich begleitete sie in dieser Zeit sehr eng, und habe das erste Mal so nah mitbekommen, wie es sich anfühlen muss, ein Baby zu verlieren.

Das hat mich nachdrücklich geprägt, und ab diesem Zeitpunkt war ich wesentlich vorsichtiger eingestellt, was Schwangerschaften betrifft. Trotzdem wussten wir, dass wir zu gegebener Zeit gern ein zweites Kind haben wollten, doch die ersten Jahre sollten voll und ganz unserer Tochter gehören. Dann flatterten uns sowieso erst mal ganz andere Baustellen ins Haus. Unter anderem ergab sich über den Job meines Mannes die Möglichkeit, für zwei Jahre ins Ausland, nach China zu gehen.

Das war ein riesiges Abenteuer, in das sich mein Mann, meine Tochter und ich stürzten. Doch wir lebten uns schnell gut ein in Shenyang und fanden in der Expat-Gemeinde viele neue Freunde. Wir nutzten die geografische Lage unseres Zuhauses auf Zeit und machten viele Reisen, zum Beispiel nach Japan oder Neuseeland.

Dennoch war die Kultur- und Sprachbarriere in China natürlich groß, der Alltag ein ganz anderer als daheim in Bayern. Deswegen war es für uns auch keine Option, unser mögliches zweites Kind in China auf die Welt zu bringen. Ein paar Frauen in unserem Bekanntenkreis wurden zwar in China schwanger und bekamen ihre Babys auch dort. Doch was sie aus den Krankenhäusern erzählten, klang für uns nicht sonderlich vertrauenserweckend. Das Gesundheitssystem in China funktioniert ganz anders als unseres in Deutschland. Die Mehrzahl der Ärzte spricht außerdem kein Englisch, und Privatsphäre wie wir sie kennen, ist quasi nicht existent. Deswegen wurde das Thema »weiterer Nachwuchs« für uns erst gegen Ende unserer Zeit in China wieder präsenter.

Unsere letzte große Reise von China aus ging nach Neuseeland, und da zu diesem Zeitpunkt im Falle einer Schwangerschaft das Baby bereits wieder in Deutschland auf die Welt kommen würde, versuchten wir dort unser Glück. Nach der Erfahrung der ersten Schwangerschaft hatten wir keine große Hoffnung, dass es dieses Mal sehr schnell klappen würde. Doch, was soll ich sagen, vielleicht waren es die guten neuseeländischen Geister, denn ich wurde sofort schwanger. Natürlich war die Freude riesengroß, aber gleichzeitig ging in meinem Kopf nun die Planungsmaschinerie los. Wie was wann organisieren? Umzug, Untersuchungen, Abschied von Shenyang ... Außerdem hatte ich noch sehr eindrücklich die Stille Geburt meiner Freundin präsent und war deswegen deutlich verhaltener in meiner Euphorie als noch bei der ersten Schwangerschaft. Auch deswegen wollten wir die Neuigkeit erst mal nur für uns behalten und frühestens in der 13. Woche kommunizieren.

Doch wie das so ist mit Plänen, gehen sie oft schief. Als wir zur ersten Untersuchung in die Frauenklinik fuhren, trafen wir direkt auf zwei befreundete Paare, und es war sofort klar, warum wir alle nun hier in der Frauenklinik waren. Wir beglückwünschten uns also gegenseitig, und ich bat die Freunde darum, dass sie bitte noch nichts weitersagen sollten. Die Expat-Gemeinde war nämlich ganz wunderbar, doch was Neuigkeiten anging, schlimmer als jedes Dorf.

Der Klinikbesuch an sich war auch schon speziell. Zwar herrschte, was medizinische Geräte anging, ein internationaler Standard, doch mit einem deutschen Krankenhaus und den dortigen Gepflogenheiten konnte man die Klinik nicht vergleichen. Generell war alles etwas mehr auf Masse und weniger auf Individualität und Privatsphäre ausgelegt. Da das medizinische Personal kein Englisch sprach, bekamen wir immer eine englischsprachige Begleitung an die Seite gestellt, die mit uns die einzelnen Stationen durchlief und uns anleitete. Beim ersten Termin wurde mir nur Blut abgenommen. Dafür ging man in einen großen Raum, in dem Krankenschwestern mehreren Frauen parallel Blut abnahmen.

Am selben Tag noch, wir waren gerade beim Einkaufen, bekam ich dann den Anruf. Alles, was die, mehr oder weniger gut Englisch sprechende, Dame am anderen Ende zu mir sagte, verstand ich zwar nicht, aber ihre Glückwünsche, dass ich schwanger sei und alles gut aussehe, begriff ich trotzdem. Und so langsam wurde unsere Freude immer größer und die Aussicht, dass wir bald zu viert sein würden, immer realer.

Es war damals März 2015, und im Frühsommer würden wir zurück nach Deutschland ziehen. Nun standen solche Dinge wie die Buchung des Containers für unsere Möbel, aber auch die Planung unserer Abschiedsparty an. Zum Schluss wollten wir es noch mal richtig krachen lassen und groß mit allen Freunden und Bekannten feiern. Das Geheimhalten unseres kleinen Gummibärchens wurde unterdessen immer schwieriger. Cocktail- und Grillabende fanden regelmäßig statt, und dass ich plötzlich keinen Alkohol mehr trank, fiel natürlich auf. So erzählten wir in der achten, neunten Woche zumindest dem engsten Freundeskreis, dass ich schwanger war. Wirklich recht war mir das allerdings nicht, denn ich war unter dem Eindruck der Erfahrung meiner besten Freundin nach wie vor alles andere als unbeschwert. Und sobald wir die Neuigkeiten einmal erzählt hatten, machten sie natürlich direkt die Runde. Aber im Endeffekt freuten wir uns natürlich vor allem wie wahnsinnig und malten uns unser neues Leben zu viert zurück in Bayern aus.

Kurz vor meinem nächsten Termin in der Frauenklinik wurde unsere Tochter krank. Sie bekam sehr hohes Fieber und hatte sich einen hartnäckigen Virus eingefangen. Es war nicht daran zu denken, sie einem Babysitter zu übergeben. So war klar, dass ich dieses Mal ganz allein in die Klinik fahren würde. Natürlich war ich sehr traurig, dass mein Mann den ersten Ultraschall nicht miterleben würde. Gleichzeitig hatte ich ein mulmiges Gefühl, da er im Englischen doch sicherer war als ich und es so schon zu zweit immer eine Herausforderung war, alle Fachbegriffe zu verstehen. Allein würde es richtig schwer werden.

Schon die einstündige Fahrt mit dem Auto quer durch Shenyang war alles andere als entspannt. Nach einer stressigen Fahrt in der Klinik angekommen, traf ich die Dame, die mich als englischsprachige Begleitung an diesem Tag unterstützen würde. Sie nahm mich in Empfang und trippelte mit mir in den Bereich, wo die Ultraschalluntersuchungen stattfanden. Man muss sich das so vorstellen, dass in chinesischen Kliniken immer ein festes Team pro Bereich zuständig ist. Das heißt, die Damen dort machen den ganzen Tag nichts anderes als Ultraschalluntersuchungen. Für die Besprechung der Ergebnisse sind dann wieder andere Ärztinnen in einem gesonderten Bereich zuständig. Man läuft also von Station zu Station.

Neben mir wurden parallel noch andere Frauen per Ultraschall untersucht, jeweils abgetrennt nur durch einen Paravent. Die ganze Situation war schon ziemlich befremdlich für mich, doch ich konzentrierte mich auf den großen Monitor. Es dauerte nicht lange, und dann konnte ich es endlich sehen, mein kleines Gummibärchen! Ich freute mich sehr, es nun endlich auch einmal live zu sehen und versuchte, den ganzen Rest vor Ort einfach auszublenden. Dennoch spürte ich, dass die Stimmung irgendwie seltsam war, die Ärztin sprach die ganze Zeit intensiv mit meiner Begleitung. Doch natürlich fand die gesamte Kommunikation auf Chinesisch statt, weswegen ich kein Wort verstand.

Die ganze Situation überforderte mich ein wenig, und so schaute ich weiter mein Gummibärchen an und träumte ein wenig vor mich hin. Ich fand es traurig, dass mein Mann diesen Moment nicht erleben konnte und versuchte, mir das Bild möglichst gut einzuprägen.

Als die Untersuchung schließlich vorbei war, zeigte die Dame mir wieder den Weg zur nächsten Station. Sie war ganz normal, verhielt sich nicht anders als sonst und bot mir vor dem nächsten Termin noch eine Erfrischung an. Ich war noch ganz glückselig vom Anblick meines Babys und schwamm in meiner rosaroten Schwangeren-Blase. Vielleicht ist mir auch deswegen nichts aufgefallen.

Im Besprechungszimmer angekommen, traf ich auf eine Ärztin, die mich von ihrer Art her schwer an einen Feldwebel erinnerte. Über die Übersetzerin fragte sie mich aus, wie es mir gehen würde, ob ich Schmerzen oder gar Blutungen gehabt habe. Ich verstand gar nicht, was sie von mir wollte und wurde langsam ungeduldig. Ich wollte einfach nur die Daten hören, ob das Baby groß genug war für sein Alter und wie es sich entwickelte. Ich hatte es ja gesehen, das kleine Würmchen und wollte nun noch einfach abschließend von der Ärztin hören, dass alles gut war. Da sowohl das Englisch der Übersetzerin als auch mein eigenes teils etwas holprig waren, verlief die ganze Konversation alles andere als unkompliziert. Es ging hin und her und dann, ganz zum Schluss, als das Gespräch eigentlich schon fast zu Ende war, fiel plötzlich der Satz:

»Es ist kein Herzschlag zu sehen.«

Diesen Satz verstand ich sofort. Und er riss mir den Boden unter den Füßen weg. Ich starrte die Frau nur wortlos an, unfähig weiter nachzufragen. Mit dem einen kleinen Satz, fast eher nebenbei, hatte sie meine schöne Blase innerhalb von Sekunden zum Platzen gebracht. Ich verfiel in eine Art Schockstarre. Die chinesische Mentalität, nach der man niemals sein Gesicht verlieren soll und dementsprechend ungern schlechte Nachrichten überbringt, war für mich wie ein weiterer Schlag ins Gesicht. Das ganze Verhalten und der Ausdruck der beiden Frauen sagten aus, ist ja nichts dabei, kann ja mal passieren. Sie hätten mir auch gerade eröffnen können, dass es morgen regnen wird, die Tonalität wäre die gleiche gewesen.

Wie ferngesteuert ließ ich mich von der Übersetzerin aus dem Raum herausnavigieren. Dort fragte sie mich, ob ich nicht noch eine Kleinigkeit am Büfett essen wolle. Ich schaute sie nur an und hätte am liebsten gefragt: »Wie kannst du nur?«, doch stattdessen sagte ich ihr, dass ich jetzt nur noch nach Hause wolle. Die ganze Situation war so absurd. Das lange Gespräch, die schwierige Verständigung auf Englisch und dann ganz zum Schluss die beiläufige Verkündung, dass das Herz meines Babys nicht schlug und Ciao! Das fühlte sich so unmenschlich, so kalt an.

Auf dem Parkplatz rief ich meinen Mann an. Endlich brachen alle Dämme, und ich begann zu weinen. Ich wollte nur noch heim zu meinem Mann und meinem kranken Kind.

Im Nachhinein habe ich keine Ahnung, wie ich es durch den höllischen Stadtverkehr von Shenyang zurück nach Hause geschafft habe, aber irgendwie bin ich angekommen. Ich habe das ganze Wochenende durchgeweint und direkt begonnen zu trauern. Mein Mann hat sich um unsere kranke Tochter gekümmert, und so konnte ich mich meinem Schmerz stellen.

Es war verrückt, meine Brüste spannten weiterhin die ganze Zeit, mein ganzer Körper war noch schwanger. Doch nun, mit etwas Abstand, wurde mir klar, dass ich auf dem Ultraschallbild kein einziges Mal ein Blinken gesehen hatte. Das Würmchen war einfach nur schwarz gewesen, es war nicht einmal im Ansatz das weiße Leuchten des Herzschlags zu sehen gewesen, wie ich es von meiner ersten Schwangerschaft her kannte. In dem Moment, in dieser seltsamen Situation hatte ich das nicht hinterfragt, doch nun fiel es mir wie Schuppen von den Augen. Die Frau, die mich untersucht hatte, wusste direkt, dass mein Baby nicht mehr lebte. Das hatte sie der Übersetzerin also so lang und breit und doch völlig emotionslos erklärt. Der Dame, die dann mit mir belanglos plaudernd den ganzen Weg zur nächsten Station gegangen war und mich gefragt hatte, ob ich noch eine Erfrischung wolle. Die ganze Zeit in dem Wissen, dass ich gleich erfahren würde, dass das Kind in meinem Bauch nicht mehr lebte. Neben alle der Trauer überkam mich eine riesige Wut auf dieses System, auf diese Art, mit Menschen umzugehen.

Ich begann zu googeln und suchte mir Erfahrungsberichte von anderen Frauen mit sogenannten verhaltenen Fehlgeburten raus. Das half mir, die ganze Sache zu realisieren und alles Weitere zu planen. Denn natürlich musste ich mir nun die Frage stellen, wie es weitergehen sollte. Schnell war mir klar, dass eine Ausschabung in China für mich nicht infrage kam. Ich konnte mir nicht vorstellen, mich in einer so schrecklichen Situation erneut dieser Mentalität zu stellen und wieder einen solchen Umgang mit meinen Gefühlen erleben zu müssen. Also würde ich nach Deutschland fliegen müssen. Vorher holte ich mir in China noch eine zweite Meinung ein. Nicht, weil ich Zweifel hatte. Nachdem mir klar geworden war, dass auf dem Monitor kein Herzschlag zu erkennen gewesen war, stellte ich die Diagnose selbst nicht infrage. Doch ich glaube, ich wollte es einfach noch einmal hören und dieses Mal menschlich und mit etwas Mitgefühl.

Mit meiner immer noch kranken Tochter ging ich sowieso zu einer internationalen Praxis, zu den Global Doctors. Dort ließ ich mich auch selbst noch einmal untersuchen und geriet an einen sehr netten, anscheinend recht gläubigen Arzt. Wie erwartet, fand auch er keinen Herzschlag mehr und erklärte mir vorsichtig, dass dies leider in der Natur vorkomme und auch seine Frau schon eine Fehlgeburt gehabt habe. Er war auf jeden Fall wesentlich einfühlsamer, und so fand ich einen einigermaßen versöhnlichen Abschluss, was den medizinischen Teil in China betraf.

In diesen Tagen sprach ich auch immer wieder mit dem kleinen Gummibärchen in meinem Bauch. Ich nahm mir bewusst die Zeit, um Lebewohl zu sagen und die Anwesenheit des kleinen Wesens noch einmal zu spüren.

Parallel ging die Organisation weiter. Natürlich mussten wir nun auch unserem Umfeld in China mitteilen, dass die Schwangerschaft leider zu Ende war. Persönliche Gespräche hätte ich zu dem Zeitpunkt nicht verkraftet, und so schrieb ich eine allgemeine Whatsapp-Nachricht und sendete sie an alle. Zurück kam wahnsinnig viel Mitgefühl und überraschend viele Reaktionen von Frauen, die dasselbe erlebt hatten. Die Nachrichten haben mir sehr geholfen und Trost gespendet. Auch den Arbeitgeber meines Mannes kontaktierten wir. Die Abteilung für medizinische Notfälle war sehr unterstützend, und innerhalb von kurzer Zeit war alles geregelt. Fünf Tage später flog ich nach München.

Meine größte Angst war, dass ich schon vor der Ausschabung beginnen würde zu bluten. Das Worst-Case-Szenario wäre im Flieger, mitten auf einem Langstreckenflug, den ich dann mit Sturzblutungen auf der Toilette überstehen müsste. Mein Glück war, dass im Haus neben uns eine deutsche Familie wohnte und die Frau in Deutschland als Hebamme gearbeitet hatte. Zuvor hatte sie außerdem als Flugbegleiterin gearbeitet und konnte mir so viele wertvolle Tipps geben, was ich im Fall der Fälle tun sollte. Aber sie sagte mir auch, dass die Wahrscheinlichkeit, dass die Blutungen ausgerechnet zu dem Zeitpunkt einsetzen würden, sehr gering sei.

So stieg ich einigermaßen beruhigt gemeinsam mit meiner, immer noch kranken, Tochter ins Flugzeug nach Deutschland. Dort würden wir nach dem Eingriff noch einige Wochen gemeinsam verbringen und uns beide erholen. Ein Langstreckenflug mit einem kranken Kind ist alles andere als ruhig und entspannt und so war ich ziemlich gut abgelenkt und konnte ihn ohne größere Panikausbrücke hinter mich bringen. Am Flughafen holten uns meine Eltern ab, bei denen wir die nächsten Wochen in Passau verbrachten.

Bereits in China hatte ich einen Termin bei meiner Frauenärztin vereinbart und auch die weiteren Termine organisiert. Ich wollte die Ausschabung in der Münchner Klinik machen lassen, in der ich auch meine Tochter zur Welt gebracht hatte. Meine beste Freundin, die in der bayrischen Landeshauptstadt wohnte, stand mir dort die ganze Zeit über bei. Für den Eingriff selbst wollte auch mein Mann drei Tage nach München fliegen. Die Operation war für den 30. April, meinem Geburtstag, geplant. Am Abend vorher blieb ich bei meiner besten Freundin, bei der ich auch übernachtete. Ihre Hebamme, die sie über einen »Leere Wiege«-Kurs nach ihrer Stillen Geburt kennengelernt hatte, kam extra noch mal vorbei, um mit mir zu reden. Mir war der Prozess der Verabschiedung extrem wichtig. Ich konnte es mir nicht vorstellen, einfach in Narkose versetzt zu werden, und wenn ich wieder aufwachte, wäre alles vorbei. Ich wollte mich aktiv von meinem Baby verabschieden können. Deswegen hatte ich mich entschieden, die Ausschabung mit einer PDA anstatt mit einer Vollnarkose zu machen. Auch hatte die nette Dame in der Klinik mir eine höhere Dosis des Medikaments mitgegeben, das den Muttermund weichmachen sollte. Und ich hatte dieses mit ihrer Erlaubnis schon zwei Tage vorher genommen, sodass die Blutungen früher einsetzten.

Meine Hoffnung war, dass ich das Kind so doch auf natürliche Weise gehen lassen konnte und gar nicht mehr operiert werden müsste. Ich hatte auch tatsächlich sehr starke Blutungen und krampfartige Schmerzen bekommen, sodass ich am Morgen meines Geburtstages in der Klinik eigentlich davon ausging, dass man nach dem Ultraschall von einer Ausschabung absehen würde. Ich hatte das Gefühl, mich in den letzten zwei Tagen bereits weitestgehend verabschiedet zu haben und dass durch die Blutungen alles abgegangen war. Mein Mann war frühmorgens gelandet und kam dann direkt in die Klinik.

Als Erstes fand die Ultraschalluntersuchung statt. Das Ergebnis, das der Arzt mir danach mitteilte, ließ mich aus allen Wolken fallen. Trotz der heftigen Blutungen war immer noch nicht alles abgegangen, weswegen er mir deutlich zu der Ausschabung riet. Damit hatte ich innerlich nicht gerechnet, ich hatte doch schon mental abgeschlossen! Nun sollte ich, obwohl mein Kind für mich emotional schon gegangen war, zum ersten Mal in meinem Leben operiert werden! Ich weinte und weinte und verstand die Welt nicht mehr. Unter Tränen rief ich die Hebamme an und sprach die Situation mit ihr durch. Sie meinte, ich könne auch noch warten und es natürlich gehen lassen, aber das könne Wochen dauern. Da ich ja irgendwann wieder zurück nach China wollte und musste, war das keine wirkliche Option. Ich heulte einige Stunden durch und ließ noch einmal alle Trauer raus. Vielleicht brauchte es auch genau diese hochemotionalen Stunden noch einmal, denn nachmittags, als die OP beginnen sollte, fühlte ich mich bereit.

Im Vorbereitungsraum gab ich dann sogar mein Go für eine Vollnarkose. Ich hatte nun das Gefühl, abgeschlossen zu haben und loslassen zu können. Der Prozess der Verabschiedung hatte für mich stattgefunden.

Anstatt abends direkt nach Passau zu meinen Eltern zu fahren, checkten mein Mann und ich für eine Nacht in einem Hotel am Starnberger See ein, das ich vorab gebucht hatte. Hier nahmen wir uns Raum für uns beide und unsere gemeinsame Trauer. Wir schrieben Abschiedsbriefe für unser Gummibärchen und weinten zusammen. Ich musste nicht direkt wieder umschalten und zurück in meine Mutterrolle schlüpfen, sondern konnte mich noch mal fallen lassen. Was mir sehr gutgetan hat.

Zwei Tage später musste mein Mann zurück nach China fliegen, meine Tochter und ich blieben noch vier Wochen in Bayern. In meiner Familie wusste keiner so richtig mit dem, was uns passiert war, umzugehen. Es wurde über alles Mögliche gesprochen, bloß nicht über die Fehlgeburt. Dafür führte ich viele intensive Gespräche mit meiner besten Freundin, die mir sehr geholfen haben.

Kurz bevor wir zurück nach Shenyang geflogen sind, fuhr ich mit meiner Tochter noch für ein paar Tage nach Südtirol. Wir genossen die Natur, ließen es uns gut gehen und dank Kidsclub hatte ich auch immer wieder Zeit für mich. Ich schrieb Tagebuch und trauerte noch einmal intensiv und nur für mich. So flogen wir nach einem Monat gestärkt zurück nach China, um unser Leben dort gemeinsam als Familie abzuschließen. Zum Abschied feierten wir dann nur im kleineren Kreis, nicht wie ursprünglich geplant mit einer großen Party. Doch es war okay, wie es war, und wir konnten dieses Kapitel unseres Lebens mit einem guten Gefühl hinter uns lassen.

Zurück in Deutschland war mein Kinderwunsch tausendmal größer als jemals zuvor. Zudem begann nun, mit Mitte dreißig, meine biologische Uhr immer lauter zu ticken. Um mich herum wurden Freundinnen und Bekannte schwanger, und jede neue Babyverkündung fühlte sich für mich an wie ein Stich ins Herz. Eine Freundin, die auch länger erfolglos versuchte, schwanger zu werden, war in dieser Zeit meine engste Vertraute. Doch irgendwann wurde auch sie schwanger, und übrig blieb nur noch ich. Es war keine schöne Zeit.

Natürlich wussten wir, dass es dauern kann, doch irgendwann fragten wir uns, wieso es einfach nicht mehr klappen wollte. Ein Jahr nach der Fehlgeburt gingen wir in eine Kinderwunschklinik. Medizinisch konnte nichts Gravierendes festgestellt werden, auch wenn das Spermiogramm meines Mannes hätte besser sein können. So folgten wir der Empfehlung der Klinik und machten eine Insemination. Fünf weitere folgten. Alle erfolglos. Es war ein enormer Stress, sowohl emotional als auch, was die diversen Termine und die Koordination betraf.

Nach dem sechsten Fehlschlag zog ich die Notbremse. Uns wurde zwar zu einer künstlichen Befruchtung geraten, aber nachdem wir bereits eine Tochter auf natürlichem Wege bekommen hatten, wollte ich diesen noch aufwendigeren Schritt nicht gehen, und es wurde auch gerade alles zu viel. Mein Job, die ganzen Termine rund um den Kinderwunsch und der Tunnel, in dem ich mich befand. Ich hatte mich durch Foren geklickt, war Kinderwunsch-Gruppen beigetreten, hatte mich mit Homöopathie beschäftigt und meinen Fokus total auf dieses Thema gesetzt. Ich zog eine Art Notbremse und rückte auch meine Tochter wieder mehr in den Vordergrund, da ich Angst hatte, dass sie durch den ganzen Trubel zu kurz kommen könnte. Zwar wollte ich nach wie vor ein Geschwisterchen für sie, doch ich konzentrierte mich nicht mehr mit jeder Faser meines Körpers auf den Kinderwunsch. Vielleicht wären wir in einem Jahr wieder so weit, es noch einmal zu versuchen, aber fürs Erste waren unsere Akkus in Bezug auf dieses Thema leer.

Drei Monate später feierten wir den 40. Geburtstag meines Mannes. Trotz der Ablenkung fiel mir auf, dass sich meine Brüste auf einmal anders anfühlten. Ein leiser Verdacht keimte in mir auf, den ich aber sofort beiseite wischte. Schließlich konnte das nicht sein. Trotzdem machte ich später heimlich einen Test.

Das Ergebnis war eindeutig: Ich war auf natürlichem Wege schwanger geworden! Ich konnte es kaum glauben, und natürlich freute ich mich sehr, doch gleichzeitig wollte ich verhindern, dass sich in meinem Kopf schon wieder derselbe glückliche Film abspielte, und ich am Ende wieder enttäuscht werden würde. Also versuchte ich, den Ball flach zu halten, verkündete abends auch meinem Mann eher nebenbei die großartige Neuigkeit. Kurz zuvor hatte ich wegen meines unerfüllten Kinderwunsches eine Therapie begonnen. Nun, bei der vierten Sitzung war ich plötzlich schwanger. Fast schon etwas verschämt eröffnete ich meiner Therapeutin die News, doch sie freute sich wahnsinnig für mich. Das tat mir natürlich richtig gut, und trotzdem hatte ich furchtbare Angst vor dem ersten Ultraschalltermin. Ich malte mir alle möglichen Szenarien aus, wie es sein würde, wenn es doch wieder schiefgehen sollte.

Doch als es so weit war, sahen mein Mann und ich den Herzschlag! Pures Glück durchflutete uns, und von da an begann ich, wieder gern schwanger zu sein. Wir fuhren kurz danach in den Urlaub in die Toskana, und ich genoss jeden einzelnen Moment als werdende Mama. Mir war bewusst, dass es wahrscheinlich meine letzte Schwangerschaft sein würde, und so nahm ich die Zeit noch mal ganz eindrücklich und voller Achtsamkeit in mich auf. Ich genoss die Monate, wenn auch auf eine andere Art und Weise als es bei meiner ersten Schwangerschaft der Fall gewesen war. Ich hielt den Ball die ganze Zeit über flach und brauchte auch wirklich lange, bis ich anderen von unserem erneuten Glück erzählen konnte. Wenn man sie mit Partys vergleichen würde, dann war meine erste Schwangerschaft laut und fröhlich, wohingegen die dritte zwar auch fröhlich und glückselig, aber eben doch gedämpfter ablief. Ich fieberte mich von Ultraschall zu Ultraschall und wurde am Schluss mit einem gesunden Kind belohnt.

Für dieses zweite Happy End bin ich mehr als dankbar, denn mir ist bewusst, dass dieses Glück alles andere als selbstverständlich ist. Heute darf ich sowohl in meinem Job mit Kindern arbeiten, als auch zu Hause das Leben mit meiner wundervollen Familie teilen – und so hat sich mein Lebenstraum gleich doppelt erfüllt. Auch jetzt noch bin ich selbst gern oft Kind und versuche, gemeinsam mit den Kleinen deren Leichtigkeit zu leben. Wahrscheinlich ist das mein ganz persönliches Glücksrezept. Und so wird es hoffentlich noch sehr lange bleiben.

Lea, 30

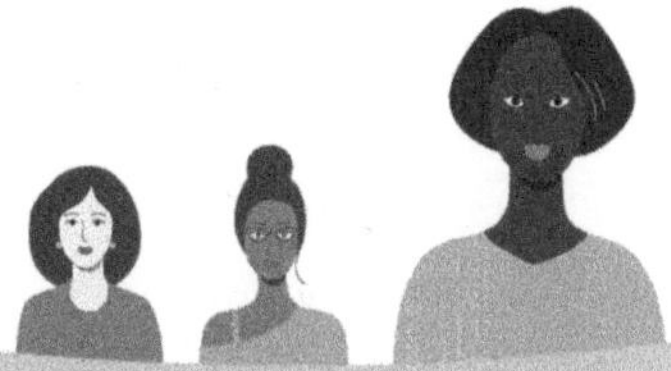

Lich

#Faktor-V-Leiden
#DiagnostiknachdreiFehlgeburten

Meine Traumvorstellung war es schon immer, einmal eine klassische Bilderbuchfamilie zu haben: zwei Kinder, Haus und Garten. Den Mann dazu habe ich schon früh, 2010, kennengelernt, doch bis es dann ganz konkret wurde mit dem Kinderwunsch, gingen noch ein paar Jahre ins Land. Erst als ich 2017 Schmerzen im Unterleib bekam und eine Zyste am Eierstock diagnostiziert wurde, war das Thema von heute auf morgen sehr präsent. Ich musste damals ins Krankenhaus, und es stand sogar eine Operation am Eierstock im Raum. Ich hatte auf einmal das Gefühl, dass mir das Thema Kinderkriegen aus der Hand genommen wird.

Zum Glück bildete sich die Zyste wieder zurück, und ich kam um einen Eingriff herum. Doch ich fragte mich, worauf ich eigentlich noch warten wolle, und so gingen mein Mann und ich den Kinderwunsch an. Wir machten einen großen Urlaub in Florida und genossen noch einmal richtig unsere Freiheit.

Kurze Zeit später wurde ich auch schon schwanger. Allerdings war ich von Beginn der Schwangerschaft an sehr zurückhaltend und ängstlich. Mit dem Thema Fehlgeburten war ich durch unseren Freundeskreis schon in Berührung gekommen und wusste, dass die ersten zwölf Wochen kritisch sein können.

In der zehnten Schwangerschaftswoche bekam ich leichte Blutungen. Natürlich war das an einem Samstag – so etwas passiert ja meistens am Wochenende –, und wir fuhren zur Kontrolle direkt in die Klinik, da meine Frauenarztpraxis natürlich geschlossen war. Ich konnte es kaum glauben, als die Ärzte mir sagten, dass alles gut sei, doch sie sollten recht behalten. Zwar hatte ich die gesamte Schwangerschaft über starke Übelkeit und auch die viel zu frühe Geburt meines Sohnes in der 31. Woche und die damit einhergehenden Komplikationen waren alles andere als ein Spaziergang. Doch heute habe ich einen gesunden dreijährigen Sohn, den ich über alles liebe und für den ich wahnsinnig dankbar bin.

Wer sich ein wenig mit dem Start ins Leben von Frühchen beschäftigt hat, weiß, dass die ersten Wochen und Monate alles andere als einfach sind. Ich hatte das Hellp-Syndrom und mein Sohn eine Zyste im Kopf und Gehirnblutungen. Wir mussten wirklich viel kämpfen für unser Glück, und so waren wir erst mal einfach nur heilfroh und unendlich dankbar, als wir nach langen Wochen im Krankenhaus endlich mit unserem Sonnenschein nach Hause durften. Umso irritierter war ich, als aus unserem Umfeld schon nach kurzer Zeit die ersten Fragen nach einem zweiten Kind kamen. Wir wollten uns zunächst nur auf unseren Kleinen konzentrieren und die Zeit mit ihm genießen. Außerdem machte uns der Gedanke an eine erneute Schwangerschaft nach allem, was wir erlebt hatten, große Angst.

Erst als unser Sohn etwa anderthalb Jahre alt war, wurde der Wunsch nach einem zweiten Kind größer als die Angst. Mir war es wichtig, einen Plan zu haben und alles zu tun, um eine erneute Schwangerschaft so sicher wie möglich zu gestalten. Deswegen machte ich im Januar 2020 erst einmal diverse Arzttermine aus und besprach alles mit meiner Gynäkologin. Da bei mir die Gerinnungsstörung Faktor-V-Leiden vorliegt, suchte ich außerdem eine Gerinnungsambulanz auf, um mich genau zu informieren. Ich wollte wissen, was auf mich zukommt und setzte mich intensiv mit dem Spritzen von Clexanen usw. auseinander.

Derart vorbereitet fühlte ich mich sicher genug, um wieder einen Versuch zu starten, und so setzten wir im März die Verhütung ab. Im Mai durfte ich schon einen positiven Test in den Händen halten. Für mich hieß das erst mal wieder Kontakt zur Gerinnungsambulanz aufnehmen und hoffen, dass alles gut gehen würde. Bei meinem ersten Ultraschall war ich zeitlich gerade bei Woche 7 plus 0 angekommen und der Geburtstag meines Sohnes stand kurz bevor. In der Praxis war leider nur eine Vertretung da, die den Ultraschall machte. Es war eine Fruchthöhle zu erkennen, aber noch keine Herzaktivität und der Embryo war sehr klein. Zwar hieß es, dass man noch nichts Sicheres sagen und sich der Embryo noch weiterentwickeln könne, aber ich fiel nach dem Termin bereits in ein tiefes Loch. Mein Gefühl sagte mir, dass es nicht gut ausgehen würde. Zudem war ich dank Corona ganz allein in der Praxis gewesen. Zu meinem Mann, der als Lehrer arbeitet, konnte ich nicht fahren, da es vormittags war, und so ging ich nach dem Termin zu einer lieben Freundin, die schon zwei Fehlgeburten gehabt hatte. Es tat gut, von jemandem getröstet zu werden, der selbst schon einmal in der gleichen Situation war, aber trotzdem schmerzte mich die Situation sehr.

Der Folgetermin und die Blutabnahme brachten dann Gewissheit. Immer noch war keine Herzaktivität zu sehen und auch mein HCG-Wert war nicht gestiegen. Einerseits hatte ich nun zwar Gewissheit, andererseits war ich emotional total zerstört. Ich bekam in der Praxis auch keine Aufklärung über meine Möglichkeiten, sondern direkt eine Überweisung ins Krankenhaus zur Ausschabung. Zu meinem Glück begleitete mich meine Hebamme, die als medizinisches Personal trotz Corona Zugang zur Klinik hatte, zur Operation, die noch in derselben Woche stattfand. Im Anschluss war ich eine Woche krankgeschrieben und versuchte dann einfach so zu tun, als wäre nichts gewesen. Ich machte mir vor, dass ich einfach nur einen Zyklus abwarten und dann wieder weitermachen könne. Auch auf der Arbeit erzählte ich nichts von meiner kurzen Schwangerschaft, sondern versuchte auf »business as usual« zu schalten.

In mir drin sah es allerdings ganz anders aus. Das bemerkte auch meine Gynäkologin bei der nächsten Kontrolle. Mit der Bemerkung »Sie gefallen mir gar nicht« wurde ich noch einmal eine Woche krankgeschrieben. Ich nutzte die Zeit, um in mich zu gehen und mir darüber klar zu werden, dass ich vielleicht doch nicht einfach so weitermachen konnte. Gleichzeitig wollte ich mir aber auch nicht eingestehen, dass es vielleicht nicht klappen könnte mit meinem großen Wunsch nach einem zweiten Kind. Und so spielte ich nach außen und vor allem im Büro eine heile Welt vor und behielt das Erlebte weiterhin für mich.

Einige Wochen später kam meine Periode zurück, und nachdem ich mich im August 2020 seelisch stark genug fühlte, wagten wir einen erneuten Versuch. Gleich im September war ich wieder schwanger. Doch dieses Mal fühlte es sich anders an. Ich war deutlich optimistischer und sagte mir, dass uns das nun einmal passiert war, aber jetzt sicher alles gut werden würde. Ich startete wieder meine Arztroutine mit Gerinnungsambulanz und Co. und hatte den ersten Ultraschall dieses Mal bereits in der siebten Woche. Meine Ärztin entdeckte gleich zwei

Fruchthöhlen, meinte aber, dass wir hoffen sollten, dass nur eine hält, da ich mit meiner Gerinnungsstörung und dem vorangegangenen Hellp-Syndrom sowieso schon Risikofaktoren mit mir herumtrug. Allerdings war dieses Mal alles zeitgerecht entwickelt und sah gut aus. Der Plan war, dass ich bereits in der zehnten Woche in ein Beschäftigungsverbot gehen sollte, um das Risiko noch weiter zu reduzieren. Dieses Mal trauten wir uns auch endlich, uns zu freuen und den wunderschönen Gedanken zuzulassen, dass wir bald ein zweites Kind haben würden.

Inmitten dieses leisen Glücksgefühls bekam ich im Büro plötzlich Blutungen. Es waren aber keine leichten Schmierblutungen wie bei der Schwangerschaft mit meinem Sohn, sondern richtig starke Blutungen. In Panik organisierte ich noch eine Abholung vom Kindergarten für meinen Sohn und fuhr dann direkt in die Praxis. Wieder war nur eine Vertretung da, die mir wenig Hoffnung machte. »Es geht leider ab.«

Diese Feststellung katapultierte mich in meine persönliche Hölle. Ich konnte nicht glauben, dass mir das schon wieder passierte und fragte mich die ganze Zeit, warum nur. Nun riss es mir richtig den Boden unter den Füßen weg. Wieder bekam ich eine Krankmeldung, doch dieses Mal tat ich nicht mehr so, als ob alles in Ordnung wäre. Ich schrieb eine sehr offene Nachricht an meine Kollegen und erklärte, was mit mir los war. Ich bat außerdem darum, mich künftig nicht auf das Thema Kinderwunsch/Schwangerschaft anzusprechen und diesen Wunsch zu respektieren. Diese Öffnung war ein riesengroßer Befreiungsschlag für mich. Endlich hatte ich das Gefühl, mir selbst nun auch den Raum geben zu können, den ich brauchte. Zuerst einmal musste ich mich allerdings dem körperlichen Vorgang stellen. Obwohl ich die ganze Zeit sehr starke Blutungen hatte, kam beim Kontrolltermin heraus, dass der Embryo noch nicht abgegangen war, und so musste ich erneut in die

Klinik zur Ausschabung. Wieder konnte meine Hebamme mitkommen und sorgte auch dafür, dass ich im Krankenhaus von einer sehr netten Ärztin betreut wurde, die ich noch von der letzten Operation her kannte.

Nach dem Eingriff nahm ich mir eine Auszeit und wurde ganze vier Wochen krankgeschrieben. Ich überlegte in Ruhe, wie es weitergehen sollte. Mein Kinderwunsch war zwar nach wie vor da, doch ich beschloss, dem Ganzen mehr Zeit zu geben. Auch für unseren Sohn wollte ich mir mehr Zeit nehmen und besser auf mich achten. Ich begann wieder zu laufen und Yoga zu machen und nicht mehr alles dem Kinderwunsch unterzuordnen. Mir wurde klar, dass ich in den letzten Monaten mich selbst vergessen, und nur dieses eine Ziel Kinderwunsch vor Augen gehabt hatte. Ich ging auch wieder zu einer psychologischen Beratung, die ich bereits nach dem Tod meiner Mutter 2016 besucht hatte. So beschlossen mein Mann und ich das Jahr 2020 in Ruhe vergehen zu lassen und meinem Körper Zeit zu geben. 2021 würde ein besseres Jahr werden, und wir wollten unser Glück im neuen Jahr wieder versuchen.

Genauso machten wir es auch und starteten optimistisch, aber vor allem unverkrampft in den Januar. Wieder wurde ich sehr schnell schwanger und hielt im Februar einen positiven Test in der Hand. Das Prozedere ging nun von vorn los, und ich begann wieder mit den Spritzen. Dieses Mal wollte ich nicht so früh zum Ultraschall, um eine erneute Zitterpartie zu vermeiden, sondern gleich Klarheit zu haben. Auch meiner Chefin berichtete ich direkt von der Schwangerschaft, ich wollte alles ganz offen haben und mich selbst nicht unter Druck setzen. Dieses Mal litt ich wieder unter starker Übelkeit, genau wie bei der Schwangerschaft mit meinem Sohn damals. Für mich war das ein gutes Zeichen, denn bei den beiden letzten Schwangerschaften verspürte ich kaum Übelkeit. Und so ging ich sehr optimistisch zum ersten Ultraschall zu Beginn der neunten Woche. Ich blickte auf den Bildschirm und sah selbst, was nicht zu sehen war: ein Herzschlag.

Ich fragte direkt nach: »Da ist keiner, oder?«

Mit einem Kopfschütteln bestätigte die Ärztin meine schlimmste Befürchtung. Es fühlte sich an, als würde die Welt über mir zusammensacken.

Zwar war alles wochengerecht entwickelt, aber meine Ärztin meinte, dass die Fruchthöhle auffällig sei. Zur Sicherheit schickte sie mich noch zur Pränataldiagnostik, die auch bestätigte, dass die Anlage nicht ganz richtig geformt sei. Und so ging es im März 2021 wieder in die Klinik. Es war schon etwas seltsam, denn alle dort, inklusive Anästhesist, kannten mich bereits. Es war nun meine dritte Ausschabung mit Vollnarkose innerhalb eines Jahres und dieses Mal machte mein Körper nicht mehr mit. Hatte ich die letzten Eingriffe physisch noch gut vertragen, so war ich dieses Mal sehr schwach und brauchte lange, um mich wieder zu erholen.

Nach der dritten Fehlgeburt sieht unser Gesundheitssystem weitere eingehende Untersuchungen vor und so nahmen die Ärzte nun bei unserem Embryo, sowie bei meinem Mann und mir humangenetische Untersuchungen vor. Auch ein Spermiogramm meines Mannes wurde erstellt. Als ich in der Klinik nachfragte, was denn bei der Untersuchung unseres Kindes herausgekommen war, traf es mich mitten ins Herz. Ich hatte eigentlich nur wissen wollen, ob es genetisch gesund gewesen war, stattdessen sagte man mir, dass es ein Mädchen war. Das hätte ich in diesem Moment nicht wissen wollen, und es machte den Verlust noch einmal realer.

Ansonsten kamen bei den Untersuchungen keine Unäufälligkeiten heraus. Der einzige Befund war, dass ich ein Septum, also eine kleine Zwischenhaut in der Gebärmutter hatte. Die Ärzte glaubten zwar nicht, dass die Fehlgeburten darauf zurückzuführen seien, empfahlen aber dennoch eine Entfernung, damit sich künftige Embryonen nicht ausgerechnet dort einnisten würden. So unterzog ich mich Mitte Mai 2021 noch diesem Eingriff.

Wir haben nun also alles Menschenmögliche getan, um einen weiteren Versuch unter den besten Voraussetzungen starten zu können. Doch im Moment kommt ein Versuch für uns gar nicht infrage. Stattdessen habe ich alle Babysachen wie Klamotten oder Wickelkommode meines Sohnes verkauft. In dem zweiten Kinderzimmer unseres Hauses habe ich mir ein Büro eingerichtet. Es ist gerade nicht der richtige Zeitpunkt, um wieder loszulegen. Mein Körper, und ich denke auch unsere Seelen, brauchen Zeit zu heilen. Und auch mein Sohn braucht mich gesund und fit. Ich möchte nicht, dass seine ersten Lebensjahre davon überschattet werden, dass Mama andauernd im Krankenhaus und traurig ist. Er hat das jetzt dreimal erlebt und damit ist erst mal eine Grenze erreicht. Natürlich hat mein Mann auch Angst um mich und leidet unter jedem Verlust. Außerdem kenne ich mich selbst sehr gut. Ich weiß, was ich emotional verkraften kann und was nicht. Momentan fühlt es sich so an, dass ich die vergangenen Verluste gut verarbeitet habe. Ich glaube aber, dass ich dies bei einem weiteren gerade nicht mehr schaffen würde.

Mit Trauerarbeit kenne ich mich leider gut aus. Meine erste große Liebe habe ich durch einen Unfall verloren, und vor einigen Jahren musste ich auch meine Mutter gehen lassen. Ich weiß, wie wichtig psychologische Beratung ist, und habe auch heute noch die Möglichkeit, sie bei Bedarf in Anspruch nehmen zu können. Das ist eine große

Stütze. Außerdem habe ich von meiner Mutter die Einstellung übernommen, dass nichts auf dieser Welt ohne Grund passiert. Vielleicht ist gerade auch einfach nicht der richtige Zeitpunkt für uns, um ein zweites Kind zu bekommen. Auf jeden Fall bin ich trotz allem dankbar für die Erfahrung, denn ich bin an ihr gewachsen.

Vor meinen Fehlgeburten war ich der Überzeugung, dass man alles erzwingen kann, wenn man es nur gut genug plant und mit Elan umsetzt. Heute weiß ich, dass das Leben einfach passiert, und zwar unabhängig davon, was ich plane. In einem Podcast habe ich einmal den Satz von der Schauspielerin Susan Sideropoulos, die selbst drei Fehlgeburten hatte, gehört: »Ich kann Situationen nicht ändern, ich kann nur ändern, wie ich damit umgehe.« Genau danach lebe ich heute auch. Und deswegen gehe ich inzwischen ganz offen mit meiner Geschichte um, denn Offenheit hilft nicht nur anderen, Offenheit ist auch Selbstschutz.

Ich weiß noch nicht, wohin unser Weg uns führen wird. Aber erst einmal genießen wir die Zeit als Familie zu dritt, werden Urlaub machen und zusammen schöne Dinge unternehmen. Vielleicht werden wir irgendwann zu viert sein, vielleicht auch nicht. Egal, wie es kommt, wir werden das Beste daraus machen und füreinander da sein. Denn das echte Leben zu leben, ist so viel wertvoller, als nur die ganze Zeit Pläne zu schmieden.

Verena, 43

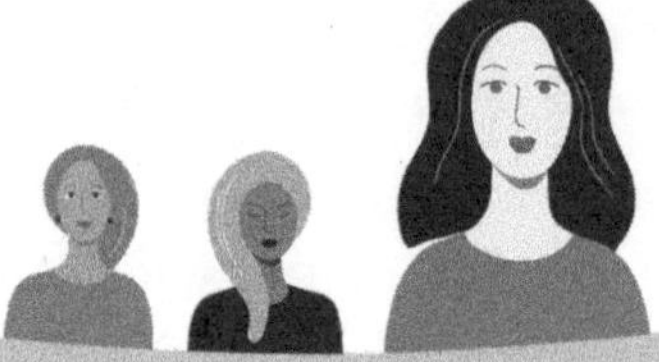

Köln

#Sternenzwillinge
#StilleGeburt

Dass mein Mann und ich Kinder wollten, stand für uns eigentlich erst fest, als ich etwa Mitte dreißig war. Vorher war Familiengründung für uns zwar eine Möglichkeit, aber wir waren nie fixiert darauf. Wir haben unser Leben genossen und uns auf unsere Jobs, Reisen und Hobbys konzentriert. Ungefähr ein Jahr lang haben wir uns dann intensiv mit der Frage auseinandergesetzt, ob wir Eltern werden wollen und herausgefunden, ja, das wollen wir!

Da ich mittlerweile 34 Jahre alt war, sind wir diesen Wunsch dann auch gleich angegangen. Weil ich generell ein sehr strukturierter Mensch bin und planerisch an Dinge herangehe, habe ich bei meiner Gynäkologin eine Zykluskontrolle durchführen lassen, sodass wir immer gleich wussten, wann mein fruchtbares Fenster war. Zwei Monate passierte nichts, dann blieben meine Tage aus. Doch die Schwangerschaftstests, die ich zu Hause machte, waren alle negativ. Also ging ich wieder zur nächsten Zykluskontrolle und erklärte, dass meine Periode sich verschoben hätte. Die Ärztin wurde aber sofort hellhörig und machte noch mal einen Test direkt in der Praxis. Und siehe da, dieser war positiv. Ich war schwanger!

Der nächste Ultraschall einige Zeit später zeigte dann auch schon den Herzschlag unseres Babys, und das Glück war perfekt. Etwa in der elften Woche konnte mein Mann zum ersten Mal mit zum Ultraschall kommen, und mit klopfendem Herzen verfolgten wir beide die Bilder unseres Babys auf dem Bildschirm. Plötzlich stockte die Ärztin während des Schallens und zögerte kurz. Dann eröffnete sie uns – ganz offensichtlich selbst total überrascht:

»Äh, da ist noch eins!«

Wir konnten es kaum glauben. Wo kam denn bitte plötzlich dieses zweite Baby her? Die ganze Zeit war nur eines zu sehen gewesen, und wir wussten erst gar nicht, wie wir mit der neuen Situation umgehen sollten. Mir kamen die Tränen, und mein Kreislauf sackte erst mal völlig weg, da ich total überfordert von der Situation war. Zwei Babys auf einmal. Wie sollte das funktionieren? Auf dieses Szenario hatten wir uns nie eingestellt, da es auch in unseren Familien bisher noch nie Zwillinge gegeben hatte. Es dauerte etwa zwei bis drei Wochen, dann wich der Schock nach und nach einem riesigen Glücksgefühl. Wir haben uns einfach tierisch gefreut und konnten kaum glauben, dass wir nun gleich doppelt beschenkt worden waren. Kurz darauf erfuhren wir, dass in meinem Bauch zwei Mädchen wuchsen, unsere eineiigen Zwillinge.

Natürlich machten wir uns auch Sorgen. Bevor wir wussten, dass wir Zwillinge erwarteten, galten für uns die ersten zwölf Wochen als Schallgrenze. Jetzt, bei zwei Babys im Bauch, war uns bewusst, dass es ein größeres Risiko gab, und wir sehnten die 15./16. Woche herbei. In der 16. Woche hatten wir den Termin zum großen Organscreening, und der Arzt dort beruhigte uns sehr. Er versicherte uns, dass alles gut sei und es absolut keinen Grund für uns geben würde, uns verrückt zu machen. Das gab uns endlich die Ruhe, die sich wohl alle werdenden Eltern wünschen. Ich sagte nun auch auf der Arbeit Bescheid, und wir begannen, uns nach Kinderwagen und einer größeren Wohnung umzuschauen. Es war wie eine Befreiung und ein Comingout – endlich konnten wir unsere Sorgen über Bord werfen und uns einfach nur aus ganzem Herzen freuen. Fast wie eine Bergfahrt, die nur steil nach oben führte.

Kurz vor unserem geplanten Urlaub bekam ich auf einmal Ausfluss und ein unangenehmes Jucken im Intimbereich. Meine Ärztin diagnostizierte einen leichten bakteriellen Infekt und verschrieb mir Zäpfchen. Sie meinte aber, dass dies sehr oft vorkäme und kein Grund zur Sorge sei. Als es einen Tag vor Abflug immer noch nicht besser wurde, ging ich zur Sicherheit in die Klinik. Auch dort beruhigte mich der Arzt, stellte dieselbe Diagnose und meinte, dass ich mit den Zäpfchen bereits ideal versorgt sei. Da beide Ärzte kein Problem sahen, flogen wir am nächsten Tag in den Urlaub. Doch die ganze Zeit über fühlte es sich weiterhin irgendwie komisch an in meinem Unterleib.

Nach der Rückreise stand mein nächster Termin in der Praxis an, aufgrund eines beruflichen Termins eigentlich zwei Tage später als ursprünglich geplant. Doch weil das Jucken so intensiv war, ging ich früher hin. Die Ärztin meinte gleich, dass ich wohl einen Pilz habe, was aber nichts Ungewöhnliches sei in der Schwangerschaft.

Aber dann wurde meine sonst so redselige Gynäkologin während des Ultraschalls immer stiller. Sie schaute und schaute, sagte aber nichts. Bis sie plötzlich meinte, dass ich sofort ins Krankenhaus müsse. Mein Gebärmutterhals wäre nur noch bei 2,3 cm, was vermutlich durch die Infektion hervorgerufen worden war und viel zu kurz für die 19. Schwangerschaftswoche sei. Sie rief mir ein Taxi, und ehe ich mich versah, war ich schon in der Uniklinik.

Dort stellten die Ärzte fest, dass eine extreme bakterielle Infektion vorlag, die meinen Gebärmutterhals schnell und radikal verkürzt hatte. Ich musste im Krankenhaus bleiben und strenge Bettruhe einhalten. Dreimal am Tag bekam ich intravenös Antibiotika in der maximal höchsten Dosis. Der Chefarzt erklärte mir, dass wir uns nun in einer Art von Wettrennen befänden. Ich benötigte dringend eine Cerclage, mein Muttermund sollte also zugenäht werden, um eine zu frühe Geburt zu verhindern. Das konnte aber nur geschehen, sobald die Infektion abgeheilt wäre. So lange die Infektion in mir wütete, würde sich der Gebärmutterhals immer weiter verkürzen. Also mussten wir unbedingt die Infektion besiegen, bevor der Gebärmutterhals komplett zurückgebildet sein würde. Doch er verkürzte sich immer weiter, bei der nächsten Kontrolle lag er nur noch bei 1,4 cm. Trotzdem glaubte ich fest daran, dass wir dieses Rennen gewinnen würden.

In der nächsten Nacht bekam ich Krämpfe. Ich klingelte nach der Schwester, die mir ein pflanzliches Mittel gegen die Schmerzen gab. Doch sie wurden immer heftiger. Auf einmal fühlte es sich so an, als ob in mir drin ein Ballon geplatzt sei und die Schmerzen ließen nach. Meine Fruchtblase war geplatzt. Doch der Ultraschall am nächsten Morgen zeigte, dass es beiden Babys dennoch gut ging, die Herzchen schlugen. Die Ärzte nahmen sich viel Zeit für den Ultraschall, zeigten mir alles ganz genau und brannten die Bilder auf CD. Sie erklärten mir, dass vor der 21. Woche im Falle einer Geburt keine lebenserhaltenden Maßnahmen getroffen würden, da dies einfach zu früh sei. Babys hätten zu diesem Zeitpunkt noch keine Chance zu überleben. Ich war an dem Tag gerade am Beginn der 20. Woche angekommen.

Im Nachhinein denke ich, dass die Ärzte schon ahnten, was passieren würde und sich deshalb so viel Zeit und Aufmerksamkeit für den Ultraschall nahmen. Doch ich war mir zu diesem Zeitpunkt noch sicher, dass sich alles fügen und am Ende irgendwie gut ausgehen würde. Die Ärzte meinten auch, dass es durchaus sein könne, dass sich die Babys ganz normal weiterentwickelten und man einfach abwarten müsse, ob sich Wehen ankündigen würden oder nicht.

Als ich an diesem Tag mit meiner Gynäkologin telefonierte, meinte sie zu mir, dass ich mich von dieser Schwangerschaft verabschieden solle und dass ich sicher Kinder kriegen, aber dass es dieses Mal nicht klappen würde. Ich war stinksauer auf sie. Ich lag hier, mit meinen Mädchen im Bauch und kämpfte darum, dass sie so lange wie möglich in mir bleiben würden. Für mich gab es keinen Grund, mich von ihnen zu verabschieden, ich wollte alles tun, um unseren Kampf zu gewinnen.

Diese Hoffnung verflog allerdings schnell. Ich war kaum zurück vom Ultraschall, da gingen die Krämpfe wieder los. Mittlerweile wusste ich auch, dass die Krämpfe in Wirklichkeit Wehen waren. Trotzdem war ich der Überzeugung, dass wir das irgendwie schaffen würden. Ich saß wie in einer Art Glashaus, in dem ich vor der vollen Tragweite der Situation abgeschirmt war und das Gravierende nicht wahrnehmen musste und wollte. Das schaffte ich so lange, bis eine erneute Untersuchung zeigte, dass mein Muttermund aufgegangen war und mir gesagt wurde, dass die Geburt JETZT losginge und ich JETZT in den Kreißsaal käme. Sofort füllte sich mein Glashaus mit purer Panik, und ich sträubte mich mit aller Macht gegen das, was da kommen sollte.

Mein Mann war kurz nach Hause gefahren, um zu duschen, und meine Schwester und mein Vater waren bei mir. Ich rief immer wieder, dass ich einen Kaiserschnitt wolle und eine Narkose. Ich wollte das nicht miterleben müssen. Es war wie in einem Albtraum. Doch meine Tochter war schon zu weit im Geburtskanal, sodass es kein Zurück mehr gab.

Meine Schwester fragte mich, ob sie mich in den Kreißsaal begleiten solle, aber ich wollte ihr das eigentlich nicht zumuten. Doch sie kam einfach mit. Noch heute bin ich sehr dankbar für diesen Mut und ihre Stärke, die sie an meiner Seite hat bleiben lassen.

Im Kreißsaal sagte ich immer und immer wieder, dass ich das alles nicht mitbekommen wolle und fragte, warum ich keinen Kaiserschnitt haben könne. Ein Oberarzt, der anwesend war, redete die ganze Zeit auf mich ein. Erklärte mir, wie wichtig es sei, dass ich die Geburt bewusst miterlebe und auch wie wichtig es sei, dass ich meine Babys sehen würde. Dass sie immer wieder mit Frauen zu tun hätten, die ihre Babys nicht gesehen hätten und sich damit jahrelang quälen würden und die Ungewissheit kaum ertrugen. In dem Moment hat dieser Arzt mich einfach nur unfassbar genervt, und ich hätte ihn am liebsten aus dem Kreißsaal geschmissen. Im Nachhinein weiß ich, dass er recht hatte.

Kurz vor der Geburt unserer ersten Tochter rannte mein Mann zur Tür hinein und konnte doch noch dabei sein. Alles geschah wie in einer Art Zeitraffer. Plötzlich war unsere erste Tochter da. Leider war sie bereits tot, als sie auf die Welt kam. Die Schwestern legten sie mir in den Arm, doch in dem Moment war ich damit einfach überfordert. Alle Hoffnungen konzentrierten sich nun darauf, dass unsere zweite Tochter, deren Fruchtblase noch intakt war, im Bauch bleiben würde. Die Ärzte meinten, dass dies durchaus möglich sei. Doch eine Viertelstunde nach der ersten Geburt platzte auch die zweite Fruchtblase. Die Schmerzen bei dieser zweiten Geburt waren viel schwächer. Ich weiß nicht, ob man mir stärkere Schmerzmittel gegeben hatte, oder ich mittlerweile innerlich einfach so betäubt war. Als unsere zweite Tochter geboren wurde, lebte sie noch. Sie atmete und ihre Händchen bewegten sich kurz. Dann schlief sie ein.

Ich musste in den OP, weil meine Plazenta sich nicht gelöst hatte. Als ich wieder aus der Narkose erwachte und zu mir kam, trat die Schwester mit unseren beiden Mädchen zu uns ins Zimmer. Sie wog die beiden, zog ihnen winzige kleine Strampler an und legte sie dann liebevoll in ein Körbchen, um sie uns zu geben. Wir bekamen viel Zeit, um uns von ihnen zu verabschieden. Für mich besonders wertvoll war, dass auch meine Schwester sie sehen konnte. Es war schön für uns, dass nicht nur wir unsere beiden Mädchen kennenlernten, sondern noch jemand anderes aus der Familie. So bekam das Ganze noch mal etwas Wahrhaftigeres. Ich meine, man geht mit einem dicken Bauch in die Klinik, gebiert zwei Kinder und geht dann ohne Babys wieder aus dem Krankenhaus raus. So, als ob die beiden Mädchen für Außenstehende nie existiert hätten.

In der Klinik tat man alles, um genau diesem Gefühl entgegenzuwirken. Wir bekamen Karten mit dem Gewicht und der Länge der beiden sowie ihren Fußabdrücken. Und die Schwestern machten Fotos von den Kleinen. Als meine Schwiegermutter es später seltsam fand, auf die Beerdigung unserer Töchter zu gehen, zeigten wir den Großeltern Fotos unserer Mädchen. Das hat ihnen geholfen zu verstehen, dass wir richtige Babys verloren hatten. Mit kleinen Füßen und kleinen Händen. Babys, an denen alles dran war, die gesund waren. Die einfach nur noch zu klein gewesen waren, um zu überleben.

Dieses Wissen, dass meine zwei Babys gesund gewesen sind, ... dass es nur mein Körper war, der sie nicht lange genug tragen konnte, hat mich innerlich zerrissen. Die drei Monate nach der Geburt waren die Hölle. Ich zog mich zurück und weinte jeden Tag. Es war, als ob ein Teil von mir fehlen würde, wie eine offene Wunde, als ob man mir einen Teil meines Herzens rausgerissen hätte. Kein Liebeskummer der Welt war ansatzweise so schlimm wie dieses Gefühl. Unsere so positive Bergfahrt voller Glück zuvor hatte sich nun in einen Absturz in ein tiefes, tiefes Tal der Trauer entwickelt.

Was mir in dieser Zeit geholfen hat, war der Mutterschutz, sodass ich mir viel Zeit zum Trauern nehmen konnte. Auch bekamen wir von der Klinik Hilfe bei der Trauerbewältigung. Bereits durch Gespräche in der Klinik, aber auch später zu Hause durch eine Seelsorgerin. Sie hat uns auch als Paar Tipps gegeben, wie wir mit der Situation umgehen können. Dass wir vor allem ganz viel zusammen, und auch mit anderen, reden sollen. Ich glaube, das zu hören war für meinen, eher etwas ruhigeren, Mann sehr wichtig. Denn wir redeten fortan sehr viel über unsere Töchter und den Verlust, und das hat uns beiden wahnsinnig gutgetan.

Auch die Beerdigung war ein wichtiger Schritt für uns. Gemeinsam haben wir den Sarg bemalt und den Mädchen kleine Geschenke, die wir vorher schon gekauft hatten, mit hineingegeben. Ein sehr einfühlsamer Seelsorger begleitete uns bei diesem ganzen Prozess und führte auch die Zeremonie durch. Wichtig war für uns, dass auch unsere Familien anwesend waren. Das hat dem Ganzen noch mal eine Bedeutung gegeben, die uns einen friedlicheren Abschluss ermöglicht hat.

Mein Kinderwunsch wurde nach der Geburt noch größer, und ich verfolgte diesen Wunsch fast schon paranoid. Die Ärzte erklärten uns, dass wir nach der Geburt nur einen Zyklus abwarten müssten, dann könnten wir es wieder versuchen. Und das taten wir auch. Als ich nach 18 Wochen Mutterschutz im September wieder ins Büro ging, war ich erneut schwanger. Das war sehr schnell, aber hat mir wahnsinnige Hoffnung gegeben und mir auch aus der Trauer geholfen.

Aber auch, wenn ich mich natürlich sehr gefreut hatte, als der Test wieder positiv war, kam dennoch deutlich weniger Euphorie auf, als es noch bei der ersten Schwangerschaft der Fall gewesen war. Ein bisschen war es, wie Freude mit angezogener Handbremse zu fühlen, und gleichzeitig war da doch wieder eine so große Hoffnung. Ich glaube, es war beim zweiten Ultraschall, als meine Gynäkologin meinte, dass der Embryo etwas klein sei, aber natürlich müsste dies nicht zwingend etwas heißen.

In der 13. Woche gingen wir zur Nackenfaltenmessung. Dort folgte der tiefe Fall. Bei unserem Baby wurde ein massiver Gendefekt festgestellt. So massiv, dass der Arzt direkt zu einem Abbruch riet. Doch das kam für mich nicht infrage. Ich wusste ja nicht mal, um was für einen Defekt es sich handelte, wie sollte ich mich dann dazu entscheiden, das Kind in meinem Bauch zu töten? Allein schon die Vorstellung, überhaupt eine solche Entscheidung treffen zu müssen, war für mich unvorstellbar.

Es folgte eine Fruchtwasseruntersuchung, die ergab, dass unsere Tochter unter Triploidie litt. Bei diesem Gendefekt sind alle Chromosomen dreimal, statt wie üblich zur zweimal, vorhanden. Die Überlebenschancen sind gleich null. Trotzdem wälzte ich tausend Bücher und quälte mich mit der Entscheidung. Denn ein Leben zu beenden, das sich beschützt in meinem Bauch entwickelte, fühlte sich so falsch, so entgegen aller Instinkte an. In der schlaflosen Nacht vor dem geplanten Abbruch wurde mir, während ich noch grübelte, die Entscheidung abgenommen. Ich bekam Wehen und Blutungen und verlor unsere Tochter am nächsten Tag in der Uniklinik.

Auch dieser Verlust war schrecklich. Doch gleichzeitig war ich froh, dass ich nicht die aktive Entscheidung hatte treffen müssen. Auch das Wissen, dass die Kleine krank gewesen war und nicht hätte überleben können, half mir, meinen Frieden mit diesem Verlust zu machen.

Anders als bei den Zwillingen, wo ich mich ewig fragte, was ich hätte anders machen können. Ob wir den Urlaub hätten stornieren müssen. Warum mein Körper diese gesunden Mädchen nicht lange genug hatte austragen können.

Zwei Wochen nach der Fehlgeburt ging ich wieder arbeiten. Einerseits tat mir die Ablenkung gut, andererseits war es auch ein gewisses Schamgefühl, dass mich dazu brachte, nach außen möglichst wenig Drama zu bieten. Ich hatte meiner Chefin bereits von der erneuten Schwangerschaft erzählt, und da ich schon nach meiner ersten Rückkehr das Gefühl hatte, von manchen komisch angeschaut zu werden, wollte ich kein Fass aufmachen und wieder eine lange Zeit wegbleiben, was automatisch zu Spekulationen geführt hätte. Zwar hatten mich manche Kollegen nach der Geburt der Zwillinge ganz offen angesprochen, wofür ich sehr dankbar war. Aber viele eben auch nicht. Und in mir hatte sich sowieso das schleichende Gefühl breit gemacht, dass alle außer uns es easy auf die Reihe kriegten, Kinder zu bekommen und wir die Einzigen waren, bei denen das nicht klappte. Es kam mir schon wie eine Art Versagen vor. Und das war ungewohnt für uns. Normalerweise hatten wir uns Dinge vorgenommen, geplant und umgesetzt. Dass wir nun bei der elementarsten Sache überhaupt immer wieder scheiterten, war mir auf eine gewisse Art und Weise peinlich. Dazu kam der riesige Kinderwunsch, den ich weiterhin fast schon verbissen anging. Hinzu kam, dass mittlerweile immer mehr Paare in unserem Freundeskreis ihre Schwangerschaften verkündeten, und bei allen sah es so mühelos aus.

Bei uns hingegen klappte es dann erst mal ein Dreivierteljahr nicht. Ich kämpfte mit Zysten und dem enormen Druck, den ich mir selbst machte. Im August des folgenden Jahres wurde ich wieder schwanger. Doch richtig freuen konnte ich mich nicht. Ich nahm mir vor, nur noch in kleinen Etappen zu denken. Von Untersuchung zu Untersuchung. Beim ersten Ultraschall konnte man das Herz schlagen sehen. Bei der nächsten Untersuchung in der neunten Woche dann nicht mehr. Wieder ging es in die Uniklinik, dieses Mal zur Ausschabung. Und wieder ging ich ohne Baby nach Hause. Doch das verstärkte meinen Willen nur. Ich weiß noch, wie ich zu meinem Mann sagte, dass wir irgendwann dieses Krankenhaus mit einem Baby im Maxicosi verlassen würden. Daran glaubte ich ganz fest.

Dazu trug auch eine Begegnung in der Klinik bei, die ich wohl nie vergessen werde. Nach der Ausschabung lag ich im Zimmer neben einer Frau aus Dubai mit Brustkrebs. Ich erzählte ihr meine Geschichte und weinte bitterlich. Die Frau sah mich intensiv an und meinte:

»Ich weiß, dass du ein Baby bekommen wirst.«

Sie sagte das mit so einer festen Überzeugung, dass ich automatisch dachte, dass sie einfach recht haben müsse. Wir wollten jedenfalls alles dafür tun, dass es so kommen sollte. Als festgestellt wurde, dass auch dieses Baby einen Gendefekt, Trisomie 14, gehabt hatte, schlug meine Frauenärztin eine Behandlung zur Verbesserung der Eizellenqualität vor. Dafür setzte ich mir während der Phase der Follikelreifung Spritzen, die der Qualitätsverbesserung dienten. Nach dem zweiten Zyklus wurde ich schwanger. Ich glaube, jeder kann nachvollziehen, dass diese Schwangerschaft wahnsinnig angstbehaftet war.

Aber sie war erfolgreich, und im August 2015 kam unser Sohn zur Welt. Mit seiner Geburt ging für uns wieder die Sonne auf. Nach knapp zwei Jahren voller Schicksalsschläge und einem Leben unter einer Art Glocke, verspürten wir das pure Glück.

Aus der Zeit zwischen der ersten Schwangerschaft und der Geburt unseres Sohnes existieren kaum Fotos. Und auf den wenigen Fotos, auf denen ich zu sehen bin, sieht man die Traurigkeit in meinem Gesicht. Fotos zwar mit einem Lächeln, das die Augen jedoch nicht erreicht. Aber nun konnten mein Mann und ich endlich wieder strahlen.

Ganz besonders das erste Jahr mit ihm war wie in einem Kokon, wir konzentrierten uns voll auf unseren Sohn und konnten unser Glück kaum fassen. Auch heute noch bin ich so dankbar, dass ich nach allem, was wir erlebt haben, Mutter werden durfte. Und nach einiger Zeit wollte ich dieses Glück gern wiederholen und begann, von einem Geschwisterchen für unseren Sohn zu träumen. Mein Mann war zu Beginn skeptisch, zu viel hatten wir durchgemacht. Mir war es aber neben dem erneuten Kinderwunsch auch wichtig, dass sich nicht alle meine Ängste und Sorgen auf unseren einzigen Sohn projizierten. Denn ich muss sagen, das stabile Urvertrauen, das ich vorher ins Leben hatte, dass schon immer alles gut werden würde, das kam mir erst mal abhanden. Doch mit der gleichen Methode der Verbesserung der Eizellenqualität wurde ich wieder schwanger und konnte im Dezember 2017 unseren zweiten Sohn gesund auf die Welt bringen.

Heute sind wir als Familie komplett, und so schrecklich unser Kinderwunschweg mitunter war, so viele Dinge hat er mich auch gelehrt. Ich weiß nicht, ob ich diese tiefe, aus dem Herzen kommende und überwältigende Dankbarkeit über das Geschenk, ein gesundes Kind zu bekommen ohne unser Schicksal zuvor auch so empfunden hätte. Vielleicht wäre es für mich selbstverständlicher gewesen. Denn so sensibel dafür, dass im Leben nichts selbstverständlich ist, war ich zuvor sicher nicht. Ich habe Dinge geplant, umgesetzt und fast immer haben sie dann auch so geklappt.

Heute weiß ich, dass rein gar nichts selbstverständlich ist – und dieses Wissen macht mich demütiger. Nach den fundamentalen

Erfahrungen, die wir machen mussten, priorisiere ich Dinge auch ganz anders. Begebenheiten, über die ich mich, zum Beispiel im Job, früher tagelang geärgert habe, beschäftigen mich heute weitaus weniger. Ich will meine Zeit nicht mehr mit Dingen verschwenden, die in der Relation betrachtet, so unwichtig sind. Viel mehr und viel lieber konzentriere ich mich auf das, was im Leben wirklich zählt. Denn wie kostbar und fragil diese Dinge sind, das habe ich wirklich verinnerlicht. Und umso dankbarer bin ich für all das Glück, das ich heute erfahren darf.

Annika, 36

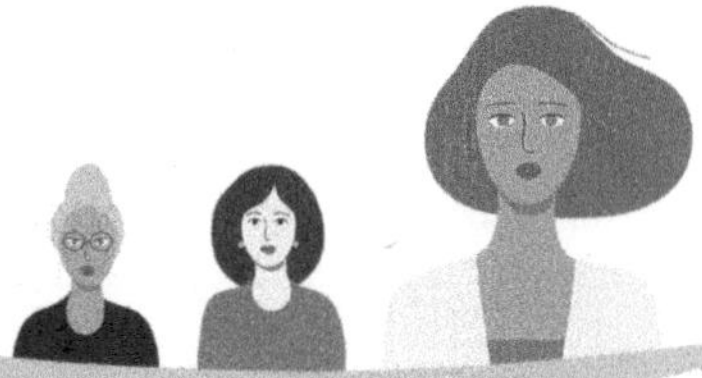

Oberschleißheim

#KleineGeburt
#UmgangmitGeschwistern

Ich habe mich oft gefragt, ob ich eigentlich Mutter von drei oder von vier Kindern bin. Heute weiß ich das ganz klar zu beantworten. Ich bin Mutter von vier Kindern, nur kann eines von ihnen leider nicht bei uns sein. Doch wir besuchen unsere Erbse, wie wir sie nennen, gern auf einem wunderschönen Waldfriedhof. Dort haben wir eine Parzelle für sie bepflanzt und verbringen immer wieder schöne Stunden bei ihr. Gießen die Blumen und gehen mit ihren Geschwistern in der Natur spazieren. Für uns als Familie ist es ein besonderer Ort und auch fast so was wie eine Art Ausflugsziel, das wir gern besuchen und wo wir die Zeit dort gemeinsam genießen. Unsere Erbse gehört dazu, und vor zwei Jahren habe ich sie auch noch nachträglich in unser Stammbuch eintragen lassen, was mir zusätzlich eine innere Ruhe gegeben hat. Denn damals, als sie viel zu früh geboren wurde, war der Umgang mit diesem Schicksalsschlag für uns alles andere als leicht, und alles ging erst mal drunter und drüber. Manchmal braucht es erst einen gewissen zeitlichen Abstand, bis man erspürt, was sich für einen selbst richtig anfühlt.

Ich war Ende zwanzig, als mein Mann und ich uns erstmals an die Familienplanung wagten. Ein Jahr lang wurde ich nicht schwanger.

Dann wechselte ich meinen Job, da ich im alten nicht glücklich war, und innerhalb von drei Monaten machte es plötzlich Klick. Es war gerade Weihnachten, und wir waren bei meinen Eltern zu Besuch, als ich bemerkte, dass meine sonst so zuverlässige Periode ausblieb. Zurück zu Hause machte ich dann einen Test und bekam die Bestätigung: Endlich war ich schwanger!

Wir freuten uns natürlich sehr, und als ich in der achten Woche das erste Mal den Herzschlag beim Ultraschall sehen durfte, war das ein ganz besonderer Moment. In mir wuchs ein neuer Mensch heran, und wir würden wirklich Eltern werden!

Ein, zwei Wochen später war ich gerade beim Frisör, als ich bemerkte, wie meine Hose plötzlich feucht wurde. Auf der Toilette sah ich, dass eine Art Wasser, gemischt mit frischem Blut, aus mir herauslief. Glücklicherweise befindet sich die Praxis meines Gynäkologen in der gleichen Straße wie der Frisör, sodass ich sofort rübergelaufen bin. Der Arzt untersuchte mich gleich und fand heraus, dass das Wasser kein Fruchtwasser war und das Herz unseres Babys weiterschlug, was natürlich erst mal eine riesige Erleichterung war. Doch was genau die Ursache für das Ganze war, konnte er auch nicht sagen. Ich wurde krankgeschrieben und bekam Bettruhe verordnet.

Die Blutung ging daraufhin zurück, und es kam kein frisches Blut mehr. Doch gerade als ich dachte, das Schlimmste wäre überstanden und die Lage hätte sich stabilisiert, kam wieder ein Schwall frisches Blut. Und genauso ging es die ganzen nächsten Wochen weiter. Es war ein regelrechter Nervenkrieg. Mal waren die Blutungen fast weg, und dann kam auf einmal wieder so viel Blut, dass ich schon befürchtete, jetzt wäre alles vorbei.

Ich war jede Woche beim Frauenarzt, und als starke Blutungen am

Wochenende aufkamen, auch zweimal in der Notaufnahme. Neben den Ärzten in der Klinik und meinem Gynäkologen schauten auch seine Kollegen in der Gemeinschaftspraxis mehrfach nach den Ursachen. Mal heiß es, es könnte ein Hämatom sein, dann wieder die Lage der Plazenta – doch so richtig klärten sich die Gründe für die Blutungen nie auf. Stattdessen wurde ich Woche für Woche aufs Neue krankgeschrieben, bis mein Arzt mir schließlich ein Beschäftigungsverbot ausstellte, da sich keine Besserung einstellte. Das Gute war, dass der Embryo sich trotz allem immer zeitgerecht entwickelte und das Herzchen bei jedem Ultraschall tapfer schlug.

Trotzdem war diese Zeit unglaublich nervenzehrend, und es war ein einziges Auf und Ab. Eigentlich sollte auch unsere Hochzeit in diesem Zeitraum stattfinden, doch das ganze Brimborium war mir zu viel. Mein Mann und ich waren uns nicht wirklich einig, wie, wo und wann die Feier stattfinden sollte, und ich empfand die Planung als Stress und Zusatzbelastung. Wir haben uns dann schließlich am Valentinstag 2015 das Ja-Wort gegeben. Statt der geplanten Traumreise verbrachten wir aufgrund meines Zustands nur Miniflitterwochen in einem schönen Hotel in unserer Lieblingsregion eine Stunde von zu Hause entfernt.

Während des Urlaubs hatte ich irgendwie ein komisches Gefühl. In der 18. Woche hatte ich schon mal einen Tritt des Babys, damals wusste ich noch nicht, dass es ein Mädchen ist, gespürt. Doch nun konnte ich, egal wie sehr ich in mich hineinhorchte, nichts mehr fühlen, obwohl ich inzwischen schon fast in der 20. Woche war. Mein Bauchgefühl, dass etwas nicht stimmte, wurde immer stärker. Am Samstag vor unserer geplanten Rückreise montags überlegte ich, ob wir nicht einfach die eine Stunde ins Klinikum nach Dachau fahren und nachschauen lassen sollten, doch dann entschied ich mich dagegen. Wie oft war ich in den letzten Wochen zum Arzt gefahren, weil ich ein schlechtes Gefühl hatte, und dann konnte man doch nichts feststellen, und immer war beim Baby alles gut gewesen. Dennoch fuhren wir am Montag vom Hotel aus direkt ins Krankenhaus und nicht zuerst nach Hause.

In der Klinik machte eine Assistenzärztin gleich einen Ultraschall bei mir. Ziemlich schnell konnte man spüren, wie sich die Stimmung im Raum veränderte. Die junge Ärztin wurde immer nervöser und hektischer und suchte und suchte mit dem Ultraschallgerät meinen Bauch ab. Mittlerweile wusste ich recht gut, wie ein Herzschlag auf dem Bildschirm aussah. Ich konnte keinen erkennen. Noch bevor die Assistenzärztin den Raum verließ, um eine zweite Ärztin zu holen, war meinem Mann und mir klar, dass auch diese zweite Ärztin keinen Herzschlag mehr finden würde. Denn das Herz unseres Babys hatte aufgehört zu schlagen.

Ich verfiel in eine Art Schockstarre. Alles, was die Ärztin uns daraufhin sagte, nahm ich nur noch wie in einem Film wahr. Mein Mann und ich begannen einfach zu funktionieren. Als die Gynäkologin mir sagte, dass ich unser Baby nun natürlich auf die Welt bringen sollte, dachte ich nur, das könne nicht ihr Ernst sein. Aber so richtig klar, was das konkret bedeutete, war es mir sowieso nicht. Wie auf Autopilot spulten mein Mann und ich einfach das Programm ab, das wir nun auferlegt bekamen. Da wir direkt aus dem Hotel in die Klinik gefahren waren, durften wir kurz nach Hause, um eine Kliniktasche zu packen, und sollten dann direkt wieder herkommen.

Im Nachhinein denke ich, dass uns eine Nacht zu Hause sehr gutgetan hätte, um das alles erst mal zu realisieren und uns auf das vorbereiten zu können, was vor uns lag und natürlich auch, um uns zu verabschieden. Doch die Option wurde uns nicht gegeben, und so fuhren wir direkt zurück in die Klinik und funktionierten einfach weiter.

Ehrlich gesagt war mir überhaupt nicht klar, was nun genau geschehen würde. Ich hatte noch nie ein Kind zur Welt gebracht und natürlich auch so früh in der Schwangerschaft noch keinen Geburtsvorbereitungskurs besucht. Zwar waren alle in der Klinik sehr nett und zuvorkommend, aber niemand sprach so richtig Klartext mit mir. Ich wusste nicht, wie eine Geburt abläuft und schon gar nicht, wie die Geburt von einem toten Kind funktioniert. In meinem Kopf war das, was nun passieren würde, auch gar nicht unter »Geburt« programmiert. Als mir Vaginalzäpfchen verabreicht wurden, die meinen Muttermund weichmachen sollten, war mir nicht im Entferntesten klar, dass bei mir nun die Wehen eingeleitet wurden. Auch als ich gegen Abend Krämpfe bekam, ordnete ich diese erst mal nicht als Wehen ein. Für mich waren es einfach Unterleibskrämpfe. Mein Mann und ich erlebten diese Stunden zusammen in einem Familienzimmer. Heute hätte ich in so einer Situation sicher mein Smartphone hervorgeholt und wie verrückt gegoogelt, doch damals, 2015, war das alles noch etwas anders.

Ich bekam dann noch mal Zäpfchen mit dem Hinweis, dass es aber noch Stunden dauern könnte. Doch die Schmerzen wurden immer stärker und stärker. Eine Schwester meinte dann zu mir, ich müsse sie veratmen, womit ich damals nicht wirklich viel anfangen konnte.

Nachts platzte dann schließlich meine Fruchtblase, und ich bekam Blutungen. Daraufhin kam sofort eine Hebamme und brachte uns in den Kreißsaal. Sie war die Erste, die mich nun richtig an die Hand nahm und leitete mich anschließend auch sehr gut durch die Geburt. Sie sagte uns auch, dass wir jetzt schon Eltern seien und gab meinem Mann und mir durch ihre fürsorgliche Art das Gefühl, gut aufgehoben zu sein.

Um ein Uhr nachts kam unser Baby auf die Welt. Allerdings war das kein magischer oder gar ruhiger Moment. Auf einmal ging alles drunter und drüber, und ich kam direkt in den OP, ohne mein Kind einmal gesehen zu haben. Meine Plazenta musste operativ entfernt werden, und ich bekam eine Vollnarkose. Diese beamte mich erst mal so weg, dass ich auch nach der Operation weiterschlief und erst am nächsten Morgen wieder ganz bei mir war. Der Oberarzt kam dann zu uns und klärte uns über die Möglichkeiten von Untersuchungen auf, denen man unser Baby nun unterziehen könne. Allerdings meinte er, dass da eigentlich sowieso nie was gefunden würde und riet uns davon ab. Doch wir wollten unbedingt wissen, was die Ursache für den Tod unseres Kindes war und bestanden auf die Untersuchungen.

Kurz darauf wurde unser Baby, man hatte uns gesagt, dass es ein Junge war, zu uns gebracht. Gewaschen und mit einem Mützchen und einer Decke war er liebevoll in ein Körbchen gelegt worden. Dennoch war die Situation sehr surreal, uns wurde gesagt, das sei unser Baby, und wir dürften alles mit ihm machen, was wir wollten. Aber mit der Aussage konnte ich nicht viel anfangen. Ich glaube, es hätte uns geholfen, hätte uns jemand begleitet und aktiv gesagt, dass wir unser Baby anfassen und streicheln können, oder wenn uns jemand das kleine Wesen vielleicht sogar in den Arm gelegt hätte. So hatten wir eine Scheu davor und irgendwie auch Angst und haben unser Kind nur betrachtet. Allerdings habe ich ein paar Fotos gemacht, worüber ich heute noch sehr froh bin. Zwar hat auch das Krankenhaus Fotos für uns gemacht, aber die, die ich gemacht habe, sind doch etwas anderes, etwas Persönlicheres.

Was mich gewundert hatte, war, dass unser Baby irgendwie weiblich aussah. Nicht nach einem Jungen, wie uns gesagt worden war. Aber immer noch gefangen in einer Art schlechtem Film, sagte ich nichts dazu, sondern nahm das so hin. Erst später, als ich meiner Schwester die Geburtskarte mit den Maßen, dem Gewicht und den Hand- und Fußabdrücken unseres Babys zeigte, machte sie mich darauf aufmerksam, dass dort auf der Karte ein weibliches Symbol prangte. Und auch der Obduktionsbericht, den wir später bekamen, sprach von einem weiblichen Fötus. Ich hatte also gar keinen Jungen auf die Welt gebracht, sondern ein Mädchen! Es war wirklich alles unglaublich surreal, aber wir versuchten, uns in diese Unfassbarkeiten nicht hineinzusteigern, sondern sie mit einer Art Galgenhumor zu nehmen. Ich glaube, diese Charaktereigenschaft von uns hat uns in solchen Momenten davor gerettet, einfach durchzudrehen.

Psychologische Betreuung hat man uns in der Klinik zwar nicht angeboten, aber Infomaterial zu einem Verein für Betroffene gegeben. Außerdem hat uns die nette Hebamme eine Kollegin empfohlen, die auf Fehlgeburten spezialisiert war. Bei ihr haben wir uns auf eigene Kosten eine Beratung gebucht, und ich muss sagen, dass uns dieser Termin sehr geholfen hat. Sie hat uns viele Tipps gegeben, wie wir als Paar gemeinsam stark durch die Trauer gehen können, auch wenn jeder von uns anders trauerte. Dennoch redeten wir sehr viel miteinander und gingen jeden Abend nach dem Essen zusammen spazieren. Mal schweigend, mal stundenlang redend, doch jedes Mal tat uns dieses Ritual sehr gut. Wir gaben uns gegenseitig viel Halt. Und das war eine große Stütze, denn meine größte Angst war, dass ich diesen Schicksalsschlag nicht richtig verarbeiten würde und er mich Jahre später wieder einholen könnte.

Auch deswegen war es uns wichtig, einen Ort zu haben, an dem wir um unsere Tochter, um unsere kleine Erbse, trauern können. Die Klinik bot uns eine Art Sammelbestattung auf einem nahe gelegenen Friedhof an. Doch als wir uns den Friedhof und das Sammelgrab ansahen, wusste ich, dass ich meine Tochter hier nicht begraben wollte. Es gab dort keine

Blumen, und der ganze Ort strahlte für mich keine Wärme aus. Also starteten wir eine Art Friedhofstourismus und sahen uns Friedhöfe, die Möglichkeiten für Sternengräber anboten, in der Umgebung an. Schließlich stießen wir auf einen Waldfriedhof, der sehr idyllisch im Grünen an einem kleinen See liegt. Wir wussten gleich, dass wir hier den richtigen Ort für unsere Erbse gefunden hatten. Da unsere Kleine mit einem Gewicht von unter 500 Gramm geboren wurde, war ein Begräbnis nicht verpflichtend, und so mussten wir sie selbst aus der Pathologie abholen. Als wir sie dann dort in Empfang genommen hatten, fuhren wir sie quer durch München zu diesem Friedhof, und diese Autofahrt werde ich wohl mein Leben lang nicht vergessen. Es war eine kaum greifbare Situation mit deinem toten Kind durch die Stadt zu fahren, und doch hatten wir das Gefühl, dass wir die Kleine nun »nach Hause holten«, und das fühlte sich gut an.

Was sich für mich hingegen sehr seltsam anfühlte, war, zwei Wochen nach der Geburt bereits wieder arbeiten zu gehen. Doch da ich unsere Tochter vor der 24. Woche geboren hatte, stand mir damals kein Mutterschutz zu. Auf der Arbeit fühlte ich mich völlig fehl am Platz, aber ich hatte Glück im Unglück. Mein Chef, der mit seiner Frau selbst ein Kind durch eine Fehlgeburt verloren hatte, hatte großes Verständnis für meine Situation. Er empfahl mir sogar einen Gesprächskreis für Betroffene, den wir daraufhin ein paar Mal besuchten. Und auch meine Abteilungsleiterin spürte wohl, dass ich eigentlich noch gar nicht in der Lage war, wieder voll zu arbeiten. So schlug sie mir eine Wiedereingliederung vor, und ich kam ab da immer nur ein paar Stunden ins Büro und durfte dann wieder nach Hause gehen. So hatte ich viel freie Zeit, die ich meist im Garten verbrachte und dort ganz ruhig und leise meine Seele heilen ließ.

Unser Kinderwunsch war hingegen nicht leiser, sondern nur noch größer geworden. Der Obduktionsbericht unserer Tochter hatte keine Auffälligkeiten ergeben, sodass genetisch nichts gegen eine erneute Schwangerschaft sprach. Bei einer Untersuchung meines Blutes kam heraus, dass ich unter einem Protein-Z-Mangel leide, weswegen ich in nachfolgenden Schwangerschaften ASS 100 nehmen sollte. Wir waren also bereit und in den Startlöchern, wollten keine Zeit mehr verlieren und so schnell wieder schwanger werden wie möglich. Ich kaufte Ovulationstests und wartete jeden Monat auf das Ausbleiben meiner Periode, doch es passierte nichts. Ich denke, mein Körper spürte, dass meine Seele noch gar nicht so weit war. Erst an Weihnachten, genau ein Jahr, nachdem ich gemerkt hatte, dass ich schwanger war, begann ich, mich wieder wie ich selbst zu fühlen.

Für uns ist die Weihnachtszeit auch heute noch eine ganz besondere Zeit, in der wir jedes Jahr mit den Kindern eine Kerze für ihre große Schwester gestalten. Denn damals zu Weihnachten waren wir das erste Mal wieder wie befreit. Und das wirkte sich auch auf meinen Körper aus, denn im Januar wurde ich endlich wieder schwanger. Totale Freude paarte sich mit totaler Angst, und obwohl ich dieses Mal keine Blutungen hatte, konnte ich mich erst entspannen, als wir die 20. Woche, in der damals unsere Erbse zur Welt kam, hinter uns gelassen hatten. Dieses Mal schickte mein Arzt mich auch direkt ins Beschäftigungsverbot, und ich selbst hörte nun ganz bewusst auf meinen Körper und machte nur noch das, was mir guttat.

Im Oktober brachte ich in derselben Klinik meine zweite Tochter zur Welt. Ich wollte unbedingt wieder in dieselbe Klinik, wenn auch in einen anderen Kreißsaal, um an diesem Ort mit etwas Positivem abschließen zu können. Und dieses Mal durften wir unser gesundes Baby mit nach

Hause nehmen. Es war das schönste und beste Gefühl, das man sich nur vorstellen kann.

Vor acht Monaten habe ich mein viertes Kind auf die Welt gebracht und bin nach wie vor überglücklich, Mama sein zu dürfen. Vielleicht bin ich etwas gluckenhafter, als ich es gewesen wäre, hätten wir unsere erste Tochter nicht verloren. Ich weiß einfach, dass im Leben nicht alles immer gut ausgehen muss und dass nichts selbstverständlich ist und schon gar nicht, dass man gesunde Kinder bekommt. Oft stelle ich mich und meine Bedürfnisse selbst hinten an, weil mir das Wohlergehen meiner Kinder wichtiger ist. Ich bin einfach so dankbar, dass es sie gibt und dass wir eine glückliche Familie sein dürfen.

Auch bin ich mir bewusst, dass eine so starke Partnerschaft, wie sie mich mit meinem Mann verbindet, alles andere als eine Selbstverständlichkeit ist. Dass wir diese schwere Krise zusammen gemeistert haben und sogar gestärkt daraus hervorgegangen sind, das ist ein riesiges und kostbares Geschenk und hat unsere Ehe noch mal verändert. Und wenn wir heute alle zusammen einen Ausflug auf den Waldfriedhof machen und meine zweite Tochter sich lautstark freut, unsere Erbse zu besuchen, dann geht mir das Herz auf. Natürlich wird uns immer ein Mensch fehlen und wir werden niemals aufhören, sie zu vermissen. Aber auch, wenn unsere Erbse nicht im physischen Sinne bei uns sein kann, so gehört sie trotzdem zu uns, zu ihren Eltern und zu ihren kleinen Geschwistern. Und ich denke, dass sie das auch spüren kann.

Cornelia, 38

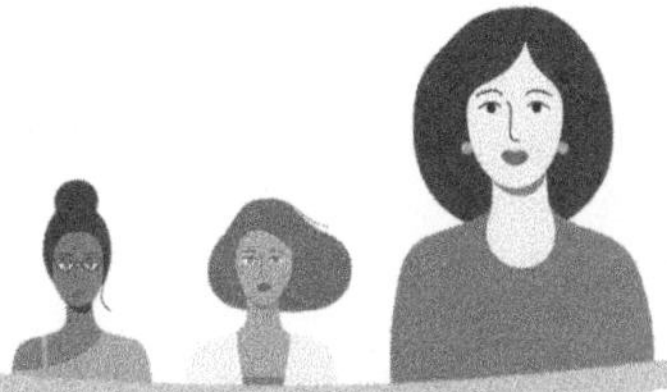

Niederösterreich

#UnbemerkteSchwangerschaft
#BeziehungnachFehlgeburt

Ein Familienmensch war ich schon immer, und insofern wollte ich auch schon immer eine eigene Familie gründen. 2009 dachte ich, dass ich den richtigen Partner dafür gefunden hätte, und da wir uns einig waren, was die Familienplanung anging, setzte ich die Pille ab. Ich war damals 26 Jahre alt, und wir hatten keinerlei zeitlichen Druck, weswegen wir es einfach darauf ankommen ließen und nicht groß nach meinen fruchtbaren Tagen schauten. Der Kinderwunsch stand damals nicht im absoluten Fokus unseres Lebens, er lief so nebenher mit. Meine Periode kam auch immer zuverlässig, meist nur ganz leicht und kurz und glücklicherweise fast schmerzlos.

Ich hatte die Pille seit etwa zwei Monaten abgesetzt und bisher meine Tage regelmäßig weiter bekommen, als ich mit meiner Mutter und meiner Schwiegermutter in spe einen Flohmarkt veranstalten wollte. Es war ein sehr kalter und regnerischer Tag im Spätsommer, aber geplant war geplant, und wir wollten es trotz des schlechten Wetters durchziehen. Doch bereits morgens wachte ich mit starken Unterleibskrämpfen und Blutungen auf. Ich wusste gar nicht, was los war, da ich so etwas von meinem Körper bisher nicht kannte. Am Anfang dachte ich, ich beiße einfach die Zähne zusammen und gehe trotzdem zum Flohmarkt, doch die Schmerzen und auch die Blutungen wurden so stark, dass ich schließlich meine Mutter und Schwiegermutter anrief und ihnen von meinen Beschwerden erzählte. Beide meinten sofort, ich solle mich wieder ins Bett legen und wünschten mir gute Besserung. Weil es mir immer schlechter und schlechter ging, tat ich dann auch genau das und hoffte, dass es durch die Ruhe bald besser werden würde.

Doch das Gegenteil war der Fall. Gegen Abend ging es mir so schlecht, dass mein Partner und ich beschlossen, ins Spital zu fahren. Die Ärzte fragten mich gleich, ob ich vielleicht schwanger sein könnte. Doch da ich meine Periode ja immer bekommen hatte, verneinte ich dies. Trotzdem wurde zur Sicherheit ein Schwangerschaftstest gemacht und das Ergebnis haute mich fast um. Eine Ärztin kam zu mir und verkündete, dass der Test stark positiv ausgefallen sei. So stark, dass der HCG-Wert zu einer Zwillingsschwangerschaft oder einer schon weiter fortgeschrittenen Schwangerschaft passen würde. Ich war erst mal geschockt, aber gleichzeitig kroch auch sofort eine Freude in mir hoch. Ich war schwanger! Konnte das sein? So schnell? Und dann vielleicht sogar mit Zwillingen? Die Gedanken kreisten wie wild in meinem Kopf und parallel zu diesen unglaublichen Neuigkeiten war natürlich eine riesige Angst da. Denn ich blutete ja weiterhin stark und hatte Schmerzen. Bisher hatte ich mich noch nicht intensiv mit dem Thema Schwangerschaften auseinandergesetzt, aber dass das kein gutes Zeichen war, war mir durchaus bewusst.

Die Ärzte meinten dann, dass es eine fifty-fifty-Chance geben würde. Entweder würde sich die Schwangerschaft trotz der Blutungen weiterentwickeln oder sie würde in den nächsten Stunden enden. Ich sollte die Nacht auf jeden Fall zur Beobachtung in der Klinik bleiben.

Mein Partner war strikt dagegen und meinte, ich solle wieder mit ihm nach Hause fahren. Doch ich setzte mich durch und blieb in der Klinik. Ich wollte kein Risiko eingehen, und natürlich hatte nun bei mir das große Hoffen eingesetzt. Ich wünschte mir sehnlichst, dass die Schwangerschaft bleiben würde.

Die Nacht war schlimm. Ich lag auf einmal mutterseelenallein in einem Krankenzimmer und versuchte, das alles irgendwie emotional zu fassen zu kriegen. Die ganze Situation war so unerwartet und auch beängstigend. In meiner Erinnerung ist alles etwas verschwommen, nur einzelne Details habe ich noch ganz klar vor Augen, zum Beispiel, wo genau das Bett stand. Und ich weiß noch, dass ich die ganze Nacht meinen Bauch gehalten und gehofft habe, dass ich schwanger bleiben darf. Irgendwann bin ich mit meinen Händen auf dem Bauch erschöpft eingeschlafen.

Am nächsten Morgen bin ich voller Hoffnung aufgewacht. Zwar hatte ich auch nachts weiter geblutet, aber ich fieberte dennoch guten Nachrichten entgegen. Die Ärzte machten noch mal einen Schwangerschaftstest und Untersuchungen. Das Ergebnis, das die Ärztin mir dann verkündete, war hart und machte alle Hoffnung zunichte. Es war wohl über Nacht alles abgegangen, und auch mein HCG-Wert war gesunken. Ich brauchte zwar aufgrund der starken Blutungen keine Ausschabung mehr, aber das war nur ein geringer Trost.

Wieder zu Hause angekommen, fühlte sich alles komisch an. Etwas zu verlieren, dass man gar nicht kannte und von dem man bis vor Kurzem gar nichts wusste, war bizarr. Aber trotzdem schmerzhaft und ein Verlust. Erzählt habe ich davon fast niemandem. Natürlich der Familie, da die ja mitbekommen hatte, dass es mir schlecht ging. Doch Freunden sagte ich lange nichts. Als ich dann später einigen Freundinnen von der Fehlgeburt erzählte, waren die Reaktionen meist ernüchternd. Sofort wurden mir viel schlimmere Geschichten von »echten« Fehlgeburten vorgehalten. So auf die Art, ich solle mich mal nicht so anstellen. Dabei wollte ich ja gar kein Mitleid von den anderen, so ein Typ Mensch bin ich nicht. Aber wenn man von einer schmerzhaften Erfahrung berichtet und sich dann fast wie eine Art Hochstapler behandeln lassen muss, hört man eben lieber ganz auf zu reden. Und so erzählte ich niemandem mehr davon. Nur mein Mutterpass, den ich bei meiner zweiten Schwangerschaft bekam, zeugte noch von der Fehlgeburt, da diese dort eingetragen wurde.

Mein Partner und ich sprachen auch nicht über das Erlebte, stattdessen versuchte ich, mich mit viel Arbeit und einem neuen beruflichen Projekt abzulenken. Doch trotz Ablenkung wuchs mein vorher noch zarter Kinderwunsch nun ins Unermessliche. Ich wusste jetzt, dass ich unbedingt eine Familie gründen und wieder schwanger werden wollte. Dieser Wunsch war nach dem Abgang so stark, dass ich diverse Warnsignale, was meine Beziehung betraf, außer acht ließ. Mein Partner war zwar einverstanden, dass wir es wieder versuchten, doch meine große Begeisterung teilte er ganz offensichtlich nicht.

Noch bevor ich nach dem Abgang wieder meine Periode bekam (das dauerte eine ganze Weile), kaufte ich mir einen Zyklusmonitoringcomputer und wartete sehnsüchtig darauf, dass er mir die fruchtbaren Tage anzeigte. Jeden einzelnen Morgen habe ich auf das Stäbchen gepinkelt, es war fast wie ein Ritual für mich. Und wenn es dann endlich so weit war und der Computer mir fruchtbare Tage anzeigte, war ich richtig euphorisch. Diese Euphorie teilte mein Partner nicht, auch wenn er letztendlich natürlich auch seinen Beitrag leistete. Dass es trotzdem schon viele Warnsignale gab, was sein Verhalten betraf, blendete ich in meinem Wunsch nach Familiengründung und heiler Welt aus. Wir heirateten sogar noch im gleichen Jahr am 31. Dezember. Das hatten wir in der Nacht der Fehlgeburt ganz unromantisch am Telefon beschlossen. Jetzt, wo die Chance bestand, dass wir Eltern wurden, wollten wir uns auch das Ja-Wort geben.

Ein paar Monate später, im Februar, bekam ich an meinem Geburtstag das letzte Mal meine Periode. Im Zyklus darauf wurde ich schwanger und machte zu Ostern einen positiven Test. Ich war überglücklich. Natürlich wusste ich durch meine Fehlgeburt, dass viel schief gehen kann, doch nach den ersten zwölf Wochen entspannte ich mich und hatte eine echte Traumschwangerschaft. Ich zelebrierte die Zeit regelrecht und war so stolz und dankbar. Mein Mann war zurückhaltender. Er fasste auch nie den Bauch an oder streichelte ihn. Als ich im achten Monat ganz glücklich sagte, dass ich so froh sei, dass mein Bauch so groß und schön war und ich keine Risse in der Bauchhaut hatte, meinte er nur: »Du wirst schon auch noch reißen.« Das tat ich dann auch tatsächlich ein paar Wochen später und fast fühlte es sich so an, als ob mein Mann sich das gewünscht hätte.

Auch bei der Geburt war er mehr Belastung statt Stütze. Er wollte auf gar keinen Fall, dass mich ein Mann untersuchte, und so musste im Kreißsaal hektisch eine Ärztin gefunden werden, obwohl ein hervorragender Gynäkologe anwesend war. Auch drängte mein Mann mich zu einem Kaiserschnitt, obgleich ich das gar nicht wollte und es auch medizinisch nicht notwendig gewesen wäre, wie mir meine Ärztin später versicherte. Heute schlage ich die Hände über dem Kopf zusammen, wenn ich daran denke, aber in der Ausnahmesituation damals, vollgepumpt mit Hormonen, hatte ich nicht die Kraft, mich zu wehren. Die kam erst später. Denn als mein Sohn dann geboren wurde und ich diese riesige, bedingungslose Liebe zu ihm erfuhr, verschwanden auch nach und nach meine Scheuklappen meinem Mann gegenüber.

Meine Familie war ihm gegenüber schon seit jeher kritisch eingestellt, und so langsam wachte ich auch auf. 2013 ließen wir uns schließlich scheiden, und ich zog meinen Sohn allein groß. Natürlich war das gerade am Anfang nicht immer leicht, doch gemeinsam haben wir alle Höhen und Tiefen gut gemeistert. Heute bin ich wieder in einer glücklichen Partnerschaft, aber ich weiß nun auch, dass ich im Ernstfall allein klarkomme. Erst neulich meinte eine Lehrerin meines Sohnes zu mir, dass man spüren könne, was für ein eingespieltes und starkes Team wir beide sind. So etwas lässt mein Herz beinahe überfluten. Ich bin so stolz auf meinen Sohn, und egal, ob Corona-Lockdown und Homeschooling oder die Vereinbarkeit von Beruf und Familie, zusammen meistern wir alles. Wir sind schon viel gereist, haben Abenteuer erlebt, und wenn er mich heute in den Arm nimmt und mir sagt, dass er mich liebhat, ist das für mich das schönste Gefühl auf der Welt.

Sicherlich kann es sein, dass ich ohne die Fehlgeburt damals nicht diesen plötzlichen, ganz dringenden Kinderwunsch mit genau diesem Mann verwirklicht hätte. Vielleicht hätte ich ihn nie geheiratet, und es wäre mir einiges an Leid erspart geblieben. Aber ohne die Fehlgeburt hätte ich wohl auch nie meinen einzigartigen und großartigen Sohn geboren. Und das wäre ein Verlust gewesen, der all die Streitereien und das Leid überwogen hätte. Denn das Geschenk, meinen gesunden Sohn gebären zu dürfen und ihn aufwachsen zu sehen, ist das Größte für mich. Deswegen denke ich, dass jeder Weg, den wir gehen müssen – und sei er manchmal noch so steinig – Sinn ergibt und uns zu dem macht, was wir heute sind. Mich hat er zu einer glücklichen Working Mum gemacht, die ihren Weg geht und weiß, was im Leben wichtig ist. Und dafür bin ich sehr dankbar.

Marlene, 26

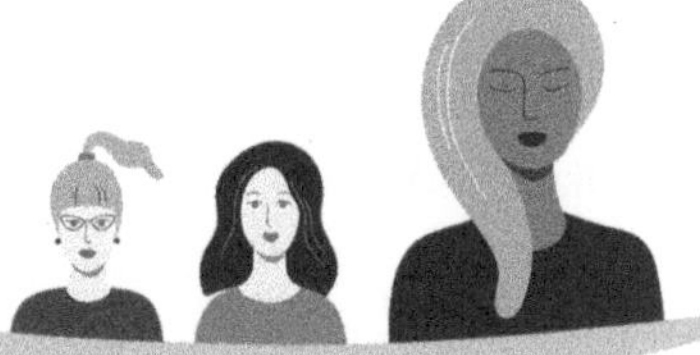

Kreis Göppingen

#Endometriose
#JobundSchwangerschaft

Anfang 2019, mit 24 Jahren, bekam ich die Diagnose Endometriose. Ein Jahr zuvor habe ich die Pille abgesetzt. Nicht, um schwanger zu werden, sondern, weil ich mich mit ihr nicht mehr wohl gefühlt hatte. Seitdem litt ich unter so starken Schmerzen und Blutungen, dass mir bereits klar war, dass irgendetwas nicht stimmte. Doch die Diagnose war trotzdem ein Schock für mich. Schon immer war es mein Traum, einmal, und am liebsten jung, Mutter zu werden. Über Endometriose liest und hört man ja viel, vor allem in Hinblick auf Kinderwunsch und Unfruchtbarkeit. Dass nun ausgerechnet ich diese Krankheit habe, hat mir Angst gemacht, und ich befürchtete, vielleicht nie schwanger werden zu können.

Ich hatte damals erst vor Kurzem einen neuen Job angefangen, weswegen das Kinderthema bei uns eigentlich gerade nicht weit oben auf der Agenda stand. Doch nachdem bei mir eine Bauchspiegelung durchgeführt wurde, bei der ein Großteil der Endometrioseherde entfernt wurde, sagten die Ärzte mir, dass wir in den nächsten sechs Monaten bessere Chancen haben würden, schwanger zu werden. Danach kämen die Herde wohl zurück, womit die Chancen wieder rapide sinken würden. In unserem Urlaub besprachen mein Mann und ich das Thema Kinderwunsch dann und entschieden uns trotz meines neuen Jobs, loszulegen. Auch wenn unsere Zeitplanung eigentlich eine andere war, hatte die Diagnose Endometriose bei uns alles auf den Kopf gestellt.

Ich besorgte mir Ovulationstests und wir starteten in den ersten Kinderwunschzyklus. Als ich nicht gleich schwanger wurde, ist bei mir eine kleine Welt zusammengebrochen, weil das für mich die Bestätigung war, dass ich wohl wirklich unfruchtbar sei. Zudem hatte ich immer diese sechs Monate im Hinterkopf, nach denen die Endometrioseherde wieder zurückkommen könnten, und ich stand dank dieser Deadline unter einem noch größeren innerlichen Druck.

Im zweiten Zyklus machte ich wieder 14 Tage nach dem Ovulationstest einen Schwangerschaftstest und hätte fast meinen Augen nicht getraut, als dieser tatsächlich positiv war. Ich konnte es kaum erwarten, meinem Mann davon zu erzählen. Einen Monat zuvor hatte ich auf einem Festival am FC-St.-Pauli-Stand einen Babybody gekauft, in dem ich den Test nun einwickelte. Mein Mann, ein großer St.-Pauli-Fan, freute sich ebenso sehr wie ich. Auch meiner besten Freundin habe ich am Nachmittag ein Bild des positiven Tests geschickt. Meinen Eltern habe ich die frohe Botschaft einige Tage später verkündet, auch sie haben sich wahnsinnig gefreut, wussten sie doch von meinem Kinderwunsch.

Es war wirklich wie ein wahr gewordener Traum, auch ging es mir super. Ich hatte keine Übelkeit oder sonstigen Beschwerden, war einfach nur dankbar und glücklich. In der Woche darauf ging ich zum Frauenarzt. Zwar war es zu früh für einen Ultraschall, doch da ich in der stationären Jugendhilfe arbeitete, benötigte ich eine Bescheinigung des Arztes über die Schwangerschaft. Aufgrund des erhöhten Ansteckungsrisikos und des Risikos, Gewalt ausgesetzt zu sein, werden in der Jugendarbeit tätige Schwangere meist gleich ins Beschäftigungsverbot geschickt. Der Bluttest bestätigte die Schwangerschaft, doch eigentlich wollte ich die Neuigkeit auf der Arbeit noch nicht sofort verkünden. Stattdessen hoffte ich, eine Krankmeldung zu bekommen, da auch gerade die Krätze herumging und ich mein Baby nicht gefährden wollte. Mein Arzt meinte aber, das würde keinen Sinn machen, da ja das Beschäftigungsverbot sowieso greife. Deswegen rief ich daraufhin meinen Chef an und verkündete die Neuigkeiten, woraufhin ich freigestellt wurde.

Ein paar Tage später, es war ein Freitagabend, waren wir mit einigen Freunden unterwegs. Ich konnte es nicht wirklich erklären, aber irgendwie fühlte ich mich traurig. Den ganzen Tag über hatte ich schon ein komisches Gefühl, war niedergeschlagen und wusste gar nicht warum. Normalerweise bin ich ein lustiger und geselliger Mensch, doch an diesem Tag war ich sehr introvertiert, leise und zog mich in mich selbst zurück. Mein Mann tröstete mich und sagte mir immer wieder, dass doch alles gut sei. Wir waren schwanger, das hatten wir uns doch so sehr gewünscht und konnten nun glücklich sein. Als wir gegen Mitternacht nach Hause kamen, hatte ich das dringende Bedürfnis, noch mal einen Schwangerschaftstest zu machen. Dieser Test war auf einmal negativ. Ich versuchte, mich innerlich damit zu beruhigen, dass ich nur einen Billigtest aus dem Internet benutzt hatte, doch mein Bauchgefühl sagte mir schon, dass etwas nicht stimmte. Nur wollte ich diesen Gedanken nicht zulassen und schon gar nicht laut aussprechen.

Als ich am Samstagmorgen aufstand und auf die Toilette ging, klebte frisches Blut am Toilettenpapier. Ich war geschockt und lief sofort los, um meinen Mann zu wecken. Gemeinsam fuhren wir direkt ins Krankenhaus. Im Auto kamen mir die Tränen, und ich hatte das Gefühl, dass es bereits vorbei war mit meiner Schwangerschaft. Wieder versuchte mein Mann, mich zu beruhigen und emotional runterzuholen, sodass ich es schaffte, mich im Krankenhaus zusammenzureißen. Vielmehr war ich wie in einem Tunnel. Ich weiß auch gar nicht mehr, ob und wie lange wir warten mussten, ich weiß nur noch, dass eine Ärztin mich untersuchte. Beim Ultraschall konnte sie außer einer gut aufgebauten Schleimhaut nichts erkennen, da ich aber erst in der sechsten Woche war, könne das durchaus sein und müsse nichts heißen. Sie meinte, dass nur ein Bluttest zeigen könne, ob meine Schwangerschaft stabil oder gerade eine Fehlgeburt im Gang sei. Sie wollte mich in einer Stunde anrufen, um mir das Ergebnis mitzuteilen.

Zu Hause saßen wir wie auf heißen Kohlen. Die Zeit verging, doch es kam und kam kein Anruf. Nachdem wir ewig nichts gehört hatten, rief ich selbst in der Klinik an. Erst beim dritten Telefonat bekam ich die Ärztin an den Hörer, die mir daraufhin mitteilte, dass mein HCG-Wert nur noch bei 17 sei, was darauf hindeutete, dass ich gerade eine Fehlgeburt hatte.

Es fühlte ich an wie ein Messerstich ins Herz. Ich legte schnell auf und begann zu weinen und zu schreien. Ich war richtig hysterisch, für mich brach gerade eine Welt zusammen. In meinem Schmerz hatte ich auch gar nicht gefragt, was nun auf mich zukommen würde und umso schlimmer war es, als kurz darauf schlimme Krämpfe und sehr starke Blutungen einsetzten. Ich war ja aufgrund meiner Endometriose einiges gewohnt, doch die Fehlgeburt war noch einmal deutlich heftiger und schmerzhafter als meine sonstigen Perioden. Auch psychisch ging es mir sehr schlecht, und ich weinte fast die ganze Zeit.

Natürlich musste ich auch meinen Chef informieren, dass ich nun nicht mehr schwanger war. Ihn anzurufen, das schaffte ich nicht, da ich nur geweint hätte, doch ich schrieb ihm eine E-Mail. Er antwortete daraufhin mit einer sehr netten Nachricht, meinte, ich solle mir Zeit nehmen und dass seiner Frau dasselbe passiert sei. Es fühlte sich gut an, eine so verständnisvolle Reaktion vom Arbeitgeber zu bekommen. Umso schlimmer war für mich das, was später folgte.

Wirklich besser ging es mir in den folgenden Tagen nicht. Mein Mann trauerte zwar anders als ich und zog sich mit seinen Gefühlen eher zurück, doch gleichzeitig spürte er, dass ich ihn brauchte und versuchte, mir Halt zu geben. Meine Freundinnen reagierten sehr unterschiedlich. Eine brachte mir Blumen vorbei, um mich aufzumuntern. Aber meine beste Freundin war in einer ganz anderen Lebensphase als ich und konnte nicht wirklich nachvollziehen, was ich gerade durchmachte. Wieder eine andere Freundin meinte zu mir, dass man in so einem frühen Stadium ja gar nicht von einer echten Fehlgeburt sprechen könne. Das traf mich schon hart, doch ich schluckte nur und sprach daraufhin nicht mehr mit ihr über dieses Thema.

Was mir sehr half, waren Erfahrungsberichte von anderen Frauen, die ich im Internet fand. Vor allem von Frauen, die schnell wieder schwanger wurden, denn darauf hoffte auch ich. Ich wusste ja jetzt, dass ich generell schwanger werden konnte, nur schwebte über mir nach wie vor das Damoklesschwert Endometriose und das Wissen, dass die Entzündungsherde bald zurückkommen würden.

Eine Woche nach dem Abgang ging ich wieder arbeiten, und auch das half mir sehr. Es waren Sommerferien, und wir arbeiteten in Feriengruppen, sodass ich jeden Tag andere Kollegen traf und die ganze Zeit von neuen Leuten umgeben war. So hatte ich nicht viel Zeit zum Nachdenken, und das war auch gut so.

Ein Termin bei meinem Gynäkologen in der Woche darauf zeigte, dass alles abgegangen war und ich keine Ausschabung mehr brauchen würde, das war natürlich zusätzlich eine Erleichterung. Auch meinte er, dass mein Mann und ich nicht lange warten müssten, bis wir es wieder versuchen könnten. Er meinte, der Körper wird sowieso nur schwanger, wenn er auch bereit dazu ist. Auch das gab mir neue Hoffnung.

Kurz darauf brach ich wegen der Endometriose zu einer dreiwöchigen Kur auf. Am ersten Tag in der Klinik erreichte mich eine E-Mail meines Chefs, dass er mich nach meiner Rückkehr dringend sprechen müsse. Der Ton der Mail war irgendwie seltsam und löste bei mir ein ungutes Gefühl aus. Also rief ich meinen Gruppenleiter an und fragte ihn, was los sei. Unter der Hand teilte er mir mit, dass mein Vertrag wohl nach der nun auslaufenden Probezeit nicht verlängert werden würde und ich gekündigt werden sollte. Das war ein Schlag ins Gesicht. Ich konnte mir schon denken, dass mein Kinderwunsch der Grund dafür war. Nur hatte ich nach der ersten verständnisvollen Reaktion meines Vorgesetzten nach der Fehlgeburt nicht mit einer Kündigung gerechnet. Mein Glück war, dass zu der Reha auch Gespräche mit einer Psychologin gehörten, und so konnte ich mich in dieser Zeit in Ruhe für das, was da auf mich zukam, wappnen.

Am ersten Tag nach der Reha folgte dann auch das Gespräch mit meinem Chef. Er erklärte mir ganz offen, dass ich ja wohl offensichtlich eine Schwangerschaft plane und deswegen für das Team nicht tragbar sei. Es war schon ein harter Termin, und mich enttäuschte es auch, dass bereits alle Kollegen eingeweiht waren. Doch dank der psychologischen Vorbereitung schaffte ich es, den Tag einigermaßen selbstbewusst zu überstehen. Ich wurde dann auch sofort freigestellt und nach Hause geschickt. Trotz meines Kinderwunsches begann ich, sofort wieder Bewerbungen zu schreiben. Natürlich wäre ich nach alldem auch erst mal gern daheim geblieben, aber erstens war das finanziell nicht so einfach machbar und zweitens konnte es dank meiner Krankheit ja auch sein, dass wir noch sehr lange brauchen würden, bis es wieder mit einer Schwangerschaft klappte.

Aber es kam anders. Ich fand sehr schnell einen Job in einem Kindergarten und wurde zeitgleich wieder schwanger. Dieses Mal hatten wir keine Ovulationstests benutzt, es hatte einfach so funktioniert. Ich war zunächst wie in einer Schockstarre. Sollte ich mich freuen oder besser erst mal nicht? Würde es dieses Mal bleiben? Was würden meine Kolleginnen sagen? Es gab so viele Fragezeichen. Außer meinem Mann erzählte ich niemandem davon. Ich ging auch erst in der siebten Woche zu meinem Frauenarzt. Vor dem Termin hatte ich so viel Angst, dass ich zwei Nächte nicht schlafen konnte. Doch bei dem Ultraschall war bereits ein Dottersack sowie ein kleiner Punkt, der Embryo, zu sehen, und alles sah wunderbar aus.

Zehn Tage später sah man das erste Mal ein kleines schlagendes Herz. Ein magisches Gefühl. Weniger positiv verlief es im Kindergarten. Meine Kolleginnen waren sauer, dass ich so schnell eine Schwangerschaft verkündete und sprachen daraufhin nicht mehr mit mir. Wichtige Informationen von den Eltern wurden mir nicht mehr mitgeteilt, und ich wurde ausgegrenzt. Es war eine sehr belastende Situation. Eigentlich hätte ich noch weiterarbeiten dürfen und das auch gern gemacht, weil meine durch eine Blutuntersuchung bestimmten Titer ergaben, dass ich gegen die meisten Kleinkinderkrankheiten immun war, doch aufgrund der kollegialen Situation ging ich dann doch ins Beschäftigungsverbot.

Die ersten zwölf Wochen der Schwangerschaft waren für mich aber auch ohne den Job eine Achterbahnfahrt der Gefühle. Sie zogen sich fast ewig dahin, und ich war sehr ängstlich und angespannt. Im Laufe der Schwangerschaft habe ich mich dann mehr und mehr entspannen können und Ende Juli 2020 mein gesundes Baby im Arm halten dürfen. Die tiefe Dankbarkeit, die ich dafür empfinde, kann ich kaum in Worte fassen. Mittlerweile wünschen wir uns für die Zukunft ein zweites Kind, und ich hoffe, dass auch dieser Wunsch in Erfüllung gehen wird. Mein Weg hat mir verdeutlicht, welch ein Wunder es ist, wenn man ein gesundes Kind auf die Welt bringen darf.

Ich finde, in der Gesellschaft gilt das so oft als Selbstverständlichkeit. Es wird so hingestellt, als wäre es ganz einfach: Man hat Sex, wird schwanger und bekommt dann ein Kind. Dabei geht es ja so vielen Menschen so, dass das nicht so einfach ist. Im Nachhinein erfahre ich von immer mehr Frauen in meinem Umfeld, dass sie das Gleiche oder Ähnliches erlebt haben wie ich. Und die, bei denen tatsächlich alles so easy funktioniert hat, wissen oft gar nicht, wie sie mit uns anderen umgehen sollen.

Erst gestern habe ich eine Freundin mit einem gleichaltrigen Kind wie meinem getroffen, und sie fragte mich, wie lange es bei uns gedauert habe, bis ich schwanger geworden bin. Ich sage dann immer, dass das nicht so leicht zu beantworten ist, da ich ja vor der Schwangerschaft schon einmal schwanger war. Mittlerweile kann ich das gut und ohne großes Drama erzählen, was mir anfangs noch schwergefallen ist. Doch ich merke jedes Mal, was es für ein Schockmoment für mein Gegenüber ist. Die meisten werfen mir dann so betroffene Mitleidsblicke zu und wissen gar nicht, wie sie reagieren sollen. Aber ich versuche, meine Fehlgeburt trotzdem nicht unter den Tisch zu kehren, sondern offen damit umzugehen, denn das ist so wichtig. Ich sage den Menschen dann auch, dass sie sich keinen Kopf machen müssen und dass ich heute gut damit zurechtkomme. Mir ist wichtig, dass es einfach kein Tabuthema mehr ist, und deswegen werde ich auch weiterhin ehrlich antworten, wenn mich jemand nach meiner Geschichte fragt.

Jenni, 31

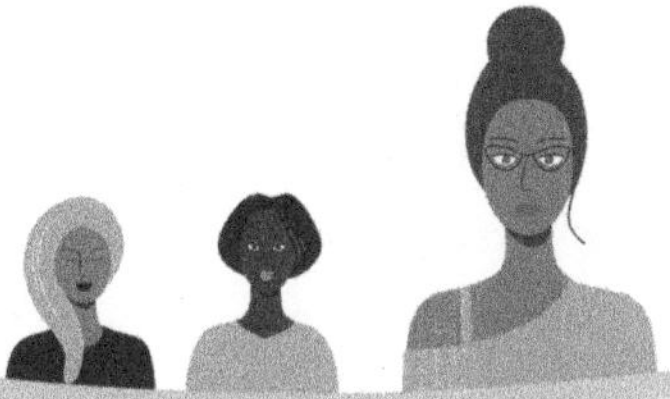

Hamburg

#FehlgeburtwährendeinerPandemie
#Trauerverarbeitung

Mit 21 wollte ich verheiratet sein, mit 25 mein erstes Kind bekommen und mit 28 ein Haus gebaut haben. So war zumindest ursprünglich einmal mein Plan. Tatsache ist, dass das Leben ja doch meist anders läuft, als man es plant. Verheiratet bin ich nun zwar seit ein paar Wochen, allerdings inzwischen auch schon 31 Jahre alt. Also genau zehn Jahre älter als mein früheres Ich sich das damals so zusammengereimt hatte. Doch dass manchmal alles anders kommt, als man es sich vorstellt, muss ja per se nichts Schlechtes sein.

Nach dem Abitur rieten mir alle zu einem Studium. Also studierte ich Jura, bis ich mir selbst nach dreieinhalb Jahren eingestand, dass ich mit Zivilrecht einfach auf dem Kriegsfuß stand. Ich erinnerte mich an ein Praktikum, dass ich früher in einem Kindergarten gemacht und es dort total geliebt hatte. Also schmiss ich das Studium und machte eine Ausbildung zur Erzieherin. Dieser Entscheidung verdanke ich es, dass ich heute in meinem Traumberuf in einer Krippe arbeiten darf.

Auch mein heutiger Mann und ich machten einige Umwege, bevor wir unser gemeinsames Happy End gefunden haben. Zwar kennen wir uns schon seit Abizeiten und wurden früh ein Paar, jedoch trennten wir uns zwischendrin für drei Jahre. Jeder von uns hat in dieser Zeit noch mal seinen eigenen Weg gemacht, bevor wir beide merkten, dass es ohne den anderen einfach nicht geht.

Früher hatte mein Mann keinerlei Kinderwunsch, doch nachdem wir wieder zusammengefunden hatten, wollte auch er sehr gern Kinder haben. Vor anderthalb Jahren haben wir uns eine Eigentumswohnung gekauft, vorausschauenderweise mit einem dritten Zimmer für möglichen Nachwuchs. Dort fühlen wir uns zu Hause und haben den Ort gefunden, an dem wir unser Leben als Familie starten möchten.

Also habe ich letztes Jahr im September die Pille abgesetzt, und obwohl ich sie zuvor 16 Jahre lang genommen habe, schnell einen regelmäßigen Zyklus bekommen. Leider einen sehr langen Zyklus von 39 Tagen, was beim Projekt Kinderwunsch viel Geduld erfordert. Außerdem bekam ich auf einmal ziemlich viele Pickel, was ich so von mir auch nicht kannte. Ich begann jeden Tag Goldene Milch zu trinken, die zwar scheußlich schmeckte, aber immerhin gegen die Hautunreinheiten überraschend gut half. Das mache ich übrigens auch heute noch.

Vor dem Absetzen der Pille hatte ich mich nie mit meinen Zyklusphasen beschäftigt, und es war auch irgendwie spannend, sich nun so genau mit dem eigenen Körper auseinanderzusetzen. Weil ich keine Ahnung hatte, wann genau ich eigentlich einen Eisprung habe, benutzte ich dann im Dezember das erste Mal Ovulationstests. Der erste Smiley, der die fruchtbaren Tage anzeigte, blinkte mich an Silvester an, und an Neujahr hatte ich dann meinen ersten »protokollierten« Eisprung. Natürlich nutzten wir das aus, auch wenn wir uns keine allzu große Hoffnungen machten, da wir an Silvester ordentlich und feucht-fröhlich gefeiert hatten.

Trotzdem wurde ich das erste Mal hibbelig und habe dann eine gute Woche nach dem Eisprung einen Schwangerschaftstest gemacht. Ich hatte mir günstige Teststreifen aus dem Internet besorgt und als ich nur den ganz leisen Hauch einer Linie sah, ging ich von einer dieser berüchtigten Verdunstungslinien aus und schmiss den Test weg. Groß weiter darüber nachgedacht habe ich zu diesem Zeitpunkt nicht.

Kurz darauf bekam eine Kollegin von mir Corona, und ich musste in Quarantäne gehen. Viel zu tun hatte ich in dieser Zeit nicht, und so dachte ich einen Tag bevor meine Regel kommen sollte, was soll's, machst du halt noch mal einen Test. Und plötzlich war dort ein deutlicher Strich zu sehen. Ich war erst mal total verwirrt, traute der Sache noch nicht recht und schickte ein Foto des Tests an eine Freundin, die bereits ein Kind hatte. Sie meinte, ich solle zwei, drei Tage warten und dann noch mal testen, um zu sehen, ob die Linie dunkler werden würde. Also behielt ich das Ganze zunächst für mich und machte jeden Tag einen dieser Streifentests, die tatsächlich immer dunkler wurden. Irgendwann hielt ich es nicht mehr aus und bat meine Nachbarin, mir aus der zwei Minuten entfernten Apotheke einen digitalen Test zu holen, da ich ja selbst das Haus nicht verlassen durfte. Und zack, stand da tatsächlich das Wort, auf das ich so gehofft hatte: SCHWANGER!

Meine Freude war riesig, und nun war es auch an der Zeit, meinen Freund zu überraschen. Ich schrieb ihm also einen Brief im Namen unseres ungeborenen Kindes, das ich Erbse taufte, und klemmte diesen in die Arme eines Teddybären, den ich ihm einmal geschenkt hatte. Aber irgendwie klappte die Überraschung nicht so, wie ich es mir vorgestellt hatte. Mein Freund las zwar den Brief, verstand aber nicht wirklich, was darin stand und was ich ihm damit sagen wollte. Irgendwann meinte ich, er solle doch mal unter den Teddy schauen, denn dort versteckt lag der positive Schwangerschaftstest. Selbst dann dauerte es noch einmal zehn Minuten, bis er die Neuigkeit wirklich realisiert hatte. Als es endlich so weit war, nahm er mich ganz fest in den Arm und meinte, dass er sich riesig freue. Es war ein sehr schöner und besonderer Moment.

Am nächsten Tag rief ich dann bei meinem Frauenarzt an, um einen Termin auszumachen. Ich war natürlich total aufgeregt und fiel aus allen Wolken, als ich erst in drei Wochen einen Termin bekam. Ich war ja vorher noch nie schwanger gewesen und hatte keine Ahnung, ab wann man etwas im Ultraschall erkennen konnte. Nun kamen mir diese drei Wochen vor wie eine echte Ewigkeit.

Nach einer Woche endete meine Quarantäne und ich ging wieder in die Krippe. Man fällt ja als Schwangere in dem Job meist sofort in ein Beschäftigungsverbot, so viel wusste ich. Allerdings kam mir das ohne eine Bestätigung des Arztes irgendwie komisch vor. Andererseits wollte ich mein Baby natürlich auch keinem allzu großen Risiko aussetzen. Ich hatte gehört, dass man nicht mehr schwer heben und wickeln solle. Deswegen sprach ich im Vertrauen meine beiden Kolleginnen an und bat sie, dass sie diese Aufgaben in nächster Zeit für mich übernehmen würden, da ich schwanger sei. Eine der Kolleginnen bestand aber darauf, dass ich sofort den Chef einweihen sollte, da sie einmal miterlebt hatte, wie eine andere Kollegin mitten in der Krippe eine Fehlgeburt erlitt. Mir war das allerdings zu früh, und erst nach langem Hin und Her ließ ich mich breitschlagen und meinte, ich würde mir zeitnah einen passenden Moment suchen, um mit ihm zu reden. Doch dazu kam es gar nicht mehr, denn kurz darauf marschierte besagte Kollegin mit meinem Chef zu uns in die Gruppe. Wir setzten uns also zu dritt zusammen, und die erste Frage meines Chefs war gleich, wer von uns denn schwanger wäre. Als ich mich outete, meinte er nur, dass er dann seine Wette verloren hätte, weil er auf meine Kollegin getippt hatte. Er war also kein bisschen sauer, sondern meinte nur, dass dies dann mein letzter Arbeitstag wäre. Ihm sei das Risiko mit Corona zu groß, und er wolle mir auch nicht zumuten, den ganzen Tag mit FFP2-Maske rumzulaufen. Mein Chef stellte mir dann ein betriebliches Beschäftigungsverbot aus und zack, war ich zu Hause. Dort saß ich dann und drehte Däumchen. Ich hatte viel, viel Zeit.

Das Gute daran war, dass ich so trotz der Hebammenknappheit frühzeitig eine tolle und sympathische Hebamme gefunden habe. Das Schlechte war, dass ich den ganzen langen Tag Zeit hatte, mir Gedanken zu machen. Natürlich auch positive, wie Recherchen zur perfekten Babyschale oder zur Einrichtung des Kinderzimmers. Aber eben auch negative: Warum zwickt es hier, warum zwickt es dort? Dr. Google wurde mein (schlechter) bester Freund, und ich las mich in alle möglichen Komplikationen und Foren ein.

In dieser Zeit besuchte uns die Mutter meines Freundes und wir entschlossen uns, ihr von unserem kleinen Geheimnis zu erzählen. Dafür besorgten wir extra Rubbelkärtchen mit dem Satz »Du wirst Oma«. Ich glaube, im ersten Moment verstand sie die Überraschung auch nicht so ganz, doch je länger sie sie sacken lassen konnte, desto mehr freute auch sie sich. Auch meinem Papa und einigen Freundinnen erzählte ich von der Schwangerschaft, und alle waren mit uns glücklich.

Parallel nahmen meine Schwangerschaftssymptome zu, ich musste immer wieder etwas essen, ansonsten wurde mir schlecht. Meine Brüste spannten, ich bekam noch mehr Pickel und leider auch Haarausfall.

Und dann war es irgendwann endlich so weit, der langersehnte Frauenarzttermin stand an. Wegen der Pandemie durfte mein Mann leider nicht mit in die Praxis. Ich war so aufgeregt wie noch nie. Im

Wartezimmer zeigte meine Funktionsuhr einen Puls von 131, und als ich dann beim Ultraschall war, konnte ich es sofort sehen: Das schlagende Herz unseres Babys! Es war ein so wunderschöner Moment. Nach der Untersuchung hatte ich noch ein Gespräch mit meiner Ärztin und fragte nach dem Fehlgeburtsrisiko, da eine Freundin von mir bereits eine erlitten hatte. Doch die Ärztin meinte, dass sie erst mal sehr zufrieden sei und alles genau so aussehe, wie es sollte. Der nächste Ultraschall wurde dann für die elfte Woche angesetzt. Ich bekam aber schon direkt meinen Mutterpass ausgehändigt und verließ die Praxis stolz und mit einem guten Gefühl im Bauch.

Trotz meines Glücksgefühls fiel mir in den kommenden Wochen zu Hause fast die Decke auf den Kopf. Bis mein Mann eines Tages meinte, ich müsse jetzt mal raus und mich mit einem Ausflug nach Büsum, ans Meer überraschte. Büsum war schon immer mein Rückzugsort gewesen, und ich liebe das Meer wahnsinnig. Auf dem Hinweg machten wir noch Halt bei meinen Großeltern, die wir nach langer Zeit coronabedingt zumindest kurz an der Haustür sehen konnten.

Am Meer angekommen, war es sehr stürmisch und superkalt. Wir gingen trotzdem spazieren und kehrten dann für einen heißen Kakao ein. Als mein Freund danach noch einmal spazieren und zum Leuchtturm laufen wollte, hielt sich meine Begeisterung bei der Kälte draußen in Grenzen, aber ich ging dann doch mit. Umso überraschter war ich, als er vor dem Leuchtturm plötzlich auf die Knie ging und um meine Hand anhielt. Statt eines Rings schenkte er mir eine Verlobungskette mit unseren Namen, einer Feder und einem Stein daran. Er erklärte mir, dass außerdem Platz für einen dritten Namen sei und der Name unseres Kindes die Kette dann bald zu einer Familienkette machen würde. Ich war wahnsinnig berührt davon, wie viele Gedanken er sich gemacht hatte und fand es richtig süß, dass er mich unbedingt noch vor der Geburt heiraten wollte.

Eigentlich war alles perfekt. Nur ließen ab der neunten Woche langsam meine Symptome immer mehr nach, was mich zunehmend nervös machte. Ich bediente mich wieder bei Dr. Google und las, dass sich der Körper nach und nach an das HCG-Hormon gewöhne und die Symptome deswegen wieder abebben konnten. Ein Forenbeitrag allerdings schreckte mich auf. Dort berichtete eine Frau, dass sie nach schwindenden Symptomen eine unbemerkte Fehlgeburt hatte, die erst der Arzt feststellte. Ich fragte bei meiner Freundin, die selbst eine Fehlgeburt hatte, nach. Sie meinte, dass ich es merken würde, wenn ich eine Fehlgeburt hätte, sie hätte damals total geblutet. Das beruhigte mich dann wieder etwas.

Doch am Abend vor dem nächsten Ultraschalltermin lag ich im Bett und machte mich verrückt. Mein Mann verstand das gar nicht und meinte immer wieder, dass doch alles gut sei. Aber mein Bauchgefühl sagte mir etwas ganz anderes. Ich brach in Tränen aus und konnte gar nicht mehr aufhören zu weinen. Mein Mann bestand dann darauf, mich am nächsten Tag zu dem Termin zu bringen und vor der Tür zu warten, da ich so nervös war. Eigentlich wollte ich das nicht, sondern aufgrund meines schlechten Gefühls lieber allein zur Praxis gehen. Doch irgendetwas in mir drin sagte mir, dass es vielleicht gut sei, wenn er mitkommen würde und mich im Anschluss trösten könnte. Irgendwie wusste mein Unterbewusstsein da wohl schon Bescheid.

Im Wartezimmer raste mein Puls wieder wie verrückt. Gleich beim Reinkommen fragte meine Ärztin mich nach Symptomen, ich erzählte sofort, dass sie nicht mehr da waren und wie nervös ich war. Sie meinte dann, dass wir am besten gleich den Ultraschall machten, damit ich nicht noch nervöser werden würde. Ich fragte noch, ob ich dieses Mal für meinen Mann den Herzschlag mitfilmen dürfe, was sie bejahte. Allerdings vergaß ich dann mein Handy auf dem Schreibtisch. Die Ärztin meinte, sie suche jetzt erst mal den Herzschlag und würde mir mein Handy dann bringen. Dazu kam es jedoch gar nicht mehr. Schon der erste Blick auf den Bildschirm zeigte mir, dass irgendetwas nicht stimmte. Nicht nur, dass ich keinen Herzschlag, also kein Flimmern mehr sehen konnte, auch war der Embryo seit dem letzten Mal so gut wie gar nicht gewachsen. Meine Ärztin fing an zu messen und versuchte gleich zweimal, den Herzschlag aufzuzeichnen, doch es war nichts da. Beim zweiten Messen dachte ich mir schon, warum tut sie das noch? Wir sehen es doch beide. Sie war dann superlieb und so einfühlsam, als sie mir erklärte, dass es leider eindeutig sei und das Kind bereits seit der achten Woche nicht mehr gewachsen sei.

Die Praxis ist eine sehr große Gemeinschaftspraxis, und die Ärztin erklärte mir, dass sie in solchen Fällen immer eine zweite Meinung einholen würden, es bei mir aber doch sehr eindeutig sei. Ich dürfe selbst entscheiden, ob ich noch einen zweiten Arzt hinzuziehen wolle. Da ich bei Dr. Google gelesen hatte, dass eine zweite Meinung immer wichtig ist, bejahte ich dies. Es kam dann eine weitere, leider nicht ansatzweise so einfühlsame Ärztin, die recht rasch und emotionslos bestätigte, was meine Ärztin bereits festgestellt hatte. Im Nachhinein hätte ich mir diese weitere Zeit auf dem schrecklichen Stuhl, auf dem gerade meine Welt zerbrach, auch sparen können.

Meine Ärztin sagte mir dann, wie oft Fehlgeburten vorkämen und dass nur leider niemand darüber spreche. Auch erklärte sie mir, dass ich mir auf keinen Fall Vorwürfe machen solle. Es bringe absolut nichts, sich Gedanken um das Warum zu machen, und dass es nicht meine Schuld sei. Das hat sehr gutgetan, und ich habe auch zu Hause noch oft an ihre Worte gedacht. Generell hat sie mich sehr gut aufgefangen, und ich habe mich sogar später noch per Mail für ihre Fürsorge bedankt.

Sie klärte mich dann über die weiteren Schritte auf und riet mir zu einer Operation, da die Fruchthöhle schon sehr groß und deswegen mit starken Blutungen zu rechnen sei. Sie merkte aber auch, dass ich gar nicht in der Lage war, einen klaren Gedanken zu fassen und meinte, dass ich mir Zeit lassen könne und von einem Abwarten keine Gefahr ausgehe. Ich könne auch warten, bis es von allein passiert und mir in Ruhe alles durch den Kopf gehen lassen. Sollte ich mich für eine OP entscheiden, würden sie mit der sanfteren Absaugmethode arbeiten und nicht ausschaben. Der Eingriff würde dann in der Praxis selbst durchgeführt, da sie einen eigenen OP-Bereich haben. Sobald ich mich entschieden hätte, würde ich auch kurzfristig einen Termin bekommen.

Ich saß nur völlig apathisch da, erst im Treppenhaus flossen dann meine Tränen. Als mein Mann nicht unten vor der Tür stand, schrieb ich ihm eine knappe Whatsapp, wo er sei. Er meinte später, er wusste sofort, was los war. Und so musste ich auch gar nicht viel sagen, stand nur weinend mitten in der Hamburger Innenstadt, umgeben von vorbeieilenden Menschen und ließ mich dann von meinem Mann nach Hause bringen.

Im Auto fragte er mich total süß, ob ich ihn trotzdem noch heiraten würde. Was ich natürlich wollte. Aber erst mal wollte ich mich nur daheim einigeln. Meinen Freundinnen, die mich fragten, ob der Termin gut verlaufen sei, schrieb ich nur, dass nichts gut sei und ich mich melden würde, wenn ich so weit sei. Ich wollte mit niemand anderem außer meinem Mann reden, und wir weinten einfach nur beide zusammen an diesem Abend.

Am nächsten Morgen, einem Freitag, war ich ein bisschen klarer im Kopf, und wir besprachen, was wir jetzt machen sollten. Im Endeffekt gab mein Mann den Ausschlag, als er meinte, es helfe ja nichts, und dass ich am besten den OP-Termin ausmachen sollte. Das tat ich dann auch und bekam einen Termin für Montag. Noch am gleichen Tag setzten bei mir Blutungen ein. Ich hatte mich ja vorher nie mit kleinen Geburten beschäftigt und bekam tierische Angst. Aus heutiger Sicht hätte ich meine Hebamme anrufen können und sie bitten, vorbeizukommen. Doch auf die Idee kam ich damals nicht. Als ich mit der Praxis telefonierte, meinten sie zu mir, ich solle den Termin am Montag trotz der Blutungen aufrechterhalten und könne am Wochenende natürlich jederzeit Schmerzmittel nehmen.

Mir kam es fast so vor, dass jetzt, wo mein Kopf wusste, was los war, es auch mein Körper verstand. Vielleicht hatte ihm zuvor einfach die Gewissheit gefehlt. Am Sonntag bekam ich dann richtige Wehen, sie kamen alle fünf Minuten und blieben etwa zwei Minuten lang. Es war ein krasses Gefühl, auf einmal Wehen zu haben. Ich beschloss, das nicht auszuhalten zu müssen, und pumpte mich mit Buscopan und Ibuprofen zu. Natürlich hoffte ich die ganze Zeit, dass mein Körper es nun allein schaffen würde und am Sonntag war ich mir dann auch sicher, dass es so war. Ich hatte so viel geblutet und heftige Wehen gehabt, das musste doch meine kleine Geburt gewesen sein.

Aber leider hatte es trotzdem nicht ausgereicht, und der Ultraschall am Montag zeigte, dass die Fruchthöhle nach wie vor an derselben Stelle saß und sich nicht einmal bewegt hatte. Aufgrund dessen riet mir meine Ärztin zu dem Eingriff, da der natürliche Abgang auch noch zwei Wochen dauern könne. Sie meinte, ich müsse selbst entscheiden, ob ich mir das zutrauen würde. Ich wollte nur noch, dass das alles ein

Ende findet und alles wieder gut werden würde. Also entschied ich mich für die Operation.

Mein Mann blieb die ganze Zeit unten im Auto, da die Dauer auf etwa zweieinhalb Stunden vorhergesagt war und eine Heimfahrt sich nicht lohnen würde. Wegen der Pandemie durfte er ja nicht bei mir in der Praxis sein. Doch dann wartete ich allein schon eine Stunde auf die Anästhesistin. Und so einfühlsam meine Gynäkologin war, so schrecklich und unsensibel war dann die Anästhesistin. Im OP ging es nach der raschen Aufklärung weiter, und die Narkoseärztin wollte mir unbedingt rechts den Zugang legen, obwohl ich wusste, dass das meine schlechte Seite war. Nach langem Versuchen hatte sie es dann irgendwann geschafft, und in der Zwischenzeit waren bei mir alle Dämme gebrochen. Ich musste nur noch weinen und schluchzen. Mir wurde klar, dass mir jetzt mein Baby weggenommen werden würde. Ich konnte nur daran denken. Mein Baby. Das noch in mir war.

Es war eine schreckliche Situation in diesem OP-Saal, und die Anästhesistin wurde zunehmend genervter. Irgendwann meinte sie, jetzt sei es aber mal gut und dass ich mich endlich beruhigen solle. Eine Schwester hat dann sanft meinen Arm und Kopf gestreichelt, während ich gar nicht mehr verstanden habe, was um mich herum passiert. Ich hatte zuvor noch nie eine Narkose gehabt, und als ich plötzlich nicht mehr sprechen konnte, wusste ich nicht, wieso das auf einmal nicht mehr ging. Dann war ich weg.

Als ich aufgewacht bin, lag ich in einem anderen Zimmer und fragte, wie ich dorthin gekommen sei. Eine Schwester erklärte mir, dass ich eben mit ihr dorthin gelaufen sei, doch dieser Moment fehlte mir völlig. Das war schon ein unheimliches Gefühl. Ich fühlte mich einfach nur leer und habe irgendwann gespürt, wie mir Blut die Beine hinunterlief und es nass im Bett wurde. Kurz darauf habe ich tierische Unterleibsschmerzen bekommen und wie Espenlaub gezittert. Man hat mir dann Schmerzmittel und ein Wärmeunterbett sowie eine zweite Bettdecke gebracht. Später dann auch Tee und Kekse und von meiner Ärztin kam die beruhigende Nachricht: Alles war gut gelaufen, es war jetzt alles weg und auch eine anschließende Gebärmutterspiegelung hatte gezeigt, dass alles wunderbar aussehe. Einer erneuten Schwangerschaft stehe nichts im Wege. Ich könnte theoretisch sofort wieder schwanger werden, sie würde mir nur empfehlen, eine Periode abzuwarten. Außerdem bekam ich noch ein Antibiotikum, um einer Infektion vorzubeugen, da diese zu Vernarbungen führen könnte und das hinderlich für eine erneute Schwangerschaft wäre. Es wurde also an alles gedacht und alles getan, um meinen erneuten Start in den Kinderwunsch so gut es ging zu unterstützen. Ich atmete innerlich auf und war dankbar, dass ich dank dieser Ärztin und ihren Worten nun mit einem halbwegs zuversichtlichen Gefühl die Praxis verlassen konnte.

Zehn Tage später war ich zur Nachsorge wieder in der Praxis, und auf einmal sah alles ganz anders aus. Plötzlich entdeckte die Ärztin Flüssigkeit in meiner Gebärmutter, die dort nicht hingehörte. Sie meinte zwar, mit der nächsten Periode würde das wahrscheinlich alles ausgespült werden, aber mir riss es trotzdem erst mal den Boden unter den Füßen weg. Meine ganze trügerische Alles-wird-jetzt-gut-Sicherheit war wieder weg. Und das Gleich-wieder-schwanger-werden-Können war natürlich auch erst einmal hinfällig.

Mir war gesagt worden, dass es etwa sechs bis acht Wochen dauern könne, bis ich wieder meine Periode bekäme. Als sich nach zehn Wochen immer noch nichts getan hatte, überkam mich das Gefühl, dass etwas nicht stimmte, und ich rief in der Praxis an. Ich wollte endlich neustarten dürfen, deswegen hatte ich mich ja vor vielen Wochen für die Operation entschieden. Doch in der Praxis hieß es nun, ich müsse abwarten und dass es bis zu drei Monate dauern könne, bis ich wieder einen Zyklus habe.

Im Endeffekt hat es dann zwölf Wochen gedauert, bis ich das erste Mal wieder meine Tage bekommen habe. Danach ergab eine Untersuchung, dass nun wirklich alles wieder in bester Ordnung wäre, und ich bekam das finale Go für eine erneute Schwangerschaft. Nun ja, an dieser arbeiten wir momentan.

Einfach ist es nicht immer, und ich habe auch lange gebraucht, bis ich das Erlebte einigermaßen verarbeitet hatte. Telefonate mit meiner Hebamme haben mir dabei geholfen, genauso wie eine Auszeit, die ich mir nach dem Eingriff genommen habe. Mein Chef hatte mir, als ich ihn vor der OP benachrichtigte, gesagt, ich solle mir die Zeit nehmen, die ich brauche. Und auch meine Ärztin meinte damals, sie schreibe mich so lange krank, wie ich das benötige. Ich blieb dann sechs Wochen lang zu Hause und habe die Zeit genutzt, um wieder mit mir ins Reine zu kommen. Auch mein Mann hat sich nach der Fehlgeburt zwei Wochen krankschreiben lassen. Auch wenn er nach drei, vier vergangenen Wochen nicht nachvollziehen konnte, warum ich immer noch so aktiv trauere. Das hat zu einigen Spannungen geführt, die wir aber überwinden konnten.

Eine große Hilfe war für mich auch das Reden und der Austausch mit meinen Freundinnen. Eine hatte mir in der ganz schweren Zeit sogar Blumen und eine liebe Karte geschickt. Selbst in meinem Kokon hat mich diese Geste sehr berührt und mir Mut gemacht. Schon als ich vor sechs Jahren meine Mutter verloren habe, hat es mir geholfen, viel darüber zu sprechen. Ich glaube, je öfter man über einen Schicksalsschlag redet, desto besser kommt man damit klar. Man ist zwar immer noch traurig, aber man muss nicht mehr immer gleich weinen.

Ich habe sogar einen Instagramkanal gegründet, um mich mit anderen betroffenen Frauen zum Thema austauschen zu können. So habe ich zum Beispiel auch eine Frau kennengelernt, die Trauerwürfel herstellt. Einen solchen Trauerwürfel mit dem Geburtsdatum meines Sternenbabys steht jetzt gemeinsam mit dem Ultraschallbild und den Erinnerungen an meine Mutter bei uns im Regal. Auch habe ich über den Kanal das Konzept des Schwellengangs kennengelernt und selbst für mich ausprobiert. Man geht mit einer bestimmten Fragestellung in die Natur, legt sich eine Schwelle, über die man geht und nimmt sich in dem Moment bewusst Zeit für diese Frage. Ich habe das ganz pragmatisch in meiner Mittagspause gemacht und bin zu einem kleinen Teich hinter unserer KiTa gegangen.

Dort habe ich mich gefragt, wann mein Körper endlich wieder funktionieren wird.

Ich war total überrascht, was man alles sieht und interpretiert, wenn man offen in die Welt blickt. Zum Beispiel habe ich Schatten und Licht gesehen und interpretiert, dass, so dunkel dein Leben auch gerade sein mag, es irgendwo ganz nah auch immer Leichtigkeit und Licht gibt. Außerdem habe ich viele Knospen an Bäumen gesehen. Sie sind erst ganz klein, müssen wachsen und aufgehen und dafür brauchen sie ihre Zeit. Mir kam daraufhin der Gedanke, dass vielleicht auch mein Körper diese Zeit braucht, um wieder zu funktionieren. Das war eine sehr spirituelle, aber auch schöne Erfahrung, die ich sonst wohl nie gemacht hätte.

Heute kann ich mir selbst auch positive Antworten geben und anerkennen, wie wunderbar mein Körper eigentlich ist. Er hat in der

Schwangerschaft früh erkannt, dass etwas nicht stimmt und diese gestoppt. In diesem Moment war er viel schlauer als ein Arzt und hat viel früher verstanden, dass etwas falsch läuft. Wenn man es so betrachtet ... So schrecklich eine Fehlgeburt auch ist, eigentlich kann der Körper etwas ganz Tolles.

Ich hoffe sehr, dass mein Körper bald auch etwas noch Tolleres vollbringen und uns ein gesundes Baby schenken wird. Denn trotz allen positiven Austauschs, natürlich sehe ich bei Instagram auch viele Schwangere, und da kommt schon hin und wieder Neid auf. Denn unser Kinderwunsch ist nach wie vor da und groß wie nie. Wir versuchen es auf jeden Fall weiter und hoffen auf unser Regenbogenbaby. Und irgendwann, hoffentlich ganz bald, werden wir dies auch in unsere Arme schließen können. Daran glaube ich ganz fest.

Monica, 38

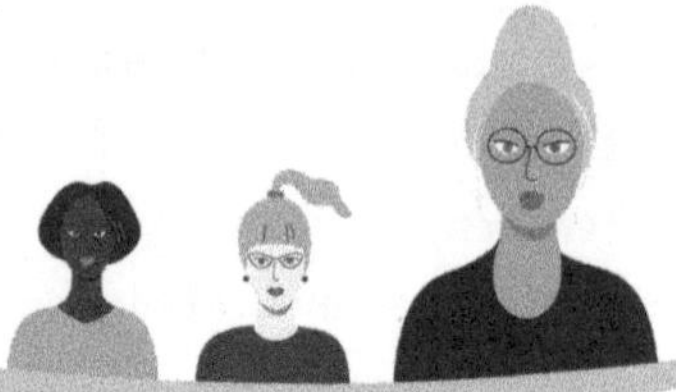

Saarbrücken

#Brustkrebs
#Eileiterschwangerschaft

Als kleines Mädchen habe ich mir immer vorgestellt, einmal ganz viele eigene Kinder zu bekommen. Meine Mutter hat sechs Geschwister, und ich fand den Trubel auf Familienfeiern immer wunderbar. So wollte ich es später auch einmal haben.

Allerdings entwickelten sich im Laufe der Jahre erst einmal andere Prioritäten. So stand nach dem Abitur mein Medizinstudium an und Kinder waren ein Thema für irgendwann mal, aber keines, das vorerst konkret in meinem Kopf verankert war. Richtig konfrontiert wurde ich mit dem Thema Familienplanung dann aber mit 29 Jahren, als bei mir überraschend Brustkrebs festgestellt wurde. Ich hatte eine längere Reise nach Panama geplant und ging vor der Abreise noch einmal zum Arzt, um einen Knoten, den ich an meiner Brust ertastet hatte, kontrollieren zu lassen. Eigentlich erwartete ich, dass es nichts sei, doch vor einem längeren Auslandsaufenthalt geht man ja doch lieber auf Nummer sicher. Ohne Panama wäre ich vielleicht gar nicht zur Kontrolle gegangen.

Jedenfalls waren für mich auf einmal ganz neue Fragen präsent: Wie würde es nun weitergehen, welche Therapie kam auf mich zu und würde ich die Krankheit überhaupt überleben? An Kinder habe ich erst mal überhaupt nicht gedacht. Doch zwei meiner Freundinnen sind Gynäkologinnen und haben mir damals gleich geraten, ins Kinderwunschzentrum zu gehen, um Eizellen einfrieren zu lassen. Zu dem Zeitpunkt wusste niemand, ob ich nach den Therapien noch auf natürlichem Wege schwanger werden könnte oder nicht. Also machte ich einen Termin in einem Kinderwunschzentrum aus, was sich schon komisch anfühlte. Mein Freund und ich waren damals knappe drei Jahre zusammen und über gemeinsame Kinder hatten wir uns noch nicht viele Gedanken gemacht. Nun war das Thema plötzlich total präsent, musste ich doch gleich entscheiden, ob ich meine Eizellen befruchtet oder unbefruchtet einfrieren lassen wollte. Befruchtete Eizellen hatten nach dem damaligen Verfahren eine größere Chance, später zu einem gesunden Embryo heranzuwachsen, doch wenn mein Freund und ich uns trennen würden, hätte ich keinen Anspruch mehr auf die Eizellen gehabt. Allerdings war er sofort bereit zu unterschreiben, dass ich den Anspruch auch dann nicht verlieren würde, was aber rechtlich auch wiederum Sonderfälle nicht ausgeschlossen hätte. Kurzum, mit der konkreten Bedrohung durch die Krankheit im Nacken, war diese ganze Eizellenthematik nicht gerade einfach zu entscheiden. Im Endeffekt musste ich aber auch gar nicht so viel entscheiden, denn da mir in der Kürze der Zeit nur drei Eizellen entnommen werden konnten, setzte ich voll auf die sichere Variante und ließ alle drei befruchten. Aus heutiger Sicht die beste Entscheidung, denn mein damaliger Freund ist heute mein Mann.

Dann konzentrierte sich erst mal alles auf den Kampf gegen den Krebs, und glücklicherweise gab es hier viele gute Nachrichten. Der Tumor war noch lokal begrenzt, die Chemotherapie schlug sehr gut an, und nach meiner Brustamputation lieferte auch die folgende Bestrahlung das gewünschte Ergebnis. So weit ging also erst mal alles gut aus. Ich war fast zwei Jahre mit der Heilung beschäftigt und hatte in dieser Phase viel Zeit, um über mich nachzudenken und auf die Bremse zu treten.

Doch trotz des guten Ausgangs gab es auch eine Nachricht, die Konsequenzen mit sich brachte. Der Tumor, den ich hatte, war ein hormonrezeptorpositiver Tumor. Das bedeutet, dass er dann wuchs, wenn Hormone andockten. Somit musste ich im Anschluss an die eigentlichen Therapien noch eine zusätzliche antihormonelle Therapie machen. Fünf Jahre lang wurde ich quasi in künstliche Wechseljahre versetzt.

Ich musste die ganze Zeit über Medikamente einnehmen, um meine Hormonproduktion von Östrogen und Progesteron zu unterdrücken. Es war also klar, dass ich in den nächsten fünf Jahren nicht schwanger werden konnte. Und so vor vollendete Tatsachen gestellt, war er plötzlich da und ganz groß – mein Kinderwunsch. Doch die Therapie musste sein, und so begleiteten mich im Alter von 29 bis 34 Jahren statt Babysöckchen und Stillratgebern extreme Hitzewallungen und massive Schlafstörungen, die meine Lebensqualität enorm einschränkten.

Als ich die Medikamente nach fünf Jahren im Frühling 2018 endlich absetzen durfte, war das wie eine Befreiung. Schlagartig ging es mir besser, und schon im Sommer setzte meine Periode wieder ein, was ein gutes Zeichen war. Unser Kinderwunsch war definitiv da, nur hatte ich gerade eine neue Stelle als Oberärztin angetreten und so beschlossen wir, noch etwas zu warten.

Im Herbst starteten wir dann mit der aktiven Familienplanung, und als ich Anfang Dezember noch nicht schwanger war, machte ich zur Sicherheit einen Termin im Kinderwunschzentrum aus, um checken zu lassen, ob ich überhaupt noch schwanger werden konnte. Nach einem ersten Gespräch sollte ich nach den Feiertagen im Januar noch einmal vorbeikommen, um das weitere Vorgehen zu planen. Doch dazu kam es gar nicht mehr, denn tatsächlich wurde ich noch im Dezember auf natürlichem Wege schwanger. Es folgte eine komplikationslose Schwangerschaft, und im September 2019 wurde unser gesunder Sohn geboren. Nachdem ich so lange Angst haben musste, niemals schwanger werden zu können, ist er wirklich unser kleines Wunderkind, für das wir auch heute noch jeden Tag dankbar sind.

Doch uns war klar, dass Wunder nicht selbstverständlich sind, und da wir gern ein Geschwisterchen haben wollten, warteten wir nicht allzu lange mit der weiteren Familienplanung. Anfang 2021 starteten wir sozusagen mit Runde zwei. Wir mussten dann wegen der Coronaimpfung noch etwas aussetzen, aber Anfang Mai habe ich tatsächlich wieder einen positiven Schwangerschaftstest in der Hand gehalten. Unser zweites Wunder hatte sich auf den Weg gemacht.

Ich war zum Zeitpunkt des Tests etwa in der sechsten Woche. Ich weiß es noch genau, es war ein Dienstag, an dem ich positiv getestet habe. In der Nacht von Donnerstag auf Freitag bekam ich auf einmal starke Bauchschmerzen. Ich bat meinen Mann, sich um unseren Sohn zu kümmern, da ich das Gefühl hatte, mich bewegen zu müssen. Spontan dachte ich, ich wäre in der Frühschwangerschaft eben aufgebläht und hätte deswegen starke Schmerzen. Die Krämpfe blieben bis zum Morgen, dann waren sie plötzlich wie weggeblasen. Am Samstagmorgen hatte ich dann eine Schmierblutung, zwar ganz schwach, aber in Kombination mit den Schmerzen beunruhigte mich das schon sehr. Ich rief eine befreundete Gynäkologin an, die meinte, dass Blutungen in der Frühschwangerschaft durchaus vorkommen könnten. Es wäre in Verbindung mit den starken Schmerzen zwar auch eine Eileiterschwangerschaft denkbar, aber dann würden die Schmerzen eigentlich nicht einfach so weggehen. Das beruhigte mich erst mal. Am Montagmorgen war ein Termin in der Praxis meines Gynäkologen angesetzt. Eigentlich hatte ich den Termin canceln wollen, da ich lieber erst in einer späteren Woche zum Ultraschall gehen wollte, doch ich hatte in der Praxis niemanden mehr erreicht. Also blieb es bei dem Termin.

Am Sonntag waren wir noch auf einem Geburtstag eingeladen. Als das Geburtstagskind mich immer wieder überzeugen wollte, Sekt zu trinken, vertraute ich ihr an, dass ich schwanger sei. Sie freute sich sehr, doch seltsamerweise konnte ich ihren Optimismus nicht teilen. Das war sehr untypisch für mich, denn ich bin ein sehr positiv denkender Mensch. Doch an diesem Tag war ich sehr verhalten, hatte ein komisches Gefühl im Bauch und meinte, ich würde erst mal den Termin am nächsten Tag abwarten.

In der Praxis machte der Gynäkologe, den ich seit meiner Erkrankung sehr gut kannte, einen Ultraschall, konnte aber keine Fruchthöhle entdecken. Das war untypisch für das Ende der sechsten Schwangerschaftswoche. Er meinte, es gäbe drei Erklärungen. Entweder es war einfach noch zu früh, oder aber ich war schwanger gewesen, wäre es jetzt jedoch nicht mehr, oder ich hatte eine Eileiterschwangerschaft. Allerdings konnte er per Ultraschall auch nichts an den Eileitern erkennen.

Ich begann schon an mir zu zweifeln. War der Test überhaupt positiv gewesen? Hatte ich mir den zweiten Streifen etwa nur eingebildet? Doch als ich mir noch mal ein Video ansah, indem mein Sohn das Teststäbchen in der Hand hielt, war der Test ganz eindeutig positiv. Mein Arzt beschloss, den HCG-Wert per Bluttest zu bestimmen. Wenn dieser über 1000 läge, müsste ich direkt in die Klinik, um nachschauen zu lassen, ob nicht doch eine Eileiterschwangerschaft vorliege. Bei den Sprechstundenhilfen nahm ich mir noch einen Urintest für zu Hause mit. Dieser war sofort positiv. Das Ergebnis vom HCG-Blut-Test hingegen sollte ich erst am Abend per Anruf mitgeteilt bekommen. Doch schon nachmittags bekam ich furchtbare Bauchschmerzen. Ich rief in der Praxis an, aber das Ergebnis war noch nicht da. Ich sollte allerdings schon mal eine Tasche fürs Krankenhaus packen. Mittlerweile waren die Schmerzen so schlimm, dass ich mich ins Bett legen musste und richtig ausgeknockt war. Ich konnte hören, wie mein Sohn im Bad immer wieder den Wasserhahn auf- und zudrehte, doch ich war nicht in der Lage aufzustehen. Schließlich kam der Anruf meines Gynäkologen: Der HCG-Wert lag bereits bei 1600.

Als mein Mann nach Hause kam, stand das halbe Bad unter Wasser, und ich fuhr direkt mit dem Taxi in die Klinik. Zu diesem Zeitpunkt hatte ich noch gar nicht den Verlustgedanken im Kopf, vielmehr war ich wie in einer Art Film und versuchte, mich innerlich auf das vorzubereiten, was nun kommen würde. Denn ich wusste, dass nun eine Bauchspiegelung gemacht werden musste. Ich fuhr in die Klinik, in der ich selbst als Hals-Nasen-Ohren-Ärztin arbeite, und in der ich auch war, als ich meine Chemo gemacht hatte. Es war also eine vertraute Umgebung für mich, und ich kannte große Teile des Ärzte- und Schwesternteams. Die diensthabende Gynäkologin hatte damals auch die Geburt meines Sohnes betreut, und ich würde sie als Bekannte bezeichnen.

Im Ultraschall konnte auch sie nicht wirklich viel erkennen, außer dass ich freie Flüssigkeit im Bauchraum hatte, was für Blutungen sprach. Allerdings sah sie im Uterus einen kleinen schwarzen Punkt, von dem sie nicht wusste, was er war. Im Nachhinein war das mein Pech. Sie sprach nie aus, dass es sich hier auch um eine intakte Schwangerschaft handeln könnte, aber natürlich stand der Verdacht nun im Raum. Sie schlug mir vor, dass wir eine Bauchspiegelung machen, aber auf eine parallele Ausschabung verzichten könnten. Normalerweise wird immer beides zusammen durchgeführt, um auf Nummer sicher zu gehen, dass man wirklich alles entfernt.

Ich kam also zur Bauchspiegelung in den OP, und es fühlte sich total beklemmend an, plötzlich wieder auf der anderen Seite – nicht als Ärztin, sondern als Patientin – im Operationssaal zu sein. Bei einer Bauchspiegelung werden drei kleine Schnitte gemacht und mit einer Kamera in das Innere des Bauchraums geschaut. Die Ärztin kam nach dem Eingriff mit vermeintlich guten Nachrichten zu mir. Die Bauchspiegelung habe super funktioniert und sie hatte sofort erkennen können, wo die Eileiterschwangerschaft sitzt. Direkt vorn am Eingang des Eileiters saß ein Blutkoagel (wie ein Klumpen), weswegen sie den Eileiter gar nicht aufschneiden, sondern nur ausmelken musste. Mein Eileiter sei völlig intakt und schmal, die Eileiterschwangerschaft vollständig abgezupft. Ich hatte insgesamt einen halben Liter Blut verloren, auch das war also relativ glimpflich abgelaufen. Gut ging es mir aber natürlich nicht. Langsam sickerte der Verlust meines Babys in mein Bewusstsein und durch eine nicht gut sitzende Drainage hatte ich zusätzlich auch noch starke Schmerzen.

Die OP hatte Montagnacht stattgefunden, und vor meiner Entlassung am Mittwoch wurde noch einmal mein HCG-Wert kontrolliert. Das brachte einen kleinen Schock mit sich, denn der Wert war gestiegen anstatt gefallen. Ich war verwirrt, aber natürlich stieg auch wieder die Hoffnung. Meine Ärztin in der Klinik sprach es nicht so eindeutig aus, aber es bestand theoretisch die Möglichkeit einer heterotopischen Schwangerschaft. Also einer intakten Schwangerschaft in der Gebärmutter, die sich parallel zu der Eileiterschwangerschaft entwickelt hatte. Mit dieser kleinen, leisen Hoffnung wurde ich mittwochs nach Hause entlassen.

Am Freitag kam ich zur Kontrolle wieder in die Klinik. Der Punkt in meinem Uterus war immer noch da und sogar etwas größer geworden. Meine Ärztin meinte, sie wolle mir keine falschen Hoffnungen machen, aber es könnte entweder ein Windei oder tatsächlich eine intakte Schwangerschaft sein. Natürlich war das genau das, was ich gern hören wollte und meine Hoffnung wuchs.

Zu Hause rief ich für eine zweite Meinung meinen Gynäkologen in der Praxis an, der das Ganze völlig anders beurteilte. Er war sich sicher, dass keine zweite intakte Schwangerschaft bestehen könne und dass man dringend noch mal in den Eileiter schauen oder ich ein Medikament nehmen müsse, das einen Abort auslöst. Seiner Einschätzung nach war der gestiegene HCG-Wert der Hinweis auf eine sehr gefährliche Situation, in der dringend gehandelt werden müsse.

Ich befand mich in einem tiefen Zwiespalt. Natürlich wollte ich lieber der Ärztin in der Klinik glauben und hatte Hoffnung, dass ich tatsächlich immer noch schwanger sein könnte. Gleichzeitig hatte ich mich bei meinem KiTa-kranken Sohn angesteckt und war total erkältet. Neben all dem psychischen Druck ging es mir nun auch noch physisch miserabel. Es war ein totales emotionales Chaos, und als ich nach dem Wochenende am Montag wieder zur Kontrolle in die Klinik fuhr, war meine Hoffnung übers Wochenende natürlich gewachsen. Ich klammerte mich regelrecht an sie. Die Untersuchung zeigte dann, dass mein HCG-Wert noch weiter angestiegen war, nur leider hatte sich der Punkt in meiner Gebärmutter nicht weiter vergrößert.

Ich rief noch mal meinen Gynäkologen an und schilderte ihm die Entwicklung. Er redete mir ins Gewissen und meinte, ich solle das nicht auf die leichte Schulter nehmen, das könne sehr gefährlich sein. Eine heterotopische Schwangerschaft sei absolut selten und unwahrscheinlich, vielmehr müsse noch etwas in meinem Eierstock zurückgeblieben sein. Ich fuhr zu ihm in die Praxis, um ihn noch einmal draufschauen zu lassen. Er sah sich den Punkt in meinem Uterus an und meinte, es würde nicht nach einer Schwangerschaft aussehen, vielmehr könnte das alles sein. Er rief dann auch noch einen Kollegen hinzu, der ihm zwar beipflichtete, dass es alles sein könne – aber eben auch eine Schwangerschaft. Bei mir war die Verwirrung komplett. Ich hatte so viele Meinungen gehört und sah regelrecht vor lauter Bäumen den Wald nicht mehr.

Also fuhr ich noch mal in die Klinik und fragte die Ärztin dort, ob sie sich wirklich sicher sei, dass der steigende HCG-Wert von dem Punkt im Uterus herrühre. Das bejahte sie. Nun hatte ich also die Einschätzung eines sehr erfahrenen Arztes und die Einschätzung einer Ärztin, die meinen Eileiter von innen gesehen hatte. Ich verließ mich auf sie und ging davon aus, dass die Eileiterschwangerschaft vollständig entfernt worden war. Da sich das Pünktchen jedoch nicht weiterentwickelt hatte, war klar, dass etwas unternommen werden musste. Ich stellte mich also auf eine Fehlgeburt ein und nahm in Absprache mit der Ärztin Cytotec ein, um das Abbluten einzuleiten. Allerdings geschah absolut nichts. Ich war inzwischen total fertig mit den Nerven. Die Bauchspiegelung war anderthalb Wochen her und seitdem war es ein einziges Auf und Ab. Ich wollte langsam nur noch, dass das alles endlich ein Ende haben würde.

Da aber einfach keine Blutung kommen wollte, fuhr ich für eine Ausschabung in die Klinik. Zur Sicherheit wurde noch mal der HCG-Wert genommen. Eine Viertelstunde bevor es in den OP gehen sollte, kam meine Ärztin sehr zerknirscht in mein Zimmer. Mein HCG-Wert war bei 18000. Das war so hoch, dass nur noch eine Eileiterschwangerschaft infrage käme, da die Ärztin beim Ultraschall keinen Punkt mehr in der Gebärmutter hatte sehen können. Statt einer Ausschabung sollte nun also doch unmittelbar eine zweite Bauchspiegelung gemacht werden. Ich war total geschockt und konnte gar nicht richtig reagieren. Mental war ich auf diese Situation und die erneute OP kein bisschen eingestellt gewesen und stand nun vor vollendeten Tatsachen.

Eine OP-Schwester erzählte mir später, dass mitten in meinem Eileiter dieses Mal nun eine große Kugel zu sehen gewesen sei. Die Ärztin teilte mir dann mit, dass sie den Eileiter leider aufschneiden musste und er jetzt sehr mitgenommen sei. Sie habe ihn aber dennoch drin gelassen und nicht entfernt. Ich weiß bis heute nicht, ob sie mir damit einen Gefallen getan hat, denn das Risiko einer erneuten Eileiterschwangerschaft liegt bei mir nun bei 20 bis 30 Prozent. Andererseits ist die linke Seite, also dort, wo nun der vernarbte Eileiter sitzt, immer meine »gute« Seite gewesen. Ich spüre meinen Eisprung jedes Mal nur links, und auch damals im Kinderwunschzentrum konnten nur links Eizellen entnommen werden. Mein Pech war es, dass sich die Ärztin so sicher war, dass mein Eileiter nach der ersten Operation leer gewesen sei. Hätte man früher noch einmal nachgeschaut, wäre mir wohl viel Drama erspart geblieben.

Meine eigene Theorie ist, dass sich die Eileiterschwangerschaft wohl schon am Anfang, als ich das erste Mal nachts Krämpfe hatte, selbst nach oben gedrückt hat, ein Teil der Einnistung aber in den inneren Schichten verblieben ist und so unbemerkt wachsen konnte. Genau wissen, werde ich es wohl nie. Doch nach der zweiten Bauchspiegelung sank mein

HCG-Wert endlich und auch meine Schwangerschaftssymptome, die mich die ganze Zeit über begleitet hatten, verschwanden.

Einerseits war ich nun sehr erleichtert, dass dieses ganze Hin und Her vorbei war, immerhin war ich ganze vier Wochen quasi ausgefallen. Anderseits wurde mir der Verlust, ich hatte ja mein an sich gesundes Kind verloren, immer bewusster. Der Embryo war schließlich nicht von selbst abgegangen. Es war an sich ein normal entwickeltes Baby, nur hatte es sich eben an der falschen Stelle angesiedelt und es nicht an den richtigen Platz geschafft. Eileiterschwangerschaften kommen bei etwa einem Prozent aller Schwangerschaften vor, es ist also ungefähr jede hundertste Schwangere betroffen. Man weiß nicht, wieso es bei mir passiert ist, aber ich denke, jede Frau, die schon einmal schwanger war, weiß, dass sich bereits mit dem positiven Schwangerschaftstest ein Schalter im Kopf umlegt. Man kennt den errechneten Geburtstermin, fasst sich bewusst oder unbewusst immer wieder an den Bauch und freundet sich mit dem neuen Leben in sich an. Das war nun plötzlich alles vorbei.

Hinzu kam bei mir eine riesige Angst, dass es nun nicht noch einmal klappen könnte mit dem Schwangerwerden. Mir wurde geraten, es nicht allzu lange auf natürliche Art und Weise zu versuchen, sondern zeitnah auf die eingefrorenen Eizellen zurückzugreifen. Momentan bin ich noch in einer Art Warteschleife, da nach dem Eingriff drei Monate bis zu einer möglichen erneuten Schwangerschaft vergehen sollten. Ich bin aktuell in Behandlung in einer Kinderwunschklinik, vorerst einmal, um den Zyklus zu kontrollieren. Allerdings bekam ich hier leider die Hiobsbotschaft, dass meine Eierstöcke momentan ihre Arbeit eingestellt haben und ich aktuell in eine Art Präwechseljahre gekommen bin. Selbst meine verhassten Hitzewallungen sind wieder zurückgekommen, da ich ja nun kein Östrogen mehr produziere. Für mich ist es wie eine Art negativer Flashback in die Zeit nach der Krebstherapie. Ich hatte verdrängt, wie fertig einen dieser Zustand machen kann, jetzt erlebe ich es wieder.

Zwar ist es noch zu früh, alle Hoffnung auf eine natürliche Schwangerschaft aufzugeben, denn es könnte sich auch nur um eine vorübergehende Arbeitsverweigerung meiner Eierstöcke handeln. Eigentlich beginnen die Wechseljahre nämlich nicht so Knall auf Fall, vielleicht hat auch nur die Eileiterschwangerschaft alles in mir durcheinandergewirbelt. Deswegen nehme ich nun einen Monat lang die Pille, um meinem Körper vorzugaukeln, ich wäre wieder schwanger. Meine Ärzte hoffen, damit eine Art Reboot in meinem Hormonsystem auslösen zu können.

Sollte all das nicht funktionieren, bleibt mir mein »Back-up«, unsere drei befruchteten eingefrorenen Eizellen. Sie liegen nun immerhin schon neun Jahre auf Eis, irgendeinen Sinn muss das ja haben. Vielleicht war es damals Schicksal, mein Glück im Unglück. Denn ohne meine Brustkrebserkrankung hätte ich mir niemals Eizellen entnehmen lassen. Vielleicht warten sie nur darauf, uns heute den Wunsch nach einem Geschwisterchen erfüllen zu können. Vielleicht aber auch nicht und es klappt doch noch einmal so.

Grundsätzlich bin ich ein optimistisch denkender Mensch und versuche, mich nicht zu sehr unter Druck zu setzen. Ich weiß, dass die Psyche eine ganz große und wichtige Rolle spielt, und deswegen versuche ich, den weiteren Kinderwunsch möglichst unverkrampft anzugehen, auch wenn das keine leichte Sache ist. Manchmal, wenn ich wieder merke, wie anstrengend schon ein Kind hin und wieder sein kann, denke ich, dass das Universum mir vielleicht einfach noch etwas Zeit geben will. Auch bin ich mir bewusst, was für ein großes Geschenk es ist, ein gesundes Kind auf die Welt bringen zu dürfen.

Nachdem eine enge Schulfreundin von mir ihr Baby kurz vor dem errechneten Geburtstermin tot auf die Welt bringen musste, hat mein Vater sich dazu entschlossen, Sternenfotograf zu werden. Meine Eltern haben selbst ein Baby in der 38. Schwangerschaftswoche verloren, und ich denke, das verarbeitet er nun viele Jahre später mit seiner ehrenamtlichen Tätigkeit.

Wenn ich zu Besuch bei meinen Eltern bin, ist es schon erschreckend, mitzubekommen, wie oft mein Vater im Einsatz ist. Ich versuche, das dann nicht so nah an mich heranzulassen, aber das Bewusstsein, wie dankbar man für jedes gesunde Kind sein muss, ist noch mal gestiegen. Und auch deswegen hoffe ich sehr, dass das Schicksal uns noch ein zweites Wunderbaby schenken wird. Egal ob auf natürlichem Wege oder durch unsere drei eingefrorenen Eizellen – wir hoffen sehr, dass unser zweites Wunder sich auf den Weg zu uns machen wird. Und daran glaube ich ganz fest.

Kathrin, 39

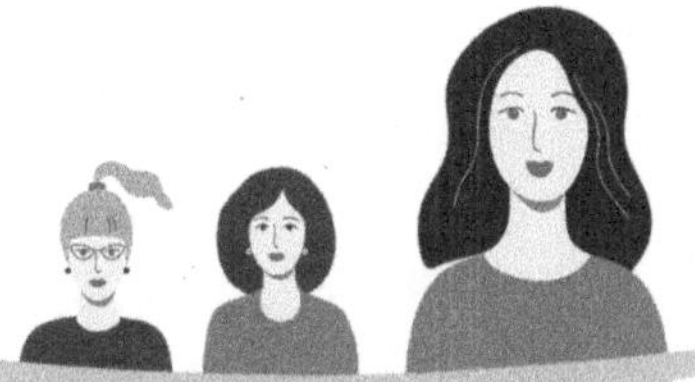

München

#Perspektivenwechsel
#AusderSichteinerGynäkologin

Anmerkung der Autorin: Kathrin habe ich kennengelernt, weil wir im gleichen Ort wohnen und uns über eine Whatsapp-Gruppe zum gemeinsamen Spazierengehen mit unseren Babys verabredet haben. Wie das manchmal so ist, haben wir uns auf Anhieb verstanden. Innerhalb der ersten fünf Minuten kam raus, dass Kathrin als Gynäkologin in dem Krankenhaus arbeitet, in dem ich meine Ausschabung nach der Fehlgeburt hatte. Auch wenn wir uns damals nicht begegnet sind (vielleicht wäre dann alles etwas anders gelaufen), haben wir viel über das Thema und Fehlgeburten im Allgemeinen geredet.

Ich glaube, Kathrin ist so eine Ärztin, wie sie sich jede Frau wünscht, und für mich ist es immer unglaublich spannend, ihre Sicht zu hören und einen Perspektivenwechsel eingehen zu können. Deswegen habe ich mich sehr gefreut, als sie sofort eingewilligt hat, mir für das Buch eine Geschichte aus ihrem Klinikalltag zu erzählen. Dieses Kapitel ist also etwas anders als die anderen, denn Kathrin berichtet nicht von einer eigenen, sondern der Fehlgeburt einer Patientin. Ärzte spielen eine unglaublich große Rolle in solchen Extremsituationen, und ich hoffe, dass es auch für euch spannend sein wird, einmal die »andere Seite« etwas näher kennenzulernen.

Und nun freue ich mich, Kathrin zu Wort kommen zu lassen.

Als Gynäkologin arbeite ich nun seit zwölf Jahren. Ursprünglich wollte ich eigentlich Chirurgin werden, doch während meines Praktischen Jahres, das ich teils in Südamerika verbracht habe, arbeitete ich erstmals auf Gynäkologischen Stationen und habe mich in das Fachgebiet verliebt. Natürlich sind Geburten das Highlight in meinem Berufsalltag. Jedes Mal, wenn ein gesundes Baby das Licht der Welt erblickt, bekomme ich Gänsehaut. Das sind so ergreifende Momente, echte Wunder, die mich auch heute noch jedes Mal tief berühren. Ich denke mir dann immer, wie perfekt doch unsere Natur ist, doch leider ist das eben nicht immer der Fall.

In unserer Klinik begleiten wir etwa 2000 Geburten pro Jahr. Aber natürlich bin ich als Ärztin auch immer wieder bei sogenannten »Kleinen« oder »Stillen Geburten« dabei. Das sind sehr traurige und erschütternde Momente, auch für mich als Ärztin. Im Klinikalltag ist es leider meist so, dass man die Frauen vorher nicht kennt und ihre Geschichten nicht wirklich mitverfolgen kann. Deswegen habe ich mich entschieden, hier eine Geschichte zu erzählen, bei der ich zwar bei dem eigentlichen Geburtsvorgang nicht anwesend war, aber die Erstdiagnose gestellt habe. Denn ein solcher Moment, wenn du einer Frau mitteilen musst, dass das Kind in ihrem Bauch nicht mehr lebt oder nicht lebensfähig ist, ist auch für einen Arzt einfach nur furchtbar und man fühlt sich unglaublich machtlos. An diese eine Frau erinnere ich mich ganz besonders.

Es war ein heißer Sommertag, und ich hatte Dienst in der Gynäkologischen Ambulanz unserer Klinik. Ich war selbst in der 25. Woche schwanger, fühlte mich aber gut und war froh, meinen Job trotz der Schwangerschaft weiter ausüben zu dürfen. Es war viel los an diesem Tag, und eine Schwester steckte ihren Kopf in mein Arztzimmer und fragte, ob ich eine Frau übernehmen könne, die gerade mit dem Krankenwagen zu uns gekommen war. Natürlich bejahte ich das und schaute mir zuerst ihren Mutterpass an. Die Patientin war Mitte zwanzig, und es handelte sich um ihre zweite Schwangerschaft, nachdem sie bereits einen Spätabort während ihrer ersten erleben musste. Jetzt war sie in der zwanzigsten Schwangerschaftswoche und hatte laut den Sanitätern einen fraglichen Blasensprung. Das bedeutet, man war sich nicht sicher, ob die Fruchtblase tatsächlich aufgegangen war. Oft handelt es sich bei abgehendem »Fruchtwasser« tatsächlich nur um Urin, und es gibt sehr viele Fehlalarme. Gerade eine Frau, die schon ein traumatisches Erlebnis hinter sich hat, ist da verständlicherweise viel sensibler und reagiert sofort auf Unsicherheiten. Deswegen hoffte ich sehr, dass es sich auch hier nicht um einen tatsächlichen Blasensprung handeln würde.

Als die Sanitäter die Frau in den Raum schoben, sah ich sofort die Panik in ihren Augen. Sie wirkte sehr jung und sympathisch. Ihr Mann war noch auf der Arbeit, aber schon unterwegs in die Klinik. Sie selbst erklärte mir, dass sie vielleicht völlig umsonst hier sei, und das Wasser, in dem sie plötzlich saß, auch nur Pipi sein könnte, aber dass sie solche Angst hätte. Ich muss sagen, innerlich atmet man in solchen Momenten selbst ein wenig auf, weil bei solchen Aussagen der Patientinnen meist wirklich nur ein Fehlalarm dahintersteckt. Aber natürlich wollte ich mich versichern und untersuchte sie umgehend.

Ich bat sie auf der Liege Platz zu nehmen, um checken zu können, ob es dem Baby gut geht. Man hofft einfach nur, dass man gleich nur Gutes sehen wird und der Frau ihre große Angst nehmen kann. Per Bauchultraschall begann ich nachzusehen. Ihre Harnblase war sehr voll, da sie sich nicht getraut hatte, auf die Toilette zu gehen. Das erschwert die Sicht im Ultraschall sehr. Ich konnte aber sowohl das Baby als auch einen Herzschlag erkennen. Doch leider war so gut wie kein Fruchtwasser mehr vorhanden. Auch das erschwert die Sicht ungemein, weil sozusagen das Kontrastmittel fehlt. Und es bedeutete leider, dass die Patientin tatsächlich einen Blasensprung hatte. Ich hatte sehr gehofft, dass es nicht so sein würde, und wappnete mich innerlich für das, was ich der Frau nun sagen musste.

Wäre sie bereits in der 24. oder einer späteren Woche gewesen, hätte ich nun alles für eine Notgeburt vorbereitet. Also Kreißsaal beziehungsweise OP informiert, die Kinderärzte alarmiert und gecheckt, ob es bei uns oder in einem anderen Münchner Krankenhaus Platz für ein Frühchen auf der Kinderintensivstation gab. In der zwanzigsten Woche wäre das Baby der Frau aber nicht überlebensfähig, deswegen fielen diese Vorbereitungen aus. Stattdessen ging ich im Kopf die Möglichkeiten durch. Erst einmal würden wir die Frau stationär aufnehmen und abwarten, ob sich das Fruchtwasser selbst erneuern würde, was oft der Fall ist. In etwa einem Drittel der Fälle führt ein vorzeitiger Blasensprung zum Einsetzen der Wehentätigkeit. Wenn diese nicht mehr aufzuhalten ist, kommt es zur (Stillen) Geburt. In einem weiteren Drittel der Fälle kann die Schwangerschaft erst einmal gehalten werden, aber es kommt meist zu einer Frühgeburt und zu Schäden des Babys. In einem weiteren Drittel der Fälle kann die Schwangerschaft auch erst einmal gehalten werden, und es kommt später zu einer Frühgeburt, aber ohne Schäden für das Baby. Das sind alles nur grobe Zahlen und Erfahrungswerte, aber meist möchten die Paare genau solche Aussichten wissen, was ich auch gut nachvollziehen kann.

Ich versuche, solche komplexen Informationen immer zu vermitteln, wenn der Partner auch anwesend ist. Denn meist sind die Männer (oder Partnerinnen) in solchen Momenten etwas ruhiger und nehmen

Informationen eher auf, sie sind ja auch selbst nicht so direkt körperlich betroffen wie ihre Frauen und können deswegen mit der Situation meist ruhiger umgehen. Im Geiste ging ich also bereits alles durch, was ich dem Paar gleich erzählen wollte und hoffte, dass ihr Mann bald da wäre. Die anwesende Krankenschwester machte der Patientin unterdessen die ganze Zeit Mut und sagte immer wieder, dass alles gut werden würde. Das ist ein bisschen das Dilemma in der Situation. Natürlich möchte man Mut machen, aber eben auch keine falschen Hoffnungen. Wenn ich als Ärztin einer Frau in dieser konkreten Situation sagen würde, dass ganz sicher alles gut werden würde, dann wäre das gelogen. Aber man will ihr natürlich auch nicht noch mehr Angst machen, als sie sowieso schon hat.

Ich sagte ihr natürlich, dass das Baby einen Herzschlag hat und lebte, was sie erst mal etwas beruhigte. Aber ich musste ihr eben auch kurz darauf mitteilen, dass leider fast kein Fruchtwasser mehr vorhanden war und sie tatsächlich einen Blasensprung hatte. Ich fragte sie nach dem bisherigen Verlauf der Schwangerschaft, und ob der Fruchtwasserstand bisher normal war, denn manchmal gibt es auch andere Gründe, warum das Baby kein Fruchtwasser hat. Das war hier aber nicht der Fall.

Sofort fing die Frau an, bitterlich zu weinen und zu schluchzen. Sie nahm meine Hand ganz fest und flehte mich an, ihr zu helfen. Sie könne nicht auch noch dieses Kind verlieren. Ich müsse es retten. Sie könnte nicht schon wieder das Gleiche erleben wie bei der ersten Schwangerschaft. Das sind Momente, die mir als Ärztin das Herz zerreißen. Wie gerne hätte ich ihr sagen wollen, dass wir ihr Baby auf jeden Fall retten würden, aber so etwas kann ich nicht versprechen.

Ich versuchte, sie so weit es ging zu beruhigen und erklärte ihr, dass wir sie nun stationär aufnehmen und mit Antibiotika behandeln würden. Sehr oft sind Infektionen der Grund für vorzeitige Blasensprünge, denen man mit den Antibiotika entgegenwirken möchte. Eigentlich wollte ich auch mit der vaginalen Ultraschalluntersuchung warten, bis der Ehemann als Stütze da wäre, doch die Frau musste so dringend auf Toilette und traute sich nicht zu gehen. Also beschlossen wir, einen Katheter zu setzen und in dem Zuge gleich die vaginale Untersuchung zu machen.

Ganz tapfer wechselte sie dann auf den Gynäkologischen Stuhl. Ich begann mit der Untersuchung und setzte das Spekulum an. Das kennen die meisten sicher aus der Frauenarztpraxis, es ist eine Art schnabelartiges Instrument. Schon beim ersten Blick in die Scheide konnte ich erkennen, dass sich dort etwas befand, was nicht dort sein sollte. Der Muttermund war bereits leicht geöffnet, und anscheinend war beim Blasensprung die Nabelschnur mit »rausgerutscht« und lag jetzt in der Scheide. Damit war klar, dass die Geburt bereits losgegangen war und nicht mehr aufgehalten werden konnte.

Das Baby dieser Frau würde sterben, und es gab nichts, was ich dagegen tun konnte.

Ärztin hin oder her, in so einem Moment überkommt einen eine riesige Hilflosigkeit. Man fühlt sich einfach nur machtlos. Ich hoffe sehr, dass sich die Medizin eines Tages so weiterentwickeln wird, dass wir in solchen Situationen das Leben der Babys retten werden können, aber heute ist man einfach nur machtlos.

Alle Eventualitäten und Wahrscheinlichkeiten, die ich mir vorher schon für das Gespräch zurechtgelegt hatte, waren nun hinfällig. Dieses Baby würde nicht mit einer Wahrscheinlichkeit von einem Drittel als »gesunde Frühgeburt« auf die Welt kommen. Es würde still geboren werden. Während einem solche Gedanken durch den Kopf jagen, muss man aber weiter professionell bleiben und sich erst einmal nichts anmerken lassen. Vor allem nicht, wenn die Frau noch mit gespreizten Beinen vor einem auf dem Gynäkologischen Stuhl sitzt. Da ich diesen Stuhl selbst als Patientin kenne, weiß ich, wie entwürdigend diese Position so schon ist. Manche (zumeist männliche) Kollegen teilen Frauen die schlimmsten Diagnosen mit, noch während sie mit den Beinen in den Stützen hängen. Das versuche ich in jedem Fall zu vermeiden. Das, was ich dieser Frau gleich mitteilen musste, war an sich schon furchtbar genug, das musste sie nicht noch auch in einer so entwürdigenden Position erfahren.

Zumindest wenn Zeit keinen Unterschied mehr macht. Wäre sie in einer späteren Woche gewesen, hätte ich versucht, mit meiner Hand gegen das Köpfchen des Babys zu drücken und hätte sofort einen Notkaiserschnitt ausgerufen. Aber leider ist eine solche Operation in der zwanzigsten Woche nicht möglich, da das Baby nicht überleben würde.

Natürlich fragte die Frau mich aber, was denn nun los wäre und ob alles okay sei. Was sagst du in einem solchen Moment? Ich versuchte, mit ruhiger Stimme zu erklären, dass ich sie jetzt in Ruhe zu Ende untersuchen, noch ein paar Messungen und einen Abstrich machen würde. Parallel hoffte ich, dass der Mann gleich da sein und seine Frau auffangen würde. Ich wusste, dass ihr das, was ich ihr gleich mitteilen musste, das Herz brechen würde. Die Schwester hinter mir war inzwischen auch verstummt und hatte aufgehört, der Patientin Hoffnungen zu machen.

Ich bat die Frau dann, sich auf die normale Liege zu legen und in dem Moment kam glücklicherweise ihr Mann in den Raum. Ich sammelte mich kurz und begann dann mit beiden zu sprechen. Erklärte, dass es mir sehr leidtue, aber dass ich leider keine guten Nachrichten habe. Ich sagte ihnen, was ich festgestellt hatte und dass die Geburt nicht mehr aufzuhalten sei und wir leider nichts mehr für das Baby tun konnten. Bei meiner tapferen Patientin brachen daraufhin alle Dämme, sie weinte und schrie hysterisch, und ihr Mann tröstete sie. Sie wiederholte immer wieder, dass sie doch dieses Mal nur gelegen sei und alles richtig gemacht hätte. Es war einfach nur herzzerreißend.

Der Mann fragte mich dann, wie es nun weitergehen würde, und ich erzählte ihm von der stationären Aufnahme und den Antibiotika. Weiter erklärte ich, dass außerdem die Wehen entweder bald automatisch einsetzen würden oder man sie mit Medikamenten einleiten könne, damit es schneller ginge.

Ich verließ dann erst mal kurz den Raum, um den beiden Privatsphäre zu geben und ein gemeinsames Zimmer für beide zu organisieren. Das musste erst einmal geräumt werden, da wir sehr voll waren. Anschließend brachte ich beide dorthin und rief eine Psychologin. Ich sprach mit ihnen auch über die bevorstehende Geburt und wie es weitergehen würde.

Damit endete mein Weg mit diesem Paar, auch wenn sich das immer komisch anfühlt und man nach einer solchen Begegnung nicht einfach einen Haken setzt und lachend in den Feierabend geht. Noch heute sind mir die Frau und ihre Geschichte sehr präsent und natürlich nahm mich ihr Schicksal als selbst gerade Schwangere noch einmal mehr mit.

Meine Kollegen haben sie dann über alles weitere Medizinische aufgeklärt. Zum Beispiel müssen Patientinnen bei späten Fehlgeburten nach der eigentlichen Geburt in den OP, damit die Plazenta entfernt werden kann, weil sie sich nicht automatisch löst, wie das bei den meisten reifen Geburten der Fall ist. Die Frau war sehr apathisch, wollte aber noch mal einen Ultraschall, der nun keinen Herzschlag des Kindes mehr zeigte. Daraufhin hat sie sich Medikamente geben lassen und die

Geburt wurde eingeleitet. Ihr Baby kam noch in der gleichen Nacht zur Welt.

Unsere Psychologin übernimmt dann die seelische Nachsorge und klärt auch über Möglichkeiten einer Sammelbestattung, die unsere Klinik organisiert, auf. Sie bringt den Eltern dann, wenn sie das möchten, ihr Baby noch einmal aufs Zimmer, sodass sie sich verabschieden können. Ich sage den Eltern in solchen Situationen auch immer, dass sie sich am besten schon vorher überlegen, ob sie das Kind nicht auch direkt nach der Geburt schon sehen möchten. Vielen tut das gut, aber nicht alle können und wollen das. Oft verlassen die Eltern nach einer Stillen Geburt das Krankenhaus sehr schnell, sodass man sie am nächsten Tag nicht mehr besuchen kann. Meine Aufgabe besteht dann darin, einen sehr gewissenhaften und ausführlichen Arztbrief zu schreiben, sodass der betreuende Gynäkologe für eine mögliche Folgeschwangerschaft so viele Informationen wie möglich zur Hand hat und dementsprechende Schritte einleiten kann. Zum Beispiel wäre ein sehr früher Verschluss des Muttermundes in diesem Fall bei einer erneuten Schwangerschaft ratsam.

Ich werde manchmal gefragt, ob ich nach unglücklichen Schwangerschaftsausgängen von Patientinnen Schuldgefühle oder Selbstvorwürfe verspüre. Diese Frage ist nicht so einfach zu beantworten und hängt sicherlich von der Situation ab. In dem gerade beschriebenen Fall kannte ich die Patientin vorher nicht, sie kam quasi erst zu mir, als es schon »zu spät« war, sodass ich mir selbst nicht die Frage, inwiefern ich den Verlust ihres Babys hätte verhindern können, stellen muss oder kann. Anders sieht es jedoch aus, wenn man eine Frau über eine längere Zeit in der Schwangerschaft betreut und es irgendwann zu Komplikationen kommt – da macht man sich dann schon oft schwere

Vorwürfe, ob man irgendetwas übersehen hat und durch eine Maßnahme zum Beispiel einen Blasensprung in der 20. Schwangerschaftswoche hätte vermeiden können. Oder auch wenn auf den ersten Blick komplikationsfreie Geburten plötzlich kritisch werden und man schnell handeln muss, um Mutter und Kind nicht zu gefährden. Das sind Situationen, nach denen man nachts wach liegt und sich fragt, ob man nicht doch etwas hätte anderes machen können, früher einen Kaiserschnitt anordnen oder sonst anders entscheiden können. Manche Situationen sind unvorhersehbar, bei anderen fragt man sich, ob man sie nicht doch hätte erahnen können und müssen. Das ist das ewige Dilemma, in dem man als Arzt steckt und ich bin froh, dass solche Situationen nicht oft vorkommen.

Trotzdem – wenn man nach einem solchen Tag wie nach der Blasensprung-Diagnose nach Hause geht, wird einem noch mal mehr bewusst, was für ein Wunder eine Schwangerschaft ist und dass es absolut nicht selbstverständlich ist, dass sie immer 40 Wochen dauert und gut endet.

Glücklicherweise sind späte Fehlgeburten und Stille Geburten eher selten. Leider gar nicht selten sind dahingegen frühe Fehlgeburten in den ersten drei Monaten. Ich würde sagen, wir haben an der Klinik nicht einen Tag ohne Ausschabung. Für mich als Gynäkologin war es deswegen auch in meiner eigenen Schwangerschaft selbstverständlich, dass ich in den ersten zwölf Wochen sehr zurückhaltend und sehr vorsichtig war. Das klingt vielleicht seltsam, aber ich habe eine frühe Fehlgeburt fast schon eingeplant, weil sie für mich etwas so »Normales« gewesen wäre und mich nicht verwundert hätte. Das soll in keinster Weise heißen, dass frühe Fehlgeburten nicht traumatisch und schlimm sein können. Aber mir ist einfach bewusst, dass sie sehr häufig vorkommen.

Leider bin ich da als Ärztin eine Ausnahme, denn in der Gesellschaft ist diese Tatsache kaum bekannt oder wird zumindest nicht wirklich wahrgenommen. Dadurch, dass Fehlgeburten nach wie vor in der öffentlichen Diskussion eine Art Tabuthema sind, fallen viele Frauen aus allen Wolken, wenn es sie trifft. Ich glaube, es wäre es an der Zeit, frühzeitig mehr Aufklärung zu diesem Thema zu betreiben. Sobald man ein Baby hat, wird man mit allerlei staatlichen und nicht-staatlichen Broschüren nur so überschüttet. Vielleicht würde es Sinn machen, in den Praxen und Kliniken schon Frauen mit Kinderwunsch aufzuklären und eine Broschüre, die auch das Thema Fehlgeburt nicht ausklammert, mit an die Hand zu geben.

Auch finde ich, dass es an der Zeit ist, dass man das Thema in der ärztlichen Ausbildung mehr miteinbezieht. Vor allem in Bezug auf Kommunikationstrainings. Viele Ärzte wirken völlig emotionslos und unbeteiligt, wenn sie schlimme Nachrichten verkünden. Doch es lässt keinen Arzt kalt, wenn er Menschen mitteilen muss, dass ihr Baby nicht mehr lebt. Viele wissen nur nicht, wie sie in solchen Momenten sensibel kommunizieren können. Während meines Studiums war ich unter anderem in England. Hier gehören schon lange Trainings mit Schauspielern zur Ausbildung, die uns Ärzte genau auf solche schwierigen Gespräche vorbereiten. Mehr und mehr findet Vergleichbares in Deutschland ebenfalls statt, auch wenn es hier sicherlich noch Ausbaubedarf gibt. Oft hängt es auch vom persönlichen Engagement von Oberärzten ab, inwiefern das medizinische Personal zusätzliche Trainings und Schulungen erhält. So etwas in größerem Rahmen zu verankern und umzusetzen wäre sicherlich ein großer Schritt nach vorn und würde Ärzten und Patienten helfen. Ich weiß, dass wir als Ärzte niemals den Schmerz einer Frau, die gerade erfahren hat, dass sie ihr ungeborenes Kind verliert, lindern können. Aber ich denke, dass wir unseren Beitrag dazu leisten können, eine traumatische Erfahrung nicht noch traumatischer zu gestalten. Und ich versuche, meinen Beitrag dazu zu leisten und Frauen weiterhin so gut ich kann zu unterstützen. Bei all den glücklichen Geburten mit Happy End, aber natürlich auch bei allen Schwangerschaften, die nicht glücklich enden. Denn ich liebe meinen Beruf, ich liebe, was ich tue, und ich bin dankbar dafür, dass ich das Wunder der Natur in meinem Job so oft erleben darf. Ich könnte mir keinen ergreifenderen Beruf vorstellen und hoffe, ihn noch viele Jahre ausüben zu dürfen. Und wer weiß, wie sich der medizinische Fortschritt entwickelt? Vielleicht kommt in zwanzig Jahren wieder eine Frau mit vorzeitigem Blasensprung und beginnender Geburt zu mir, und ich werde dann kein Gefühl der Machtlosigkeit mehr haben müssen, sondern ihr helfen und ihr Baby retten können. Und das wäre einfach nur wundervoll.

Frank, 37

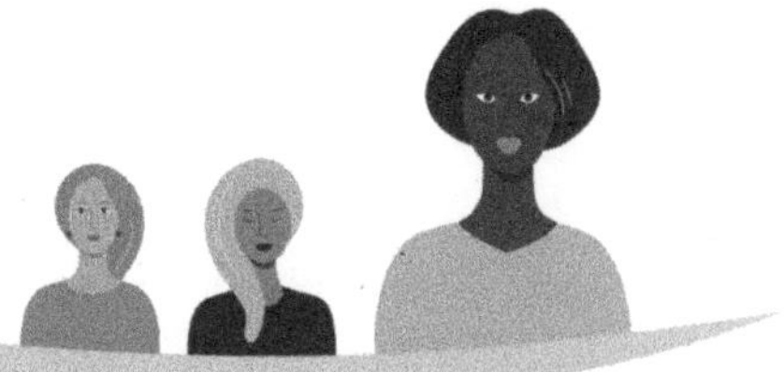

Karlsruhe

#Sternenpapa
#FehlgeburtausVätersicht

Anmerkung der Autorin: Frank kenne ich schon sehr lange. Was ich trotzdem nicht wusste, war, dass auch seine Frau und er eine Fehlgeburt erleben mussten. Ich habe für dieses Buch mit so vielen Frauen gesprochen, aber natürlich leiden auch die Väter, wenn sie ihr ungeborenes Kind verlieren. Jeder sicher anders und auf seine Weise und ganz bestimmt fast immer völlig anders als die Frau an ihrer Seite. Aber das macht den Schmerz nicht weniger schlimm und deswegen war es mir wichtig, hier auch einen Mann zu Wort kommen zu lassen. Ich freue mich sehr, dass Frank seine Geschichte geteilt hat.

Meine Frau und ich waren in unserem Freundeskreis mit die ersten, die geheiratet haben. Damals waren wir noch recht jung, Mitte zwanzig. Doch da meine Frau schon immer Probleme mit ihrem Zyklus und eine sehr unregelmäßige Periode hatte, tickte ihre innere Uhr schon recht laut. Ich wusste, dass eine Familie mit eigenen Kindern ihr allergrößter Wunsch war und wollte ihr diesen gern erfüllen. Deswegen begannen wir gleich nach der Hochzeit 2010 mit der aktiven Familienplanung.

Da von Anfang an klar war, dass es ohne regelmäßigen Zyklus schwer werden würde, schwanger zu werden, waren wir wöchentlich zur Zykluskontrolle bei der Gynäkologin meiner Frau. Ich begleitete sie während unserer gesamten Kinderwunschphase zu fast jedem Termin, da ich an ihrer Seite sein und sie so unterstützen wollte. Doch die Zeit zog und zog sich und trotz der Kontrollen wurde meine Frau einfach nicht schwanger. Es vergingen Monate und irgendwann Jahre, aber es wollte einfach nicht klappen. Es war schwer zu sehen, wie traurig meine Frau jedes Mal war, wenn es in der Praxis wieder keine guten Nachrichten gab. Zwar war ich generell entspannter und verspürte auch nicht den gleichen inneren Druck wie sie, aber du möchtest den Menschen, den du liebst, nicht so leiden sehen.

Irgendwann glaubte sie nicht mehr dran, dass es noch klappen würde. Doch eine künstliche Befruchtung war für uns nur das allerletzte Mittel. Die Gynäkologin, die meine Frau schon sehr lange kannte, versuchte auch alles, um uns eine natürliche Schwangerschaft zu ermöglichen. Und irgendwann, 2013, war es dann so weit. Ich musste früh bei der Arbeit sein und konnte meine Frau deswegen dieses Mal nur bei der Praxis absetzen. Doch bei der Arbeit erhielt ich einen Anruf von ihr, der alles veränderte. Es hatte endlich geklappt!

Fast war es etwas surreal, diese Nachricht zu bekommen, vor allem, da ich ja im Büro nicht in lautes Jubelgeschrei ausbrechen konnte, stattdessen musste ich mich erst mal nur im Stillen freuen. Meiner Frau war es sehr wichtig, dass wir die Schwangerschaft vorerst für uns behielten beziehungsweise es nur unseren Eltern mitteilten. Die Ärztin hatte uns schon früh darauf hingewiesen, dass die ersten zwölf Wochen immer sehr kritisch seien, und deswegen schrien wir unser Glück wohlweislich nicht gleich in die Welt hinaus.

Aber wir waren glücklich, sehr sogar. Nach einer so langen Zeit des inneren Drucks, teilweise zwei Terminen in der gynäkologischen Praxis pro Woche und vielen, scheinbar endlosen Enttäuschungen, war es nun endlich so weit. Ich freute mich unendlich für meine Frau und empfand es als ein tolles Gefühl, nun mit 28 Jahren bald Papa zu werden.

Meiner Frau ging es sehr gut, sie hatte keine Übelkeit oder andere unangenehme Symptome. Wir gingen weiter jede Woche zur Ultraschallkontrolle, nur dass wir nun jedes Mal den Herzschlag unseres Babys bewundern durften. Unser Kleines entwickelte sich prächtig und wuchs von Woche zu Woche. Das gab uns ein sicheres und gutes Gefühl.

Kurz darauf stand eine schon lange geplante Reise nach New York an. Wir waren beide noch nie in den USA gewesen und hatten uns sehr auf diesen Trip gefreut. Die Ärztin ermunterte uns, den Urlaub trotz der Schwangerschaft anzutreten. Meinte sogar, dass solche Reisen jetzt noch gut möglich seien, in der späteren Schwangerschaft dann eher nicht mehr. Also flogen wir etwa in der neunten oder zehnten Schwangerschaftswoche nach New York. Meine Frau hatte es sich immer gewünscht, einmal den Big Apple zu sehen, und wir waren absolut begeistert von der Stadt. Ihr ging es die ganze Zeit über sehr gut, wir liefen viel und schauten uns alles an. Mich hatte ein Atemwegsinfekt mit Dauerhusten erwischt, aber vor lauter Faszination störte auch der mich nicht wirklich. Es hätte alles kaum besser sein können. Wir waren in New York, endlich schwanger und würden bald ein Baby bekommen. Gemeinsam suchten wir uns schon Namen aus und freuten uns auf die Zukunft.

Zurück in Deutschland gingen wir wieder zur Kontrolle in die Praxis. Zwar war die Ärztin gerade im Urlaub, doch ihr Kollege aus der

Gemeinschaftspraxis untersuchte meine Frau und wieder war alles gut. Die Woche darauf waren wir wieder bei ihm, da die Gynäkologin noch nicht zurück war. Wie immer stand eine Ultraschalluntersuchung an, doch dieses Mal teilte der Arzt uns relativ trocken mit, dass er keinen Herzschlag mehr finden könnte.

Es fühlte sich an wie ein Schlag aus dem Nichts, wir waren erst gar nicht fähig, die Information richtig wahrzunehmen. Meine Frau fragte immer wieder nach, ob er sich denn sicher sei, was er jedes Mal bejahte.

Wir waren inzwischen in der elften Woche angekommen, und es war total unwirklich, dass unser Baby nun keinen Herzschlag mehr haben sollte. Meine Frau hatte auch kein komisches Bauchgefühl oder irgendetwas anderes gehabt. Keine Blutungen, Schmerzen oder gar eine Vorahnung. Deswegen konnte und wollte sie die Diagnose nicht glauben, sondern auf die Rückkehr ihrer Frauenärztin warten.

Die Woche bis zu diesem Termin war schrecklich. Meiner Frau ging es furchtbar, sie weinte sehr viel und begann, sich Vorwürfe zu machen. Waren wir in New York zu viel gelaufen? Hätte sie sich mehr schonen müssen? Ich versuchte, sie zu trösten und so gut es ging aufzubauen. Ich fühlte so mit ihr mit und hatte doch das Gefühl, ihr kaum helfen zu können. Ich versuchte unermüdlich, sie zu motivieren, ihr Kraft zu geben und irgendwie aufzumuntern. Ich stand jeden Tag unter Stress und versuchte, so stark wie möglich für sie zu sein. Die Hoffnung, dass der Arzt sich nur verguckt hatte, war bei meiner Frau zwar bis zuletzt da, aber zugleich erfüllte sie auch eine riesige Angst.

Als der Tag der Untersuchung schließlich da war, fuhren wir wieder in die Praxis. Ich weiß noch, wie ich nach kurzer Wartezeit die Tür zum Untersuchungszimmer öffnen wollte, dann wurde plötzlich alles schwarz. Ich klappte regelrecht zusammen und wurde ohnmächtig.

Als ich wieder zu mir kam, lag ich in einem anderen Zimmer und eine Arzthelferin war bei mir. Sie bat mich, noch etwas liegen zu bleiben. Ich stand richtig neben mir, noch nie zuvor in meinem Leben war ich ohnmächtig geworden. Der psychische Druck hatte meinen Körper kurzfristig physisch niedergestreckt und die Kontrolle übernommen. Das war für mich als aktiver Sportler eine völlig neue Erfahrung.

Irgendwann kam meine Frau dann ins Zimmer, und die Fehlgeburt wurde Gewissheit. Auch die Gynäkologin hatte keinen Herzschlag mehr feststellen können. Stattdessen bekamen wir nun eine Überweisung für die Klinik zur Ausschabung. Erst wollte meine Frau das nicht, aber als die Ärztin meinte, dass ein natürlicher Abgang Wochen dauern könnte und der operative Weg auch psychisch für sie am besten wäre, um einen Abschluss zu finden, willigte sie ein.

Bereits am nächsten Tag hatten wir morgens einen Termin in der Klinik. Das Wartezimmer war voller Frauen. Als mir klar wurde, dass sie alle wegen einer Ausschabung da waren, war das schon ein krasses Gefühl. Man beschäftigt sich ja vorher nicht wirklich mit dem Thema und hat keine Ahnung, wie viele Frauen das betrifft.

Wir mussten bis nachmittags warten, erst dann war meine Frau dran. Sie wollte nicht allein sein und hatte große Angst, doch ich durfte natürlich nicht mit ihr gehen. Die Ausschabung selbst führte der gleiche Arzt aus, den wir schon aus der Praxis kannten.

Im Aufwachraum ging es meiner Frau sehr schlecht. Sie musste sich mehrmals übergeben und fragte immer wieder, wo ihr Kind sei. Ich glaube, es war ein richtiges Trauma für sie, und es dauerte sehr, sehr lange, bis sie das verarbeiten konnte. Ich hatte bereits einige geliebte Menschen in meiner Familie verloren und war erfahren im Umgang mit Verlust und Trauer. Für sie war das ein völlig neues Gefühl. Das Baby gehen lassen zu müssen, auf das wir so lange gewartet hatten, zerriss meine Frau fast innerlich. Ihre Gynäkologin bot ihr therapeutische Hilfe an, die wir jedoch nicht in Anspruch genommen haben.

Im Laufe der ersten Wochen und mit zunehmender Sicherheit hatten wir der Familie meiner Frau in Vietnam bereits von der Schwangerschaft erzählt, und die gesamte Familie dort trauerte nun mit uns mit. Es waren sehr harte Monate. Ich habe kontinuierlich versucht, meine Frau aufzubauen und zu stärken. Nun, da sie einmal schwanger geworden war, war ich mir sicher, dass sie es auch noch einmal werden würde. Das sagte ich ihr auch immer wieder. Wenn es einmal geklappt hat, warum sollte es dann nicht wieder funktionieren?

Ich versuchte, sie mit anderen Dingen zu motivieren. Wir spielten damals in derselben Mannschaft Badminton, hatten viele Turniere und eine wirklich gute Saison. Ich sagte immer wieder, dass wir nun einfach noch die Zeit für uns genießen sollten und obwohl das Thema Kinderwunsch die ganze Zeit natürlich sehr präsent war, versuchte ich, den Druck etwas rauszunehmen. Wir waren noch jung, hatten Zeit und waren nicht darauf angewiesen, dass es sofort klappen musste. Das sagte ich ihr immer wieder – und irgendwann kam es auch bei ihr an. Wir gingen zwar immer noch zur Zykluskontrolle, aber nicht mehr ganz so häufig. Sie schaute nicht mehr ständig auf die Uhr, wann denn nun ganz genau der Eisprung wäre, und ich hatte das Gefühl, dass ihr innerer Druck etwas kleiner wurde.

Fast ein Jahr nach der Fehlgeburt war es dann so weit, sie wurde wieder schwanger. Unsere Freude war riesig, und ich war mir sicher, dieses Mal würde es bleiben. Wir konnten nicht zweimal so ein großes Pech haben. Meine Frau dagegen hatte sehr große Angst vor einer erneuten Fehlgeburt. Sie wollte alles richtig machen, war sehr vorsichtig, und wir waren wieder sehr oft zur Kontrolle in der Praxis. Besonders in den ersten zwölf Wochen war sie sehr unsicher und meinte, dass sie nicht wisse, ob sie nach einer erneuten Fehlgeburt noch in der Lage wäre, weiterzumachen. Da ich ihr unbedingt diesen großen Traum vom eigenen Kind erfüllen wollte, setzte ich alles daran, ihr den Glauben zu schenken, dass alles gut werden würde. Wenn ein Partner so große Angst hat, dann muss der andere das ausgleichen und darf nicht dieselbe Angst ausstrahlen. Deswegen habe ich alles gegeben, um so positiv wie möglich zu sein und gar kein negatives Denken bei mir zugelassen.

Mit der Zeit hat sich das auch auf meine Frau übertragen. Und als ich beruflich für drei Monate zur WM nach Brasilien musste, war es sogar meine Frau, die mich darin bestärkt hat zu fliegen. Denn natürlich war es kein gutes Gefühl, meine schwangere Frau so lange allein zu lassen, vor allem nach dem, was uns passiert war. Doch das positive Denken hat sich bewahrheitet. Ich stieg in den Flieger und flog nach Brasilien. Als ich drei Monate später wieder zurückkam, holte mich meine Frau mit einer Kugel und im sechsten Monat schwanger wieder vom Flughafen ab.

Vier Monate später wurde unser Sohn geboren.

Für uns war es so, als ob die Seele, die uns zuvor verlassen hatte, nun heimkehrte. Meine Frau stammt aus Vietnam und ich aus Thailand. Im asiatischen Kulturraum spielt das Thema Reinkarnation, also Wiedergeburt und Seelenwanderung eine große Rolle. Wenn ein Kind zum Beispiel mit einem bestimmten Muttermal geboren wird, dann sagt man, dass der Großvater wiedergekehrt ist. So steht auch für uns fest, dass unser erstes Baby nicht gestorben, sondern nur noch mal weggegangen ist. Das erzählen wir auch heute unserem Sohn, du bist gegangen und dann wieder gekommen.

Zwar war der Wunsch nach mehr als einem Kind immer da gewesen, doch nachdem unser absolutes Wunschkind endlich auf der Welt war, wollten wir erst mal warten. Leider litt unser Sohn unter sehr starker Neurodermitis, und wir mussten mit ihm aufgrund der Krankheit durch viele Tiefs gehen. Deswegen waren wir uns unsicher, ob wir wirklich noch ein zweites Kind wollten, sondern unsere ganze Kraft in unseren Sohn stecken sollten. Doch mit den Jahren wurde die Krankheit besser und wie das Leben manchmal so spielt, wurde meine Frau irgendwann und ganz ohne Kontrollen wieder schwanger.

Heute haben wir zwei Söhne und könnten dankbarer gar nicht sein.

Mittlerweile gehen wir auch beide offen mit der Fehlgeburt um. In unserem Freundes- und Bekanntenkreis sind wir nicht die einzigen mit diesem Schicksal, und wenn man einmal anfängt zu erzählen, hört man immer mehr Geschichten aus dem eigenen Umfeld.

Ein enger Freund von mir hat sein zweites Kind relativ spät in der Schwangerschaft seiner Frau verloren, und auch wenn es anderslautende Vorurteile gibt, haben wir Männer dazu schon tiefgehende und lange Gespräche geführt. Sicher habe ich anders getrauert als meine Frau. Ich bin nicht von mir aus in Tränen ausgebrochen, sondern wenn, dann habe ich mal mit ihr gemeinsam geweint. Ich verstehe, dass es für die Frau selbst noch einmal etwas anderes ist, ein Kind in ihrem Körper zu verlieren. Für mich war das Schlimme, meine Frau so leiden zu sehen. Und es hat mich unfassbar viel Kraft gekostet, sie über einen so langen Zeitraum hinweg immer wieder aufzubauen und zu motivieren. Mir war zuvor nicht bewusst, wie sehr psychischer Druck sich auf den Körper auswirken kann. Gerade nach meinem Zusammenbruch hatte ich selbst keine Energie mehr. Und wenn du selbst leer bist, kannst du auch nichts weitergeben. Das ist für einen Mann ein schlimmes Gefühl.

Ich würde mir wünschen, dass es mehr Frauen möglich wäre, das Thema Kinderwunsch mit weniger Druck anzugehen. Manchmal ist einfach nur der Zeitpunkt noch nicht der richtige, und wenn man geduldig ist, positiv bleibt und wartet, wendet sich alles zum Guten. Für uns war vielleicht dieses eine Jahr Paarzeit noch wichtig und unsere kleine Seele hat sich deswegen noch etwas mehr Zeit genommen.

Auch fände ich es wichtig, dass sich Frauen nach einer Fehlgeburt weniger Vorwürfe machen. Nicht wochenlang rumgrübeln, was sie hätten anders oder gar besser machen können. Es bringt nichts, die Schuld bei sich selbst zu suchen, meist ist es einfach die Natur, und die ist sowieso stärker als wir. Gerade wenn man einmal überlegt: Ein Kind gesund auszutragen, das ist ja an sich so ein Wunder, was da passiert, da können so viele Dinge nicht zusammenspielen. Und da kann keine Frau etwas dafür, wenn etwas mal nicht klappt.

Mehr Aufklärung darüber und dass den Frauen ganz klar gesagt wird, es ist nicht eure Schuld, das wäre in meinen Augen wichtig. Manchmal müssen wir auch einfach lernen, Situationen anzunehmen und dabei trotzdem bei uns bleiben. Und ich denke, jeder muss seinen Weg finden, für sich am besten mit der Situation umzugehen. Heute wissen wir, dass wir eigentlich kein Kind verloren haben, sondern dass unser Sohn sich nur einen anderen Zeitpunkt ausgesucht hat, um zu uns zu kommen. Und dass wir ihn und seinen Bruder bei uns haben dürfen, das ist sicherlich das schönste Geschenk, das wir uns jemals hätten wünschen können.

Ein paar Worte zum Schluss

Wenn es dich getroffen hat …

Egal, ob es in der siebten, dreizehnten oder achtunddreißigsten Woche passiert. Zu erfahren, dass deine Schwangerschaft gerade ohne ein Happy End vorbeigeht, ist die Hölle. Es zieht einem den Boden unter den Füßen weg, und der Verlust fühlt sich so riesig und elementar an, dass man ihn kaum fassen kann. Tipps für eine derartige Situation zu geben, ist schwer und das Wort »Tipp« klingt irgendwie auch zu banal. Es geht hier schließlich nicht um ein Rezept für ein fluffiges Bananenbrot. Ich möchte zum Schluss trotzdem versuchen, ein paar Dinge weiterzugeben, die mir persönlich und auch den Frauen, mit denen ich für dieses Buch sprechen durfte, geholfen haben.

Höre auf dein Bauchgefühl

Bauchgefühl klingt im Zusammenhang mit einer Fehlgeburt erst mal seltsam. Doch es wird dich auch in dieser Situation nicht im Stich lassen. Wenn du noch in einer früheren Phase der Schwangerschaft warst und die Diagnose Missed Abortion, also verhaltene Fehlgeburt bekommen hast, gibt es mehrere Optionen. Von einer operativen Ausschabung über Medikamente, bis hin zum Abwarten, dass dein Körper selbst den Abgang einleitet. Nicht alle Ärzte erklären diese unterschiedlichen Optionen, einige stellen direkt die Überweisung in das nächste Krankenhaus aus. Doch in den meisten Fällen ist keine Eile geboten, und du musst dich nicht sofort entscheiden, es sei denn, du möchtest das. Ich wusste sofort, dass ich in eine Klinik wollte, aber für viele Frauen ist auch der natürlichere Weg der richtige. Nur du kannst das beurteilen und entscheiden, und vielleicht brauchst du dafür etwas Zeit, die du dir auch nehmen solltest. Kontaktiere im Zweifel eine Hebamme, die dich beraten kann. Und damit komme ich auch schon zum nächsten Ratschlag.

Dir steht eine Hebammenbetreuung zu

Sobald du erfährst, dass du schwanger bist, hast du Anspruch auf eine Betreuung durch eine Hebamme, und das gilt auch, sollte die Schwangerschaft nicht bestehen bleiben. Ich wusste das damals nicht und habe keine Hebamme kontaktiert, was ich im Nachhinein bereue. Natürlich ist es oftmals in der Praxis gar nicht so leicht, eine Hebamme mit Verfügbarkeit zu finden. Aber frage deinen Arzt, die Klinik oder vielleicht auch in deinem Umfeld nach Empfehlungen, wenn du das Gefühl hast, Beistand würde dir guttun oder für dich würde vielleicht sogar eine kleine Geburt mit Hebammenunterstützung infrage kommt. Dasselbe gilt natürlich auch für professionelle psychologische Unterstützung, die du dir bei Bedarf immer suchen solltest.

Rede darüber

Am Anfang wird dir vielleicht nicht danach sein, viel zu reden. So ging es mir auch. Ich habe mich zuerst nur zu Hause verkrochen und war für niemanden erreichbar. Geredet habe ich nur mit meinem Mann. Aber das immer mehr und intensiv. Wir sind jeden Abend mit unserem Hund an der Isar spazieren gegangen und haben geredet. Wie heilsam das für uns beide war, und wie wichtig sicherlich auch für unsere Beziehung, ist mir erst hinterher klar geworden. Natürlich kostet es auch Überwindung, über ein so schmerzhaftes Thema zu sprechen, aber man enttabuisiert es auch durchs Reden – und das ist so wichtig und gibt euch Kraft zurück.

Mit anderen konnte ich erst später darüber reden und zuerst auch nur mit ausgewählten Personen. Stattdessen habe ich wie verrückt nach Erfahrungsberichten von anderen betroffenen Frauen im Internet gegoogelt. Zu lesen, wie andere Frauen, mit denen ich mich identifizieren konnte, ihre Fehlgeburt erlebt und verarbeitet haben, hat mir Mut gegeben. Zu sehen, dass sie aus dem Tal der Trauer herausgekommen und wieder glücklich waren, war sehr wichtig für mich. So entstand auch die Idee zu diesem Buch.

Später, wenn ihr alles etwas verarbeitet habt, werdet ihr vielleicht von euch aus anfangen, über das Erlebte zu sprechen. Und genau dazu möchte ich euch auch ermutigen. Das, was uns passiert ist, ist scheiße und schmerzhafter, als man es sich vorher je vorstellen konnte. Aber es ist erstens nichts, wofür wir uns schämen müssten, und zweitens ist es wichtig, dass wir offen mit dem Thema Fehlgeburten umgehen. Oft hört man, man dürfe darüber nicht sprechen, um andere Frauen nicht zu verängstigen oder zu belasten. Dazu möchte ich sagen, dass es für mich am Beängstigendsten war, eine Fehlgeburt zu erleiden und dabei das Gefühl zu haben, ich sei die Einzige in meinem Lebensumfeld, der so etwas passiert ist.

Ich hatte vorher nur gehört, dass Frauen um mich herum schwanger wurden, Babys bekamen und alles in Butter war. Ist ja auch das Natürlichste und Einfachste auf der Welt. Nur ich hatte versagt. War wohl einfach erst zu spät mit Mitte dreißig schwanger geworden, hatte zu viel Stress, zu viel gearbeitet, war joggen gewesen ... Ich war die große Ausnahme und ich war selbst schuld daran. So fühlte es sich für mich erst mal an.

Als ich dann anfing zu recherchieren und mich anderen gegenüber zu öffnen, wurde mir bewusst, dass das kompletter Blödsinn war. Ich kann heute noch nicht fassen, wie oft ich die Reaktion »Du hattest eine Fehlgeburt? Oh, das tut mir leid, ich weiß wie es dir geht, das ist mir auch passiert« gehört habe. Und zwar von Frauen jeglichen Alters, Berufsstandes oder mit den unterschiedlichsten Sportgewohnheiten.

Fehlgeburten gehören zum Kinderkriegen dazu. Es gab sie immer, und es wird sie leider auch immer geben, egal, wie fortgeschritten die moderne Medizin sein mag. Und je mehr wir diese, wenn auch nicht so schöne Wahrheit, in der Gesellschaft verankern, desto weniger Frauen werden sich neben dem unfassbaren Schmerz, den sie sowieso schon empfinden, wie der größte Loser der Nation vorkommen, weil sie keine glückliche, vierzig Wochen dauernde Schwangerschaft mit Happy End vorweisen können. Zumindest dieses Mal nicht. Denn, und das ist das Gute daran, eine Fehlgeburt zu haben, bedeutet eben in den allermeisten Fällen nicht, dass man nie ein gesundes Baby auf die Welt bringen wird. Und auch das ist eine Botschaft, die dieses Buch hoffentlich transportieren und Frauen Mut machen soll. Denn genau das können wir tun, indem wir über unsere Erlebnisse sprechen, wir können anderen Mut machen. Deswegen ist das Reden nicht nur so wichtig für uns selbst, sondern auch für andere.

Verabschiede dich auf deine Weise

Eine Fehlgeburt oder auch eine stille Geburt ist immer ein Verlust. Jeder verarbeitet diesen unterschiedlich. Rituale können (müssen aber nicht) dabei helfen. So bieten viele Kliniken mittlerweile sogenannte Sternenbegräbnisse an. Das sind meist Sammelbegräbnisse, bei denen die Embryos aus Fehlgeburten beigesetzt werden, auch wenn sie weniger als 500 Gramm wiegen (ab diesem Gewicht ist eine Bestattung vorgeschrieben). Fragt aktiv danach, sollte das für euch von Interesse sein. Ich wurde damals in der Klinik nicht darauf angesprochen, und wir haben lange nicht gewusst, dass es so etwas überhaupt gibt.

Stattdessen haben wir uns ein eigenes Ritual geschaffen. Jedes Jahr stellen wir zum errechneten Geburtstermin unseres Sternenbabys Kerzen in den Garten, die unserem Sternchen zeigen, dass wir an es denken, es nicht vergessen.

Andere lassen sich Tattoos stechen, haben eine kleine Schachtel mit Andenken oder pflanzen einen Baum. Es gibt so viele Möglichkeiten, und keine davon ist unpassend oder falsch, wenn sie sich für euch richtig anfühlt. Und auch, wenn ihr kein Ritual möchtet, ist das für euch der richtige Weg. So lange ihr euch dabei wohlfühlt, gibt es keinen falschen Weg.

Gib die Hoffnung nicht auf

Bei vielen Frauen wächst der Kinderwunsch nach einer Fehlgeburt noch mal enorm an. Auch bei mir war das der Fall und bei fast allen Frauen, mit denen ich gesprochen habe. Wenn ihr euch bereit fühlt, schon nach einem Zyklus wieder loszulegen und euer Arzt grünes Licht gibt, dann tut das. Wenn ihr erst mal Zeit für euch und eure Trauer benötigt, dann ist das genauso ok. Auf jeden Fall solltet ihr nicht darauf hören, was andere (von den Ärzten und Hebammen abgesehen) sagen. Früher lautete der medizinische Rat, einige Monate zu warten, bevor man nach einer Fehlgeburt wieder schwanger werden möchte. Das ist in fast allen Fällen (es gibt medizinische Ausnahmen) überholt. Manche schlauen Mütter, Tanten oder Bekannte (meistens hat eher das weibliche Umfeld eine Meinung dazu, die es auch äußert) wissen das aber nicht und hauen dementsprechend die eine oder andere Binsenweisheit raus, die Frauen mit Kinderwunsch verunsichert. Auch hier gilt: Hört auf euer Bauchgefühl und euren Arzt. Ihr spürt, wann ihr wieder soweit seid und niemand sonst kann in euch hineinschauen.

Mein Körper hat das Ganze selbst geregelt, indem er sich bis zur ersten Periode nach der Fehlgeburt zehn Wochen Zeit gelassen hat. In der Zwischenzeit habe ich um mein verlorenes Baby getrauert und später noch mal all das genossen, was in einer Schwangerschaft zunächst tabu ist. Habe Tatar und Serrano-Schinken in rauen Mengen gefuttert, mit meinem Mann feuchtfröhliche Abende auf italienischen Weingütern verbracht und noch mal so viel Lugana und Franciacorta getrunken, bis ich beschwipst ins Bett gefallen bin. Nach meiner ersten Periode wurde ich dann wieder schwanger und sowohl mein Körper als auch meine Seele waren bereit dafür. Ich weiß, dass das ein riesiges Glück war und nicht immer so schnell und unkompliziert funktioniert. Aber eben doch erstaunlich oft. Und ich denke, die Natur wird schon wissen, warum das so ist.

Tausche dich mit anderen aus

Schwarmintelligenz ist heute ein geflügeltes Wort, und ich denke, beim Thema Fehlgeburt ist Austausch besonders wichtig. Damit meine ich nicht unbedingt die Art Internetforen, in der sich verunsicherte Frauen gegenseitig verrückt machen (auch wenn ich einige Frauen kenne, denen Foren sehr geholfen haben). Doch in vielen Städten gibt es Selbsthilfegruppen und andere Angebote, die man nutzen kann. Eine kleine Recherche bringt hier oft schon viel Hilfreiches zutage.

Auch mir haben im Laufe der Entstehung dieses Buches viele Frauen ihre Tipps, Anlaufstellen und Adressen gegeben: von Fachärzten über Podcasts, Friedhöfe mit besonders schönen Sternengräbern oder auch Schamaninnen war alles dabei. Es gibt so viele Anlaufstellen und Möglichkeiten. Gern könnt ihr mir auch eure liebsten Tipps und Anlaufstellen bei Instagram an meinen Account travel.nat senden. Ich teile die Infos dann gern in den Story-Highlights.

Zu guter Letzt möchte ich euch sagen, dass eine Fehlgeburt sicher immer ein Grund zu Trauern ist. Manchmal auch, um kurzfristig zu verzweifeln oder abzutauchen. Aber niemals ist eine Fehlgeburt ein Grund, sich zu schämen! Leider ist sie ein Teil des Lebens und des Kinderkriegens, und es wird sie immer geben. Und sollte es euch getroffen haben, so seid euch sicher, ihr seid nicht die Einzigen. Die offiziellen Zahlen schwanken, denn es gibt eine hohe Dunkelziffer an unbemerkten

Fehlgeburten, aber die Mediziner, mit denen ich gesprochen habe, gehen davon aus, dass 40 bis 60 Prozent aller Frauen in ihrem Leben mindestens eine Fehlgeburt erlitten haben. Ihr seid also eher die Regel als die Ausnahme. Und das Wichtigste, ihr seid dabei nicht allein.

Ich hoffe sehr, dass euch die Geschichten in diesem Buch Mut machen und zeigen, dass jede Einzelne von uns Schicksalsschläge überstehen kann und dass sie uns sogar stärker machen können. Jede von uns hat ihr eigenes Päckchen zu tragen, aber wenn wir zusammenhalten und uns unterstützen, anstatt uns gegenseitig zu verurteilen, dann werden diese Päckchen doch um einiges leichter. Deswegen lasst uns nicht aufhören, miteinander zu reden und gegenseitig für uns da zu sein. Egal, ob es um Fehlgeburten, unerfüllte Kinderwünsche, Krankheiten oder was auch immer geht. Denn zusammen können wir nicht nur uns selbst stärken, sondern auch andere. Und davon profitieren wir alle gemeinsam.

Mutterschutz nach Fehlgeburten:

So funktioniert er

Seit dem 1. Juni 2025 haben Frauen in Deutschland dank Nataschas Petition das Recht auf gestaffelten Mutterschutz ab Schwangerschaftswoche 13.

Wie sieht die Staffelung aus?

- **Ab der 13. Schwangerschaftswoche (SSW): 2 Wochen**
- **Ab der 17. Schwangerschaftswoche (SSW): 6 Wochen**
- **Ab der 20. Schwangerschaftswoche (SSW): 8 Wochen**

Wichtig: die Berechnung der Schwangerschaftswoche erfolgt »post menstruationem«, die 13. SSW beginnt mit 12+0!

Mutterschutz für Selbständige: Leider gibt es generell und auch nach Fehlgeburt bisher keinen Mutterschutzanspruch für Selbständige. Aber der Verein Mutterschutz für alle setzt sich mit allen Kräften dafür ein.

Mutterschutz, ab wann gilt er? Für die Berechnung des Mutterschutzes nach Fehlgeburt gilt der **Zeitpunkt der Stillen Geburt oder OP.** Wenn dieser Zeitpunkt nach der SSW 13, also 12+0, ist kannst du Mutterschutz beantragen

Wie läuft der Mutterschutzanspruch konkret ab?
Nach der Diagnose: Aufklärung durch deinen Arzt/Ärztin über die med. Möglichkeiten. Krankschreibung bis zur Stillen Geburt/OP. Danach Beantragung des Mutterschutzes bei der Krankenkasse.

Und wie läuft die Beantragung ab?
Dein Arzt/Ärztin füllt das Formular »Bescheinigung einer Fehlgeburt« aus. Das Formular findet man auf der Website der KBV bzw. bei deiner Krankenkasse.

Du reichst das Formular bei deiner Krankenkasse ein. Diese bewilligt entsprechend der Schwangerschaftswoche. Die Krankenkasse informiert den Arbeitgeber.

Wichtig zu wissen:
Der Mutterschutzanspruch ist freiwillig und jede Frau kann für sich entscheiden, ob sie arbeiten will oder nicht. Alternativ ist auch weiterhin eine Arbeitsunfähigkeitsbescheinigung möglich.

Danke …

Ich möchte mich bei allen Menschen, die mir ihre Geschichte erzählt haben, von ganzem Herzen bedanken. Danke für euer Vertrauen und euren Mut. Aber nicht alle Geschichten sind nun auch im Buch – eine fehlt. Und der Frau, deren Geschichte nicht im Buch, aber dafür für immer in meinem Herzen ist, danke ich ganz besonders. Du bist ein so starker Mensch, und ich bewundere dich sehr. Deswegen ist dieses Buch dir auch ganz besonders gewidmet.

Danke an meinen Mann, der mir während des Schreibens immer den Rücken freigehalten hat. Was dank meiner erneuten Schwangerschaft, unserem entzückenden, aber energiegeladenen Kleinkind sowie bewegungsliebenden Hund und dem Vollzeitjob meines Mannes nicht immer so einfach war. Umso mehr danke ich dir. Ich liebe dich.

Danke an Komplett Media, meinen Verlag, der den Mut hatte, mit mir das Tabuthema Fehlgeburt anzugehen. Ohne Julia und das gesamte Team würde es dieses Buch nicht geben, und ich bin froh, dass das Schicksal (in Form der wunderbaren Claudia, auch hier ein riesengroßes Dankeschön) uns zusammengeführt hat. Auch danke an Diana für das sensible Lektorat. Uns alle hat die Arbeit am Buch sehr berührt, und ich bin dankbar, dass so tolle Menschen daran beteiligt waren.

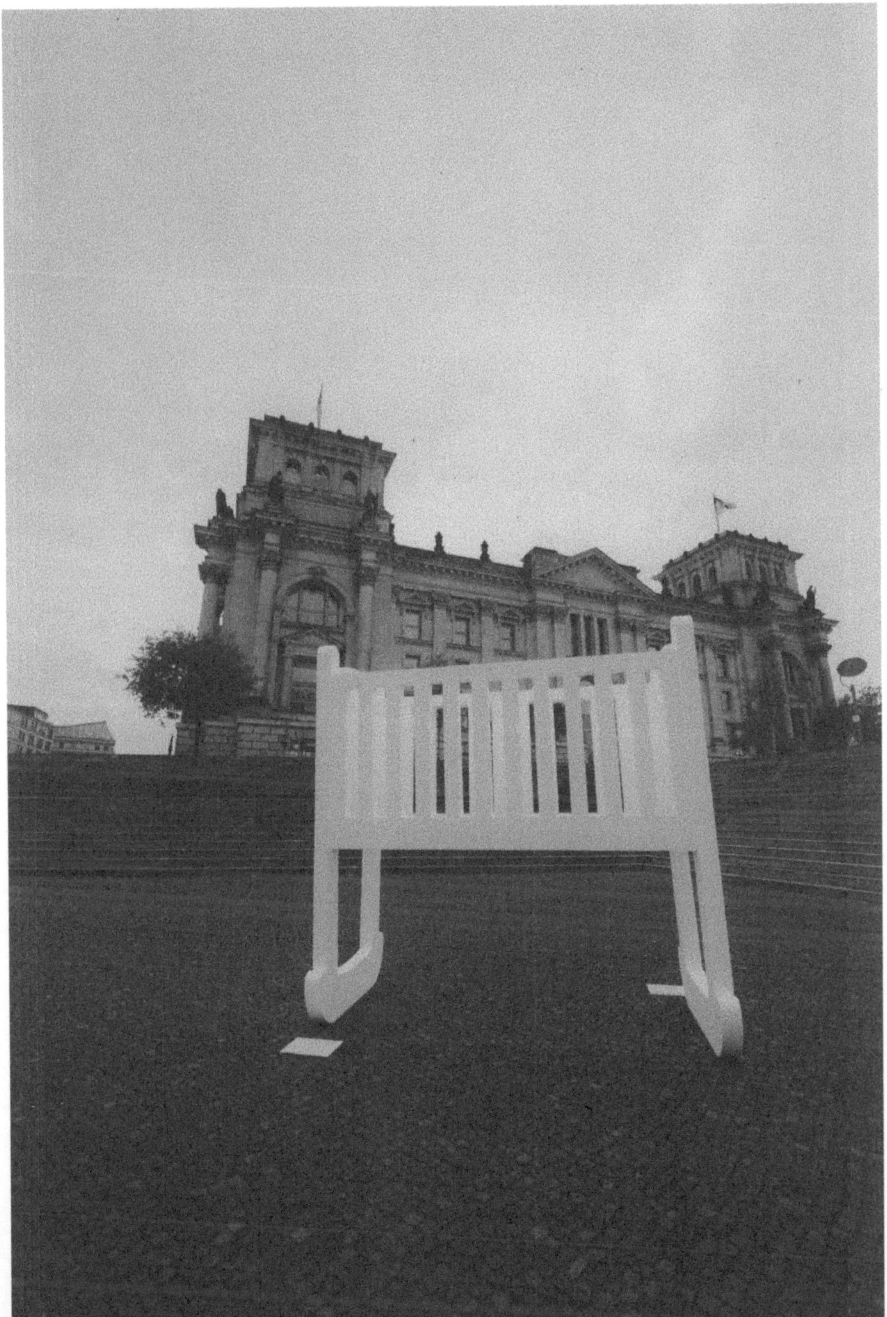